U0142331

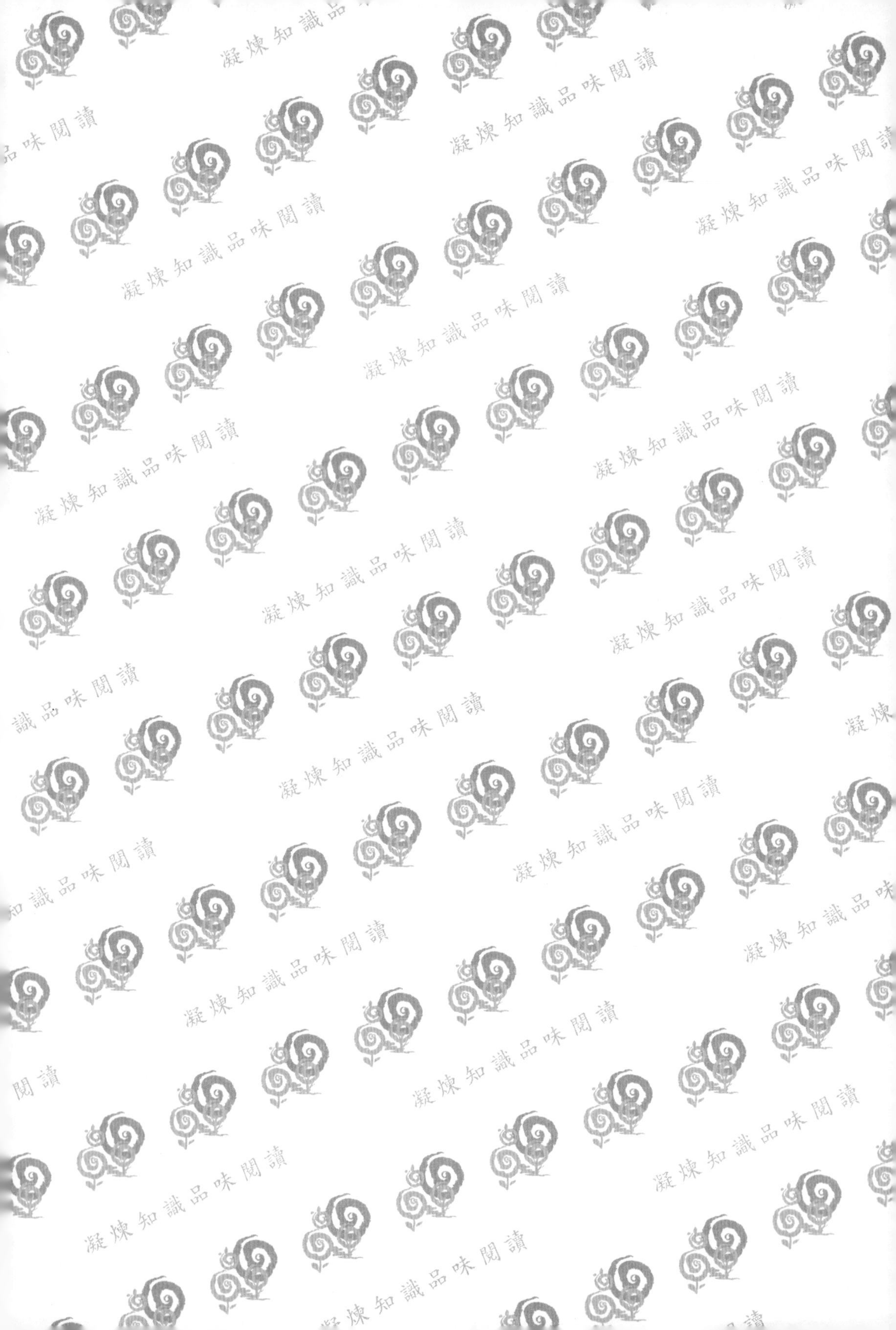

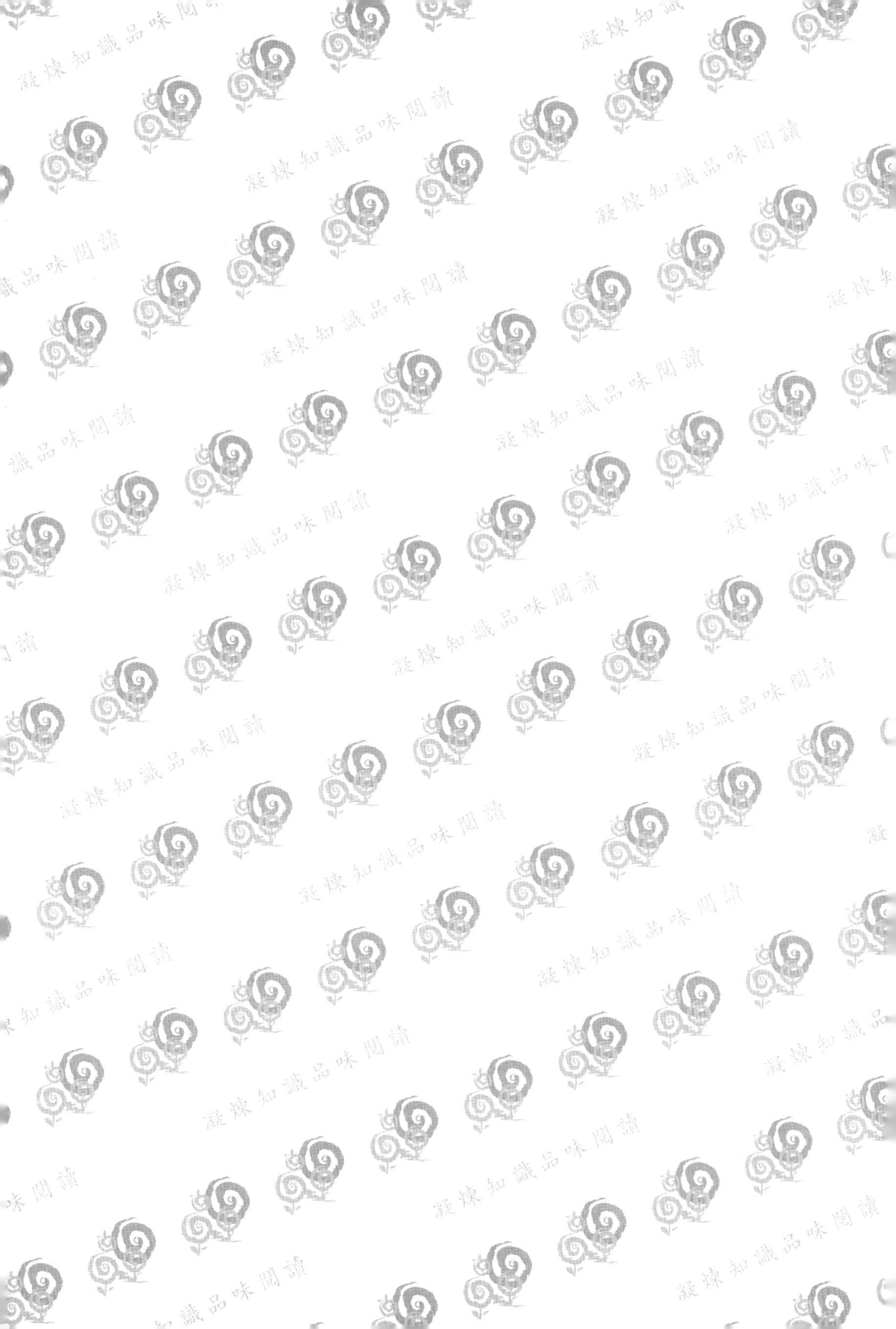
凝煉知識品味閱讀

眼鏡光學
（含配鏡學）

Spectacle Optics

五南圖書出版公司 印行

黃奈郎 編著

自序

視光學的領域中，眼鏡光學是令多數人既困擾又害怕的科目，值此驗光人員法通過，所有從業人員皆需參加國考或特考取得專業證照，私下聽聞有人準備放棄眼鏡光學這一科，以提高其他科目分數作彌補，感到可惜與不解。其實只要把握眼鏡光學與配鏡學的重點，一定能考 60 分以上，就算考驗光師也無需擔心。

基於強調概念重於計算之理念，本書參酌多本專著，整理編修去蕪存菁，以深入淺出的方式介紹重點，並佐以概念爲主的練習題，至盼讀者有一輕鬆的閱讀內容，而能愉悅地進入眼鏡光學的專業世界。

本書以金字塔爲寫作構想，底層爲基本觀念，中層爲延伸觀念及必考計算，上層爲深化觀念及複雜計算，章節內容的占比如圖所示：

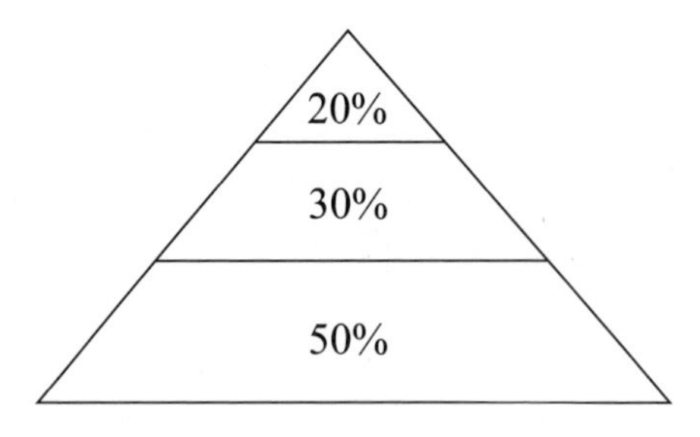

本書完成後倉促付梓，難免遺漏與不足，尚祈各界前輩及先進不吝指正，最後祝福讀者心想事成，順利考上證照。

目錄

第1章　光學概念

第一節　光的本質（波粒二象性）

光的本質有兩種學說：粒子理論（corpuscular theory）和波動理論（wave theory）。

牛頓（Newton）爲主的粒子理論，認爲光是依照慣性沿著直線飛行的粒子流，解釋光的直線傳播以及反射、折射（refraction）等現象。

惠更斯（Huygens）爲主的波動理論，認爲光是在一種彈性介質中傳播的機械波，解釋光的反射和折射現象。

馬克斯威（Maxwell）預測電磁波的速率和光速一樣，認爲光也具有電磁性。但卻無法解釋，黑體輻射（blackbody radiation）和光電效應（photoelectric effect）的現象。

愛因斯坦（Einstein）則提出光子（photon）概念，說明物質吸收光的過程是量子程序，在量子理論中，光同時具有波動與粒子之雙特性，稱爲光的波粒二象性（wave-particle duality）。

一般傳遞的過程中，光的波動性比較明顯，談及吸收或物質作用時，光的粒子性比較顯著。頻率（frequency）愈高、波長（wavelength）愈短的光呈現粒子性，頻率愈低、波長愈長的光呈現波動性。

第二節　電磁光譜與可見光

發光的物體都算是光源（light source），自行發光的稱爲初級光源（primary light source），反射初級光源的光或吸收光源後再重新輻射發出的光稱爲次級光源（secondary light source）。

眼睛感知的可見光，是一種電磁波，可見光只占電磁光譜（electromagnetic spectrum）中極小的一段。

電磁光譜，從長波長到短波長：包括無線電波、微波（microwave）、紅外線、可見光、紫外線、X- 射線和珈瑪（γ）射線（gamma rays）等。

光速與折射率

伽利略（Galilei）以實驗測量光速，但是沒有結果。

1676 年榮梅爾（Rømer）觀測木星（Jupiter）衛星的虧蝕推測出光速。

1849 年菲佐（Fizeau）設計一套儀器成功的測量光速。

目前普遍認爲眞空中的光速是 3.00×10^8 m/s。

任何波長的光在眞空中傳播的速率都相同，但當光進入介質時，光波的傳播速率會減慢，眞空中光速（c）與介質中光速（v）的比值便是該介質的折射率（n）（index of refraction）：

$$n = \frac{c}{v}$$

折射率大的介質稱爲光密介質（denser medium），光的傳播速率較慢，折射率小的介質稱爲光疏介質（rarer medium），光的傳播速率較快。

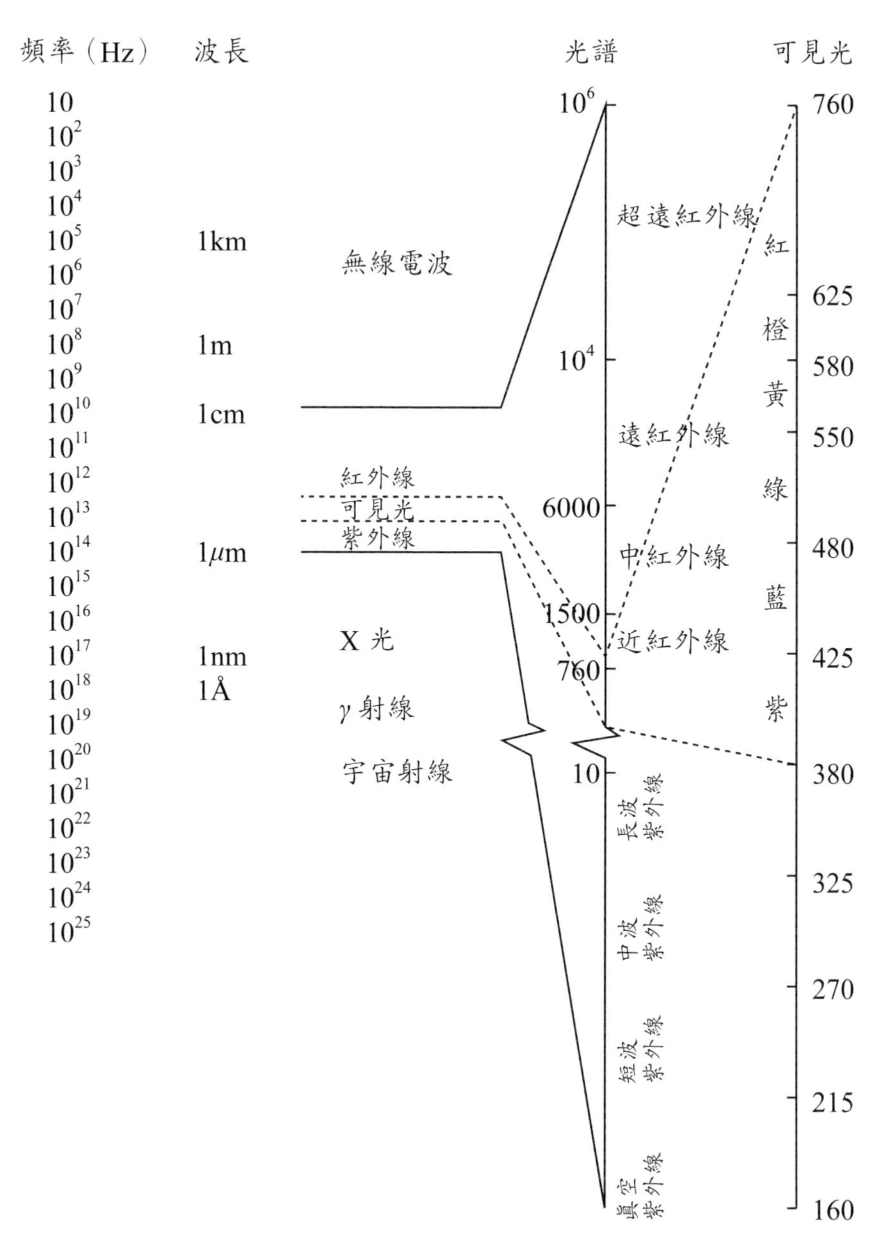

電磁光譜圖

(*Modified with permission from Steinert RF, Puliafito CA*. The Nd:YAG Laser in Ophthalmology: Principles and Clinical Applications of Photodisruption. *Philadelphia. Saunders; 7 985.Redrawn by C H. Wooley*.)

可見光

人類可以看見色彩，而色彩視覺與視網膜中的三種錐狀細胞（L-、M-、S-cone cells）有關，錐狀細胞吸收不同的入射光波長，因光波刺激而產生神經衝動傳至大腦，經大腦處理後，產生色彩視覺。

色彩視覺的三種錐狀細胞

L-cone 對 570 nm 長波長（紅色光）最敏感。

M-cone 對 535 nm 中波長（綠色光）最敏感。

S-cone 對 445 nm 短波長（藍色光）最敏感。

負責明暗視覺的桿狀細胞（Rod cells）對 507 nm 波長最敏感。

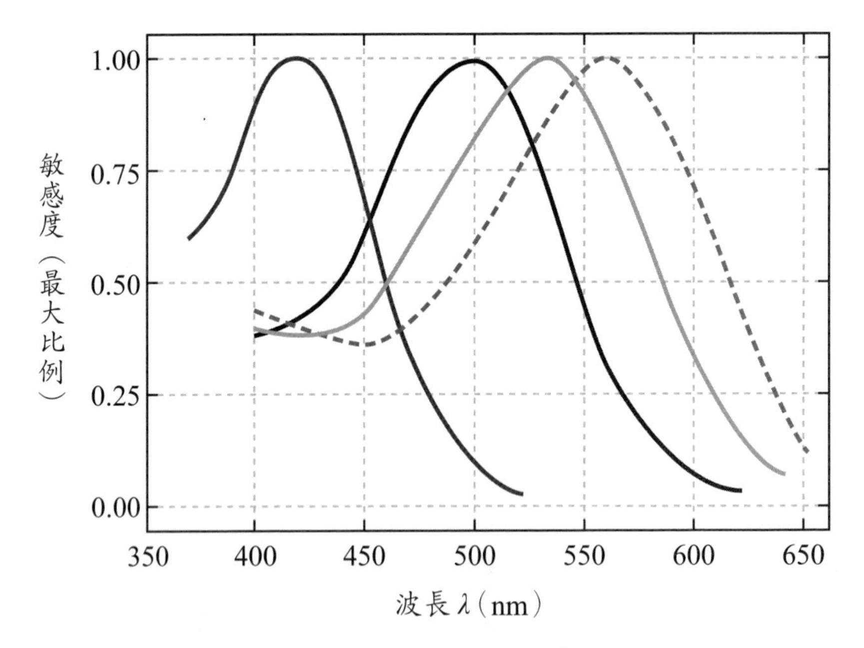

視覺細胞對可見光中不同波長的敏感度函數圖

可見光的波長大約 380nm～760nm，但人眼感受較靈敏的波長為 400nm～700nm。

單一波長的光稱爲單色光（monochromatic light）。單色光的色彩涵蓋從波長長到波長短：紅、橙、黃、綠、藍、靛、紫。

電磁光譜中波長更長的紅外線緊鄰紅色可見光，而波長更短的紫外線則緊鄰紫色可見光。

光的頻率愈低時，波長愈長。反之，頻率愈高，波長愈短。

頻率愈低、波長愈長的光，能量愈低（譬如紅光）。

頻率愈高、波長愈短的光，能量愈高（譬如紫光）。

能量愈高的光對眼睛的傷害愈大，因此，眼睛必須預防或隔絕紫外線。

各種單色光的頻率及波長範圍

顏色	頻率範圍（THz）	波長（nm）
紅 Red	384～482	622～780
橙 Orange	482～503	597～622
黃 Yellow	503～520	577～597
綠 Green	520～610	492～577
藍 Blue	610～659	455～492
紫 Violet	659～769	390～455

附註：介於藍、紫間的靛 Indige，頻率約 670 兆赫（THz），波長約 445nm。

第三節　折射率與反射率

光在眞空中傳播的速度約爲每秒 30 萬公里，因此其他介質的折射率都大於 1。

同一介質對不同波長的光，具有不同的折射率。

通常說物體的折射率多少，指的是絕對折射率，可以視爲介質相對眞空的折射率（例如：水爲 1.33，水晶爲 1.55，玻璃鏡片 1.5～1.9）。

在可見光範圍中，透明的介質，折射率常隨波長的減小而增大，即紅光的折射最小，紫光的折射率最大，而折射率常以鈉黃光（波長 589.3 nm）爲測量基準。

折射率直接影響透明介質（例如玻璃），常見兩種的性質：

1. 光線穿過兩個不同折射率的介質時，會因速率改變而導致行進方向改變。
2. 光線遇到折射率不同的介質，在界面反射的比例，由兩介質的折射率決定，此爲菲涅耳（Fresnel's）公式，即反射率（ρ）爲：

$$\rho=\left(\frac{n_2-n_1}{n_2+n_1}\right)^2\text{，則透射率}=\frac{4(n_2\times n_1)}{(n_2+n_1)^2}$$

式中 n_1 爲第一介質的折射率，n_2 爲第二介質的折射率

若鏡片置於空氣中，則光束入射時鏡片表面的反射百分比（ρ）爲：

$$\rho=\left(\frac{n_2-1}{n_2+1}\right)^2\times 100\%$$

各種不同折射率的透明介質置於空氣中，若光線自介質表面垂直入

射產生表面的反射百分比，如下表：

折射率 n	反射百分比 ρ (%)
1.50	4.00
1.523	4.30
1.60	5.33
1.67	6.30
1.75	7.44
1.8	8.16

由此可知，折射率愈高反射率也愈高，因此高折射率的鏡片，必須搭配高品質的防反射鍍膜，否則更容易降低光學品質與視覺效果。

假設有一折射率 1.523 的鏡片，其單面光線反射率爲 4.3%，若鏡片均勻且內部沒有散射或吸收的話（其實一定會有），當光線通過鏡片後，總反射率共 8.6%，此鏡片的光線穿透率則爲 91.4%（但至多 91.59%）。

第四節　幾何光學中光的傳播原理

幾何光學是研究光線如何成像，其基本概念並不考慮光的波長、振幅和頻率。

幾何光學光線的基本觀念

1. 光源：發光的物體稱爲光源（light source）或發光體，如太陽、電燈等。如果發光體本身的體積與作用距離相比可以忽略的話，則稱爲點光源。例如遙遠的恆星，雖然體積龐大，但與地球距離遙遠，仍稱爲點光源。
2. 光線：光的傳播方向用一條直線表示，而忽略其直徑、體積和所有的物理性質，只有位置和方向，這種幾何線條稱爲光線（ray），而光線是幾何光學最基本的概念。
3. 光束：一系列有一定關係的光線集合起來，稱爲光束（beam of light）。

   許多光線匯集而成的光束型態有四種：

   會聚光束（convergent beam）、發散光束（divergent beam）、平行光束（parallel beam）、像散光束（astigmatic beam）。如下圖：

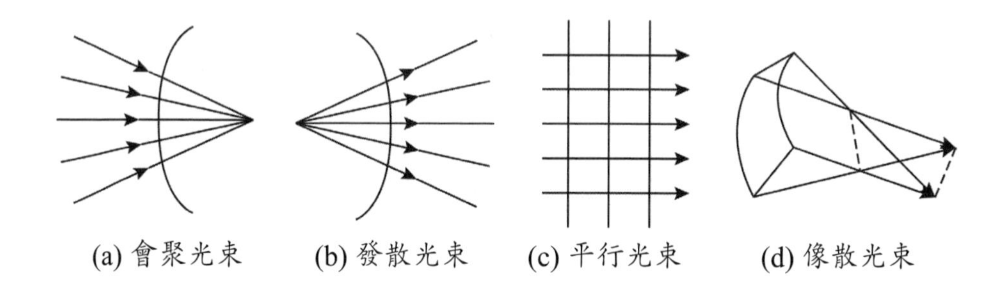

(a) 會聚光束　(b) 發散光束　(c) 平行光束　(d) 像散光束

幾何光學的四大定律

1. 直線傳播定律

   在不考慮繞射的情況下，光在均勻介質中以直進的方式傳播。

若使孔徑小到每個物點發出的光線，只有一條光線通過，螢幕上的照度分布將會與物體有一對一的對應，形成清晰的影像，這就是針孔效應（pinhole effect）。

針孔形成的清晰影像，是因爲模糊度最小化，而不是因爲光的會聚造成，因此，針孔後方的影像螢幕位置不是重點。

視力的模糊可能是眼睛光學缺陷的結果，也可能是神經或病理所造成。由於針孔效應可以用來清除鏡片後方的模糊影像，所以可用針孔來辨別視力。

如果視力模糊可用針孔消除，便是視力有屈光問題，若視力模糊無法用針孔消除，可能是生理或病理的問題。

2. 獨立傳播原理

不同方向的光在傳播途中相遇，彼此不會互相影響（忽略干涉），各自以原來的方向傳播，在光線的交會處，僅以簡單的向量表示。

3. 反射定律

光傳播到兩個介質接觸的介面時，部分的光會回傳到原來的介質，稱爲反射。部分的光則是進入另一個介質中，而且光的傳播方向會改變，稱爲折射。

反射定律（law of reflection）規定：

(1) 入射線、反射線和法線在同一反射平面上。

(2) 入射線與反射線在法線的兩側。

(3) 入射角（θ_1）等於反射角（θ_2）。

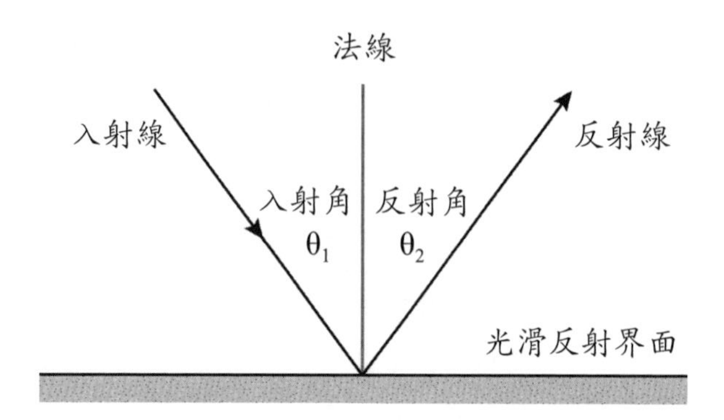

4. 折射定律

光進入另一個介質折射時，遵循折射定律（law of refraction），又稱司乃耳定律（Snell's law）。

折射定律（law of refraction）規定：

(1) 入射線、折射線和法線在同一折射平面上。

(2) 入射線與折射線在法線的不同介質兩側。

(3) 入射角與折射角的關係必須滿足司乃耳定律：

$$n_1 \sin \theta_1 = n_2 \sin \theta_2$$

n_1：第 1 介質折射率，n_2 第 2 介質折射率，θ_1：入射角，θ_2：折射角

光的可逆性

光線由 A 點傳播到 B 點，若將光線從 B 點反向傳播，則光線將沿著原來的路徑傳回到 A 點，這種傳播性質稱爲光的可逆性（principle of reversibility）。如下圖：

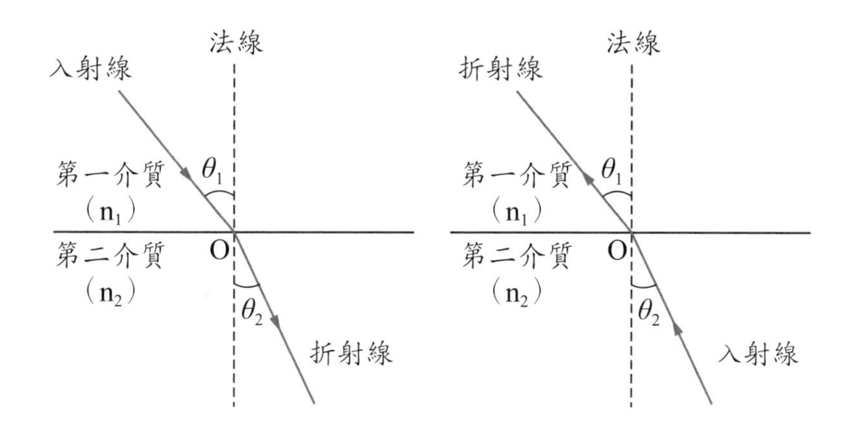

臨界角與全反射

光線由 n_1 介質入射 n_2 介質時，若入射角達到某一角度時，折射角剛好 90°，這入射角便改稱爲臨界角 θ_c（critical angle）。臨界角 θ_c 的計算式：

$$\theta_C = \sin^{-1}\left(\frac{n_2}{n_1}\right)$$

若入射角大於臨界角時，入射光線會全部反射回原來的光密介質，無法折射到光疏介質中，此種現象稱爲全反射（total internal reflection）。此時反射率等於 1。

全反射的滿足條件（缺一不可）

1. 入射角大於臨界角。（$\theta_\lambda > \theta_C$）
2. 光線由光密介質入射光疏介質。（$n_1 > n_2$）

理論上光疏介質（低折射率）的厚度，會破壞反射效果，稱爲全反射受挫（frustrated total reflection, FTR），即反射率隨介質厚度增加而降低。

全反射優於鏡面反射，主要是因爲鏡面多少會有某種程度的吸收，而全反射在理論上是完全不能損失光能的。

全反射在光學儀器和光學技術中，有重要且廣泛的應用，利用全反射稜鏡取代平面反射鏡來轉折光的行進路徑，以及用於導光和影像傳輸的光纖等也是應用全反射。

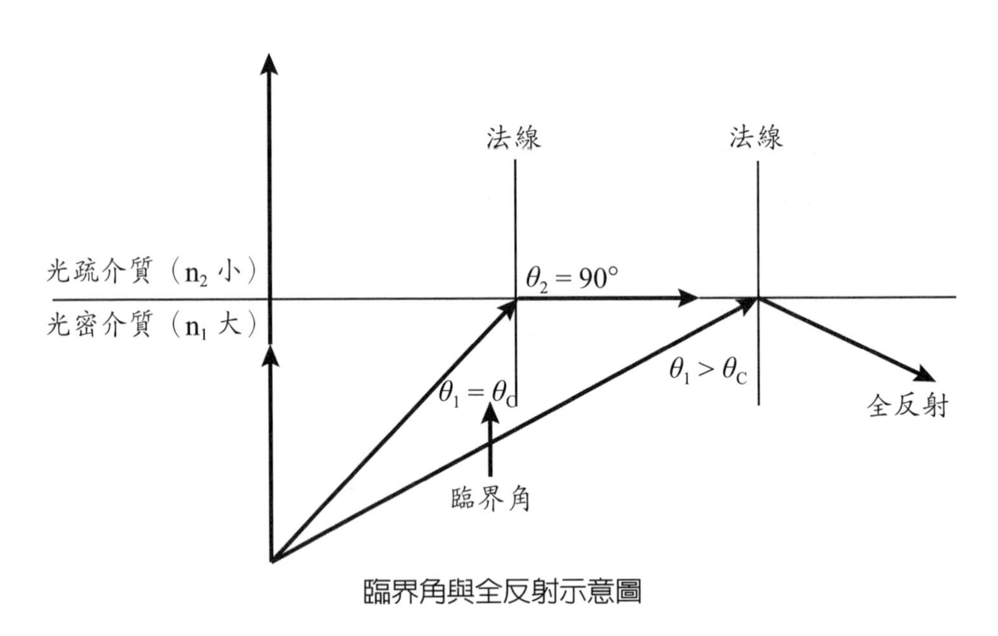

臨界角與全反射示意圖

視深與實深

視深（y'）是觀察者看到的深度。

實深（y）是物體所在實際的深度。

若觀察者眼睛在物體的正上方看，則視深與實深的關係式：

$$\frac{y'}{n'} = \frac{y}{n}$$

n'：觀察者所在介質的折射率，n：物體所在介質的折射率因此在空氣中正看水中的魚，則 y' ≒ 0.75y，故視深約等於 0.75 實深。

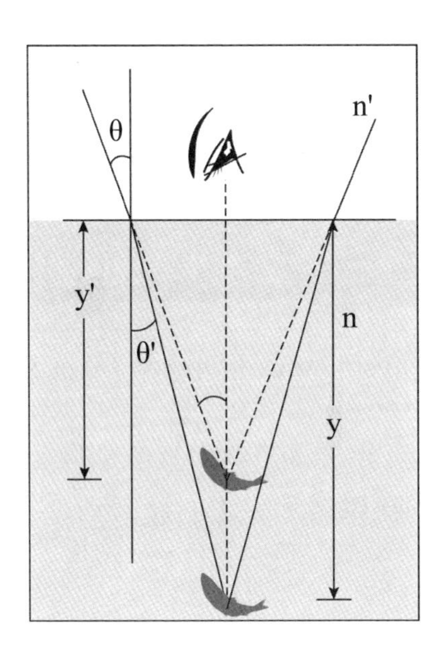

光的繞射（衍射）

繞射是指光波傳播過程中，通過狹縫、小孔或圓盤之類的障礙物後，將發生不同角度的彎折，可產生明、暗相間的圖樣，稱之爲繞射。

繞射的孔徑（譬如瞳孔）越小，在固定距離處的光斑尺寸越大，繞射光束的發散角度越大。

點光源通過理想透鏡成像時，由於繞射會在焦點處形成光斑。

光斑中央是明亮的圓形，被一組明暗相間的同心環形圍繞，其中以第一暗環爲邊界的中央亮點稱作艾里斑（Airy disk）。如下圖：

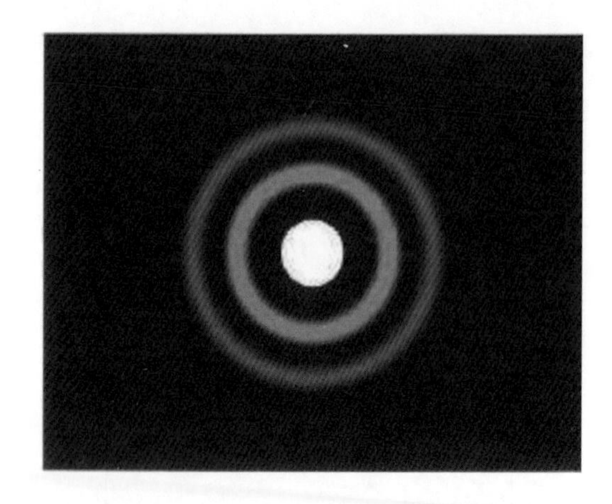

(*From Campbell CJ* Physiologica l Optics. *Hagerstown, MD: Harper & ow;1974: 20.*)

而滿足繞射形成艾里斑，光束的發散角度：$\theta = \frac{2.44\lambda}{D}$

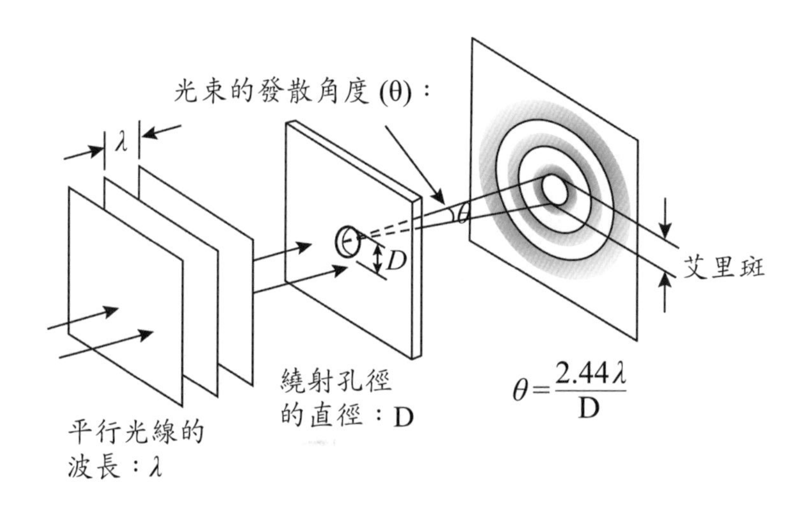

繞射後光線投射在艾里斑的圓形邊界。

當兩艾里斑中心距離爲艾里斑的半徑時，這兩個發光物點恰好能被分辨出來的情況，稱爲解析度。

偏振光

光是一種電磁波，前進時電磁振動往四面八方。其電場方向（光波的行進方向）便稱爲光的偏振方向。

如果光的偏振方向只發生在某一特定方向，即電場與磁場振動方向固定的光稱爲偏振光。而總沿著同一方向振動前進，便稱線偏振光。

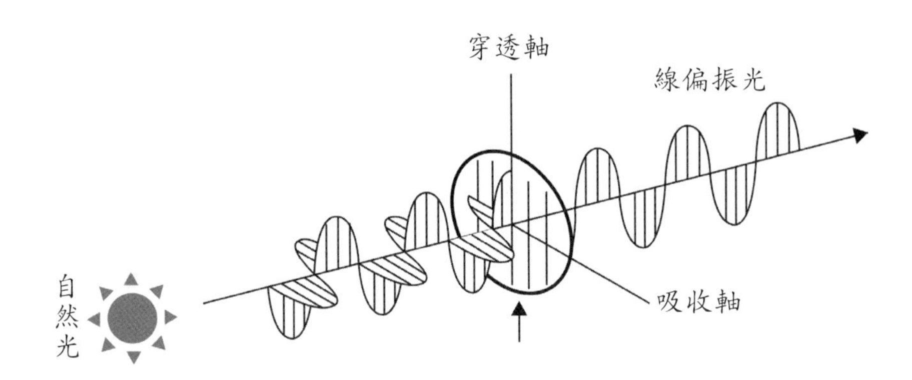

光在空間中傳遞，電磁波動的物理量就是電場與磁場，兩向量相互垂直，實際上描述光的時候，必須標出電場與磁場的方向。

偏光片（polarizer）如同一個虛擬的光柵，會吸收特定方向的偏振光（主要是水平方向的反光），而讓某一特定方向的偏振光通過，通過偏光片的光一定是單一振動方向的線偏振光。

布魯斯特角（Brewster's angle）

又稱爲偏振角，當自然光以此角度入射介面時，反射光是線偏振光，並且與折射光線互相垂直。

換句話說，反射光的偏振程度與入射角有關，當入射角度等於布魯斯特角時，反射光就成爲垂直折射光線的線偏振光。此時反射率等於零。

布魯斯特角等於兩介質折射率比值的反正切：

$$\theta_B = \tan^{-1}\left(\frac{n_2}{n_1}\right)$$

例如玻璃的折射率 1.54，空氣的折射率 1，所以光線入射玻璃的布魯斯特角：

$$\theta_B = \tan^{-1}\left(\frac{n_2}{n_1}\right) = \tan^{-1}\left(\frac{1.54}{1}\right) \fallingdotseq 57°$$

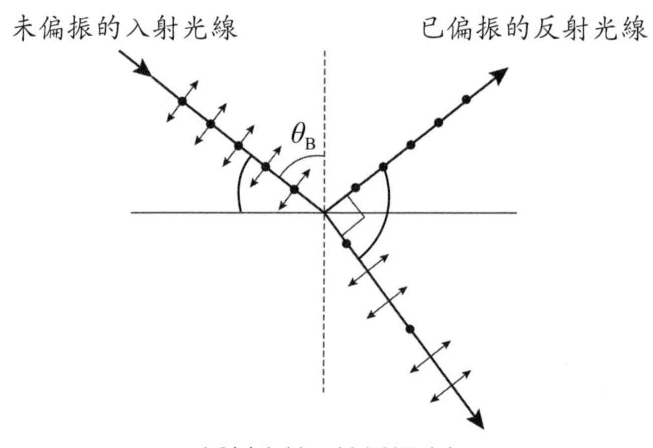

若以偏光片對著反光的物體，然後旋轉方向至反光最大的位置，此時水平方向便是偏光片的軸向，此時偏光片對物體來說並無布魯斯特角，因此有較高的反射率。

馬呂斯定律（Malus' law）

未偏振的光線，在各方向振動的機率相同，所以未偏振的光經過偏光片後，只允許振動方向與偏光片穿透軸平行的光通過，因此光的強度將減弱爲原本的 1/2。

當偏振光的振動方向與偏光片穿透軸向有 θ 夾角時，則入射偏振光的強度，與振幅的平方成正比，通過偏光片後的強度，與振幅 cos θ 的平方成正比。

偏振光通過偏光片後的光強度爲：$I = I_0 \, COS^2 \theta$

上式即是馬呂斯定律。

當夾角 θ = 0° 時，所有的偏振光均可通過偏光片而光強度不變（$I = I_0$），當夾角 θ = 90° 時，通過偏光片的光強度爲零（I = 0），表示偏振光與偏光片的穿透軸互相垂直時，光線完全無法通過。

若未偏振的光線經過兩個穿透軸夾角 (θ) 的偏光片，其光強度的變化則爲：

$$I = \frac{1}{2} I_0 \, COS^2 \theta$$

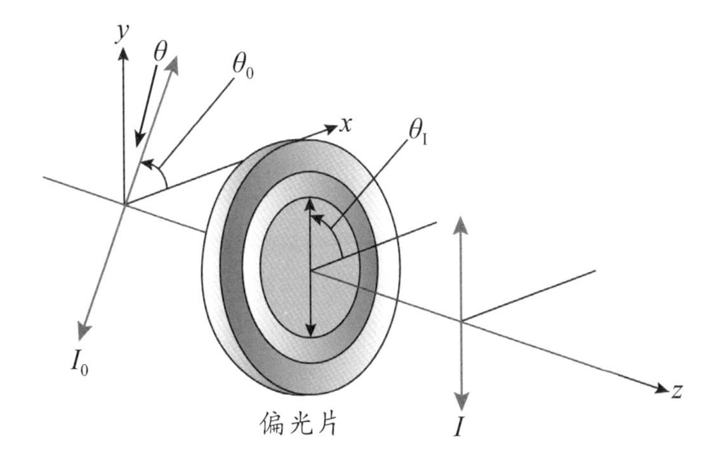

波前和光線

波前（wave front）用來描述光波在空間傳播的形態。

波前是空間中光波的振動（電場強度），具有等相位（phase）的鄰近點形成的軌跡，意思是在任何一個時刻，波前上的每一點都處於振動週期上相同的位置。

均勻介質中的點光源，往所有方向等相發射光波，這些光波都以相同的速率從點光源向外傳播。所以呈現散向四周的球形，每個發散的球面波前都以點光源爲中心。

介質不均勻的話，則波前不會以相等的速率傳播，那麼波前形狀就不是一個球面。

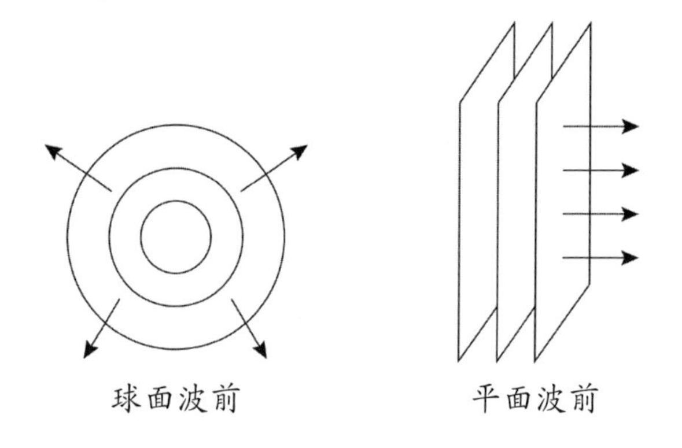

不考慮光的波動性，可以用光線（ray）來代替波前。

光線是波前的法線，由波前位置，便可垂直劃出穿越波前的光線。

以球面波前言，對應的光線是從點光源向四面八方射出的直線。

若是平面波前，對應的光線是一組平行直線。

波前和光線實爲一體的兩面，可以相互爲用。

發散波前、會聚波前和平面波前

來自點光源（point source）的光波，因爲波前向外擴展呈現球形，稱爲發散的球面波前。

一個理想的成像系統，能將點光源的發散球面波前變成會聚的球面波前，再讓會聚的球面波前，會聚爲一點，這點稱爲點光源的像點（image point），而會聚的波前形成像點後會從像點再發散出去。

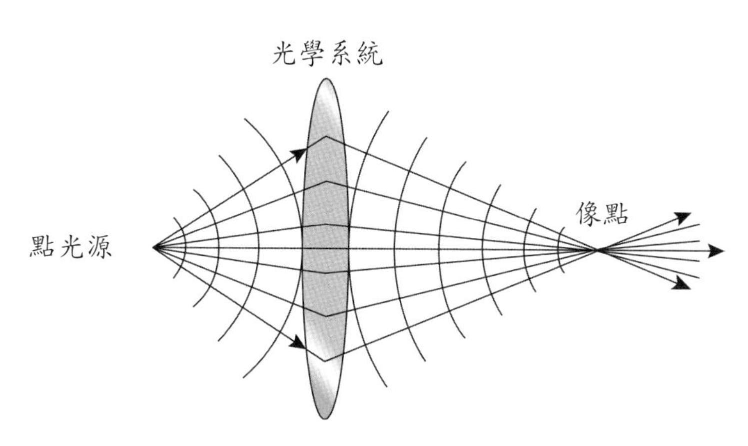

會聚波前經凸透鏡之路徑圖

如果光學系統的孔徑是圓的，在像點位置的前面放片螢幕，螢幕上便會出現一個明亮的圓形區域，稱爲模糊圓（blurred circle）。

下圖：螢幕位置 A 往後移到像點，模糊圓會漸漸變小聚爲像點，再往後移越過像點位置 B 時，模糊圓又會漸漸變大。

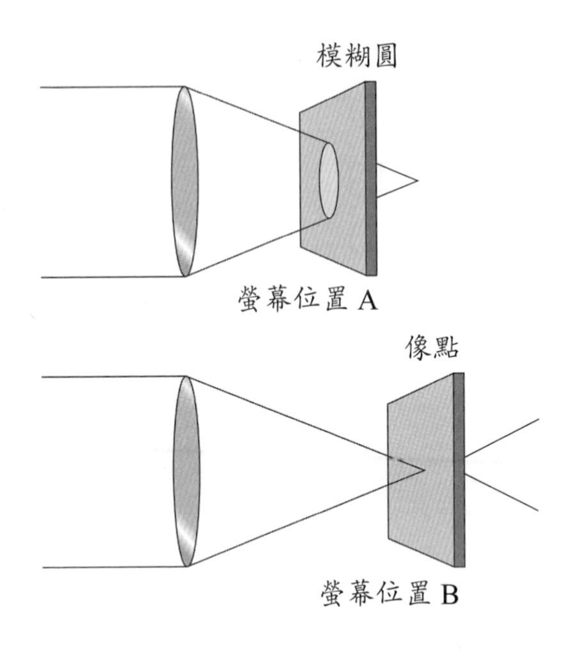

像點只發生在幾何光學的理論，實際世界裡，存在近似的像點。

光學系統可能不完美，離開的會聚波前也不會是完美的球面，因此也不會有完美的像點。這種不完美的成像稱為像差（aberration）。

繞射可被忽略，且離開光學系統的波前一定是球面波前，是建立在光學系統靠近光軸的假設，稱之為近軸近似（paraxial approximation），滿足近軸近似的光線必須光線靠近光軸，而且與光軸的角度很小（接近平行）。

當發散的球面波前離點光源愈來愈遠（無限遠或超過 6M），球面波前變成一個巨大的球面，近似平面，稱為平面波前（plane wave）。

換句話說，如果物體的位置離光學系統夠遠，而物體的光波可視為平面波前時，則稱物體在無窮遠處。

如果會聚極小近似平面的球面波前離開光學系統，則此會聚波前會在非常遙遠的地方匯聚成像點，便稱像點在無窮遠處。

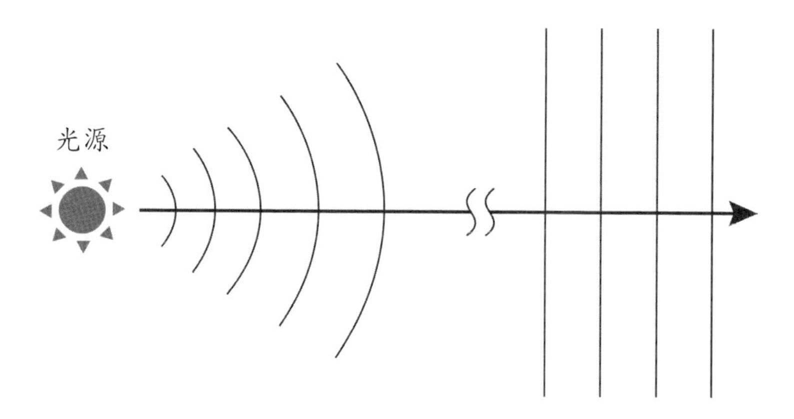

聚散度

聚散度（vergence）是描述球面波前的聚散能力。

曲率大的球面，聚散度大，曲率小的球面，聚散度小。

習慣上，正値（＋）代表會聚波前的聚散度，負値（－）代表發散波前的聚散度。

均勻介質中，發散球面波前距離物體（點光源）越遠發散程度越小，會聚球面波前距離光學系統（透鏡）越遠會聚程度越大。當會聚球面波前通過像點之後，又會變成發散的球面波前。

球面波前聚散度（V）的公式：

$$V=\frac{n}{r}$$

V：球面波前的聚散度

r：球面的曲率半徑（M）（或與光束交會點的距離）

n：球面介質的折射率（空氣介質 $n=1$）

曲率半徑的正負規定如下：

- 曲率半徑的測量，由球面波前往球面曲率中心方向測量。
- 測量方向與光傳播方向相同，曲率半徑取正值。
  測量方向與光傳播方向相反，曲率半徑取負值。
- 曲率半徑單位公尺（M），聚散度單位爲屈光度（diopter, D）

發散波前（聚散度爲負）持續傳播，球面愈來愈大，負聚散度（發散）愈來愈小。

會聚波前（聚散度爲正）持續傳播，球面愈來愈小，正聚散度（會聚）愈來愈大。

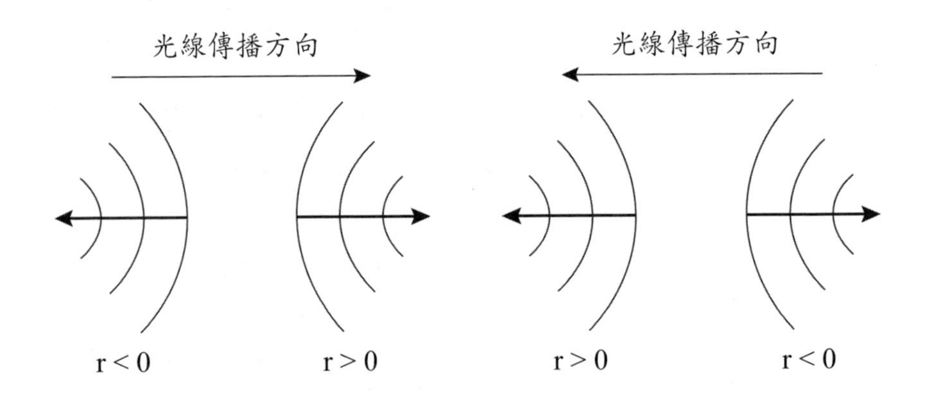

球面波前的聚散度變化

會聚波前或是發散波前，在光波傳播中，其聚散度會隨點光源與波前的距離改變。

若有一球面波前的聚散度爲 V_1，當球面波前繼續往前傳播 d（$d > 0$）距離至新位置時，則球面波前的聚散度爲 V_2。V_1 聚散度對應

的曲率半徑 r_1：

$$r_1=\frac{n}{V_1}$$

光波傳播 d 距離，新位置對應的曲率半徑 r_2：

$$r_2=r_1-d$$

因此光波在新位置的聚散度 $V_2=\frac{n}{r_2}=\frac{n}{r_1-d}$，$n$ 為介質的折射率，故：

$$V_2=\frac{n}{\frac{n}{V_1}-d}=\frac{V_1}{1-\frac{d}{n}V_1}$$

$$V_1=\frac{V_2}{1+\frac{d}{n}V_2}$$

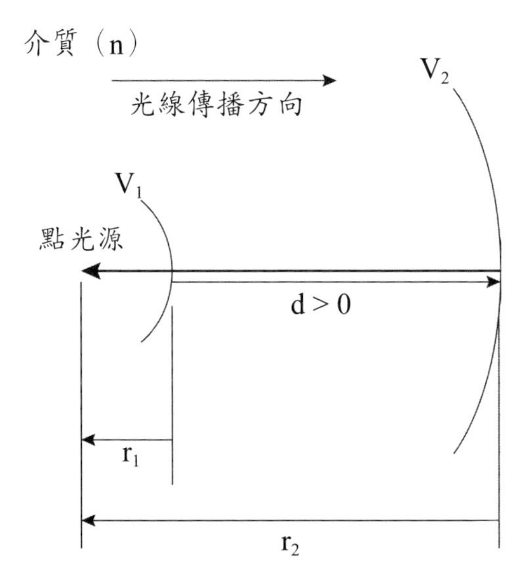

聚散度方程式與球面屈光力

物體 O 在折射率 n_1 的介質中，當光線入射到球面上的 P 點，經球面介面折射後，與光軸交於折射率 n_2 介質中的 I 處形成影像（像點）。

介面向物體測量的距離稱爲物距（u），向影像測量的距離稱爲像距（v）。

物距與像距遵循的正負符號規定

測量方向與折射光線的傳播方向相同，該距離取正值。

測量方向與折射光線的傳播方向相反，該距離取負值。

如下圖，u 爲負值、v 爲正值。由聚散度概念可知，介面的入射與出射聚散度：

$$U=\frac{n_1}{\mathrm{u}} \qquad V=\frac{n_2}{\mathrm{v}}$$

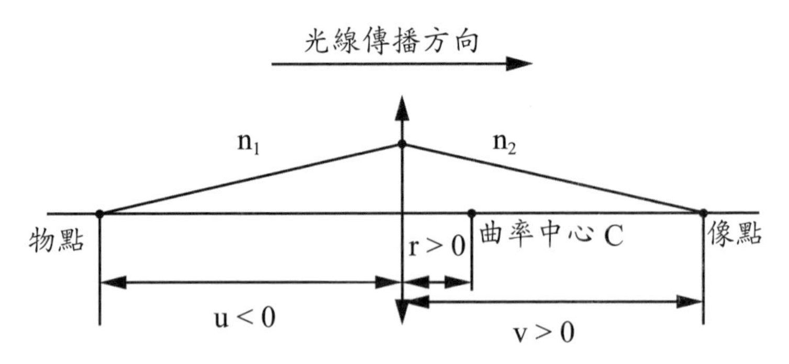

物體透過凸球面介面折射後的成像示意圖

聚散度 U 的入射光，經過球面介面的屈折後，變成聚散度 V 的出射光。

聚散度關係物體和影像的位置，因此作爲球面介面的成像公式。

該公式以聚散度表示，又稱爲聚散度方程式（vergence equation）。

$$V=\frac{(n_2-n_1)}{r}+U$$

而球面介面的作用，稱爲球面屈光力 F（power of spherical surface）：

$$F=\frac{(n_2-n_1)}{r}=(n_2-n_1)R$$

曲率半徑 r 是從球面介面測量到曲率中心 C 的距離，需遵循正負符號規定。

球面介面的曲率 R 與曲率半徑 r 是倒數關係。故聚散度方程式最後可寫成：

$$V=F+U$$

介面的曲率增加（表面更陡），則球面屈光力增加。

介面的曲率降低（表面更平），則球面屈光力降低。

兩介質的折射率差增加時，球面屈光力增加。

兩介質的折射率差減少時，球面屈光力降低。

屈光力 F 以屈光度 D（M^{-1}）表示，1D 在數學單位等於 1 公尺的倒數。

公式中的 u、v、r 也以公尺（M）表示。

第六節　符號規則

光學成像進行計算時，必須遵循卡迪生（Cartesian）符號規則：

1. 所有光線的方向都由左向右。
   物體通常畫在透鏡的左側，其發出的光線從左到右通過透鏡。
2. 由透鏡向左的距離爲負，向右的距離爲正。
   物體在透鏡左側，物距從透鏡向左量，因此物距爲負。
   凸透鏡的焦點在右側，因此凸透鏡的焦距爲正，凹透鏡的焦距爲負。
   透鏡圓心在透鏡右側，則曲率半徑爲正，圓心在透鏡左側，則曲率半徑爲負。
3. 由光軸向下量的距離爲負，向上量的距離爲正。
4. 由光軸順時針量的角度爲負，逆時針量的角度爲正。

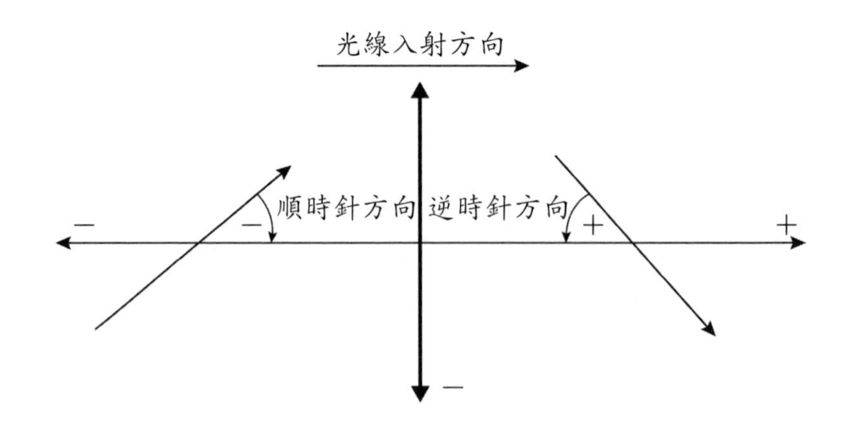

補充：

1. 白光經稜鏡折射後，各單色光的偏向角依序：

   $\theta_{紫} > \theta_{藍} > \theta_{綠} > \theta_{黃} > \theta_{橙} > \theta_{紅}$

2. 同一物質中單色光的折射率：

   $n_{紫} > n_{藍} > n_{綠} > n_{黃} > n_{橙} > n_{紅}$

3. 同一物質中單色光的速率：

   $v_{紅} > v_{橙} > v_{黃} > v_{綠} > v_{藍} > v_{紫}$

4. 單色光由同一介質射向空氣時，臨界角依序：

   $\theta_c(紅) > \theta_c(橙) > \theta_c(黃) > \theta_c(綠) > \theta_c(藍) > \theta_c(紫)$

5. 自空氣中俯視水中同一深度單色光，視深依序：

   $y'_{紅} > y'_{橙} > y'_{黃} > y'_{綠} > y'_{藍} > y'_{紫}$

題庫練習

(　) 1. 光的本質是一種電磁波，請問可見光的波長是：
(A) 380～760nm　(B) 400～700nm　(C) 380～700nm
(D) 360～760nm

(　) 2. 視網膜上的光敏色素視錐細胞有幾種？
(A) 1 種　(B) 2 種　(C) 3 種　(D) 4 種

(　) 3. 波長比靛色可見光更長的可見光，稱作：
(A) 紫光　(B) X- 射線　(C) 紫外線　(D) 藍光

(　) 4. 光波在眞空中的傳播速度與在某介質中的傳播速度的比值，稱爲：
(A) 屈光度　(B) 折射率　(C) 反射率　(D) 色散係數

(　) 5. 一般光學中，空氣的折射率：
(A) 1　(B) 1.33　(C) 1.36　(D) 1.55

(　) 6. 光進入其他透明介質時，速度會：
(A) 不變　(B) 加快　(C) 減慢　(D) 慢轉快

(　) 7. 鏡片表面的反射比例，取決於介質的：
(A) 屈光度　(B) 反射率　(C) 折射率　(D) 色散係數

(　) 8. 光束入射透鏡，若反射比例總合爲 8%，請問鏡片的光束穿透率可能：
(A) 高於 92%　(B) 低於 92%　(C) 等於 92%　(D) 以上皆非

(　) 9. 下列何者爲幾何光學的基本定律？
(A) 直線傳播定律　(B) 獨立傳播定律　(C) 折射與反射

定律　(D) 以上皆是

(　)10. 幾何光學的基本定律中，不考慮光線的干涉，是爲：
(A) 直線傳播定律　(B) 獨立傳播定律　(C) 折射定律
(D) 反射定律

(　)11. 幾何光學的基本定律中，不考慮光線的繞射，是爲：
(A) 直線傳播定律　(B) 獨立傳播定律　(C) 折射定律
(D) 反射定律

(　)12. 幾何光學的基本定律中，司乃耳定律（Snell's Law）又稱：
(A) 直線傳播定律　(B) 獨立傳播定律　(C) 折射定律
(D) 反射定律

(　)13. 光線的漫射與何者有關？
(A) 光的波長　(B) 物體材質　(C) 入射角度　(D) 介面不平

(　)14. 光束的聚散度與波前距離有關，故波前距離超過 6 公尺的光束聚散度：
(A) 愈來愈大　(B) 愈來愈小　(C) 始終不變　(D) 認定爲零

(　)15. 聚散度高低與波前距離的關係：
(A) 正比　(B) 反比　(C) 常數　(D) 函數

(　)16. 透鏡焦距的倒數爲何？
(A) 屈光度　(B) 聚散度　(C) 折射率　(D) 反射率

(　)17. 光束會聚或發散的程度，是爲：
(A) 屈光度　(B) 聚散度　(C) 折射率　(D) 反射率

(　)18. 伸手入水抓魚，如何動作較可能抓到？

(A) 迅速 (B) 用力 (C) 淺抓 (D) 深撈

( )19. 眼鏡光學的符號規則，光線的進行方向都是：

(A) 從右向左 (B) 從左向右 (C) 順時針轉 (D) 逆時針轉

( )20. 爲何藍光傷眼？

(A) 頻率高 (B) 波長短 (C) 能量高 (D) 折射強

( )21. 爲何紫外線傷眼？

(A) 頻率高 (B) 波長短 (C) 能量高 (D) 折射強

( )22. 光線穿過普通玻璃鏡片（n = 1.5），若光線沒有被鏡片內部散射或吸收，則光線的透過率約爲：

(A) 91.4% (B) 92.2 % (C) 93.7% (D) 95.7%

( )23. 一般光線穿過鏡片，不會產生：

(A) 輻射 (B) 吸收 (C) 折射 (D) 反射

( )24. 眼睛前方遠處的一點光源，經過瞳孔後將不會如何變化？

(A) 變成平行光傳播 (B) 產生色散 (C) 發生繞射 (D) 聚焦成一點

( )25. 遠方光線的繞射稱爲？

(A) 單縫衍射 (B) 多縫衍射 (C) 夫琅和費衍射 (D) 菲涅耳衍射

( )26. 近處光線的繞射稱爲？

(A) 單縫衍射 (B) 多縫衍射 (C) 夫琅和費衍射 (D) 菲涅耳衍射

( )27. 解析度一般根據何種標準判斷？

(A) 瑞利準則 (B) 繞射極限 (C) 建設性干涉 (D) 測

不準原理

(　　)28. 下圖如爲電磁波的光譜，則圖中的 A 爲何？

(A) 無線電波　(B) α 射線　(C) X 射線　(D) β 線

紅外線	可見光	紫外線	A	γ 射線

(　　)29. 下列關於光的敘述，何者爲非？

(A) 光是電磁波，不需介質也能傳播

(B) 光的干涉與繞射現象表現出光的波動性

(C) 光的二象性（二重性）是指光同時具有粒子、波動性

(D) 可見光約在 380～780 奈米，2 個波的峰值距離是兩個波長

(　　)30. 下列電磁波波長長到短的順序何者正確？

(A) 微波—可見光—紫外光　(B) 可見光—紫外光—微波

(C) 紫外光—微波—可見光　(D) 可見光—微波—紫外光

(　　)31. 在不同色溫時，視覺感受也不大相同，當色溫在多少以下時，光色有偏紅的現象，給人一種溫暖、親密的感覺？

(A) 3000 K　(B) 4000 K　(C) 5000 K　(D) 6000 K

(　　)32. 當色溫超過多少時，顏色偏向藍光，給人冷清、安靜的感覺？

(A) 3000 K　(B) 4000 K　(C) 5000 K　(D) 6000 K

(　　)33. 人體的感覺與色溫及照度之間微妙的關係爲何？

(A) 低色溫低照度　(B) 低色溫高照度　(C) 高色溫低照度　(D) 高色溫高照度　人體會感覺悶熱。

(　　)34. 人體的感覺與色溫及照度之間微妙的關係為何？
(A) 低色溫低照度　(B) 低色溫高照度　(C) 高色溫低照度　(D) 高色溫高照度　人體會感覺溫暖。

(　　)35. 1931 年運用色彩學的原理及人眼視網膜上錐狀細胞，對光線的感受特性，製訂基本顏色（primary color）標準，下列規定何者為非？
(A) 藍色波長為 435.8 奈米　(B) 綠色波長為 546.1 奈米　(C) 白光波長為 400～720 奈米　(D) 紅色波長為 700 奈米

(　　)36. 光由普通玻璃鏡片（n = 1.5）入射至空氣中時，發生全反射，請問入射角為何？
(A) 40.04°　(B) 41.04°　(C) 41.80°　(D) 42.05°

(　　)37. 量子理論中，提出：
(A) 電磁理論　(B) 黑體輻射　(C) 光電效應　(D) 光子二相性

(　　)38. 光的傳遞過程中，何者波動性較高：
(A) 紅色光　(B) 橙色光　(C) 藍色光　(D) 紫色光

(　　)39. 光的傳遞過程中，何者粒子性較高：
(A) 紅色光　(B) 橙色光　(C) 藍色光　(D) 紫色光

(　　)40. 最亮的相干性光源是：
(A) LED 光　(B) X 光　(C) 自由電子同步輻射光　(D) 10^{-14} 飛秒雷射光

(　　)41. 短中長波長的錐狀細胞（S, M, L）數量比值，約為：
(A) 1：20：30　(B) 10：20：30　(C) 1：20：40　(D) 10：20：40

(　　)42. 框架眼鏡矯正屈光異常時，視網膜成像會產生 2～3%的放大或縮小，代表屈光度：

(A) 減少 ±1.00D　(B) 增加 ±1.00D　(C) 減少 ±2.00D　(D) 增加 ±2.00D

(　　)43. 試問波前距離點光源越遠，則：

(A) 曲率越小（曲率半徑越大），波前弧度越彎，則聚散度越大

(B) 曲率越小（曲率半徑越大），波前弧度越彎，則聚散度越小

(C) 曲率越小（曲率半徑越大），波前弧度越平，則聚散度越小

(D) 曲率越小（曲率半徑越大），波前弧度越平，則聚散度越大

(　　)44. 一發散光於空氣中傳遞，在距離源點 50cm 處的聚散度表示為：

(A) −2.0D　(B) +2.0D　(C) −0.5D　(D) +0.5D

(　　)45. 下列各圖中，白光自右方射入三稜鏡，則何者為正確的路徑圖：

(A)
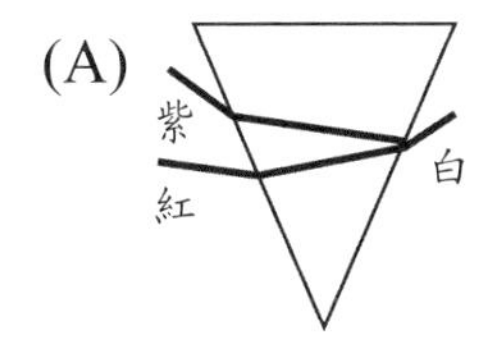

(B)
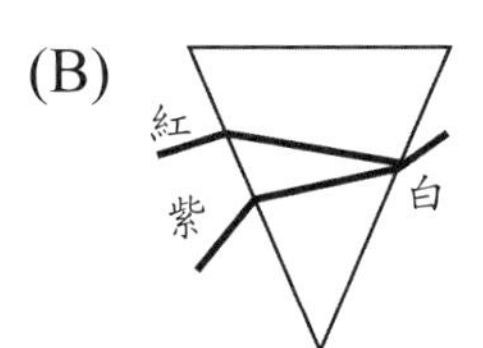

(C)
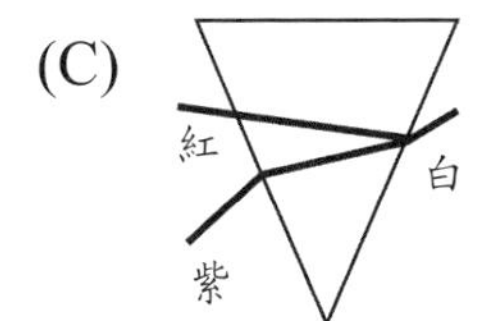

(D)
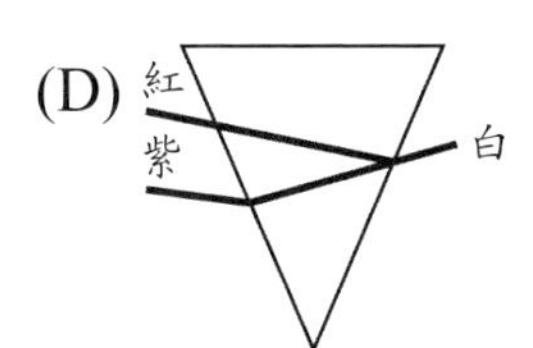

(　)46. 當光以 35 度入射角從空氣入射介質（n = 1.7）時，試問折射角約爲幾度？

(A) 19.72°　(B) 28.56°　(C) 33.06°　(D) 42.56°

(　)47. 光線從玻璃（n = 1.5）進入空氣，入射角是 60 度，試算折射角？

(A) 無　(B) 52.20°　(C) 65.10°　(D) 75.26°

(　)48. 已知一束光在透鏡中行進的速度爲 20 萬公里 / 秒，問此折射率？

(A) 0.75　(B) 1.00　(C) 1.25　(D) 1.50

(　)49. 當一束光線從水（n = 1.36）進入空氣時，臨界角爲幾度？

(A) 47.33°　(B) 45.58°　(C) 41.81°　(D) 36.03°

(　)50. 某介質光線進入空氣的臨界角爲 45°，請問此介質折射率爲：

(A) 1.2　(B) 1.4　(C) 1.6　(D) 1.7

(　)51. 有一光線從玻璃（n = 1.7）進入空氣中，能產生全反射的最小角度？

(A) 45.58°　(B) 41.81°　(C) 38.68°　(D) 36.03°

(　)52. 當入射光偏振方向與偏光片的穿透軸夾角爲 60，試問光強度的穿透率？

(A) 20%　(B) 25%　(C) 30%　(D) 35%

(　)53. 根據馬呂斯定律，若入射光偏振方向與偏光片的穿透軸夾角爲 60 度時，試問未穿透光強度的百分比？

(A) 25%　(B) 35%　(C) 50%　(D) 75%

(　)54. 下列哪種現象符合光的粒子學說？

(A) 干涉　(B) 繞射　(C) 光電效應　(D) 偏振

(　)55. 無線電波概指光波波長超過多少公分？

(A) 1cm　(B) 1mm　(C) 1μm　(D) 1nm

(　)56. 下列何者非爲減少部分像差之狀況？

(A) 入射光線距光軸較近　(B) 運用稜鏡偏折入射光線

(C) 令入射光線通過一光欄　(D) 入射光線與光軸的夾角很小

(　)57. 由空氣中正看水中的魚，視深與實深的關係爲何？

(A) 視深 $=\frac{3}{5}$ 實深　(B) 實深 $=\frac{3}{4}$ 視深

(C) 視深 $=\frac{3}{4}$ 實深　(D) 實深 $=\frac{3}{5}$ 視深

題庫解答

（A） 1. 解：可見光波長約 380nm～760nm，但人眼感受較靈敏的波長為 400nm～700nm。

（C） 2. 解：光敏色素視錐細胞或稱感光錐狀細胞，有紅綠藍三種。

（D） 3. 解：藍光波長比靛色更長。

（B） 4. 解：折射率定義。

（A） 5. 解：光學定義空氣的折射率為 1。

（C） 6. 解：光波除了真空及空氣折射率為 1 以外，在任何透明介質中折射率皆高於 1。

（C） 7. 解：鏡片表面的反射率以折射率計算。

（B） 8. 解：鏡片除了反射以外，還有吸收與散射會降低光束穿透率。

（D） 9. 解：幾何光學的四大基本定律。

（B）10. 解：實際上不可能獨立傳播，但這是幾何光學的理論基礎。

（A）11. 解：實際上不可能直線傳播，這也是幾何光學的理論基礎。

（C）12. 解：司乃耳定律又稱折射定律。

（D）13. 解：不平的表面才會發生漫射（散射）。

（D）14. 解：距離超過 6 公尺稱為平面波前，故光束聚散度為 0。

（B）15. 解：聚散度越高，距離越短，成反比。

（A）16. 解：透鏡焦距的倒數是屈光度，聚散度談的是曲面介質。

（B）17. 解：光束經過曲面介質會聚或發散的程度，是為聚散度。

（D）18. 解：視深約等於實深的 75%。

（B）19. 解：幾何及眼鏡光學的符號規則，光線的進行方向都從左向右。

（C）20. 解：藍光頻率高波長短折射強，但能量高才是傷眼主因。

（C）21. 解：紫外線能量更高。

（B）22. 解：入射光反射率 $\rho=\left(\frac{1.5-1}{1.5+1}\right)^2\times 100\%=4\%$，因此只剩 96% 的光出射，出射光反射率 $\rho=\left(\frac{1-1.5}{1+1.5}\right)^2\times 96\%=$ 3.84%，故不算散射或吸收，則光線的透過率 = 100 − (4 + 3.84) = 92.16% ≒ 92.2%。

（A）23. 解：一般光線穿過鏡片，不會產生輻射，只有吸收、散射、折射、反射或色散現象。

（A）24. 解：理論上不會變成平行光傳播。實際上仍有像差現象。

（C）25. 解：遠方光線的繞射稱為夫琅和費衍射。

（D）26. 解：近處光線的繞射稱為菲涅耳衍射。

（A）27. 解：解析度一般根據瑞利準則判斷。

（C）28. 解：比紫外線波長更短的 X 射線。

（D）29. 解：2 個波的峰值距離是一個波長。

（A）30. 解：光波波長長到短的順序是微波—可見光—紫外光。

（A）31. 解：當色溫在 3000 K 以下。

（C）32. 解：當色溫超過 5000 K。

（B）33. 解：低色溫高照度人體會感覺悶熱。

（A）34. 解：低色溫低照度人體會感覺溫暖。

（C）35. 解：一般白光波長約為 380nm～760nm。

（D）36. 解：臨界角 $\theta_C=\sin^{-1}\left(\frac{n_2}{n_1}\right)=\sin^{-1}\left(\frac{1}{1.5}\right)=41.81°$，但全反射，入射角要比臨界角大。

（D）37. 解：量子理論中，提出光子二相性。

（A）38. 解：光的傳遞過程中，波長長的波動性較高。

（D）39. 解：光的傳遞過程中，波長短的粒子性較高。

（C）40. 解：最亮的相干性光源是自由電子同步輻射光。

（C）41. 解：錐狀細胞（S, M, L）數量比值，約為 1：20：40。

（B）42. 解：視網膜成像會產生 2～3% 的放大或縮小，代表屈光度增加 ±1.00D。

（C）43. 解：波前距離點光源越遠，則曲率越小，波前弧度越平，聚散度越小。

（A）44. 解：球面波前聚散度 $V=\frac{1}{0.5}=2.0\text{D}$，發散聚散度取負值。

（A）45. 解：紫色波長較短更偏向基底。

（A）46. 解：因 $n_1 \sin\theta_1 = n_2 \sin\theta_2$，$1 \sin 35 = 1.7 \sin\theta_2$，故 $\theta_2 = 19.718$。

（A）47. 解：因 $n_1 \sin\theta_1 = n_2 \sin\theta_2$，$1.5 \sin 60 = 1 \sin\theta_2$，故 $\theta_2 = ?$，全反射。

（D）48. 解：透鏡的折射率 $n=\frac{c}{v}=\frac{30}{20}=1.50$。

（A）49. 解：臨界角 $\theta_C=\sin^{-1}\left(\frac{n_2}{n_1}\right)=\sin^{-1}\left(\frac{1}{1.36}\right)=47.33°$。

（B）50. 解：臨界角 $\theta_C=\sin^{-1}\left(\frac{n_2}{n_1}\right)$，故 $45=\sin^{-1}\left(\frac{1}{n_1}\right)$，$n_1 = 1.4$。

（D）51. 解：臨界角 $\theta_C=\sin^{-1}\left(\frac{n_2}{n_1}\right)=\sin^{-1}\left(\frac{1}{1.7}\right)=36.03°$。

（B）52. 解：偏振光通過偏光片後的光強度為：$I = I_O\ COS^2\ \theta$，故 $COS^2\ 60 = 0.25$。

（D）53. 解：通過偏光片後的光強度為：$I = I_O\ COS^2\ \theta$，$COS_2\ 60 = 0.25$，未穿透為 0.75。

（C）54. 解：光電效應符合光的粒子說，其餘答案符合光的波動說。

（A）55. 解：無線電波概指光波波長超過 1cm。

（B）56. 解：運用稜鏡不是減少像差的作法。

（C）57. 解：水中的視深 $= \left(\frac{入射介質折射率}{折射介質折射率}\right)$ 實深 $= \left(\frac{1}{1.33}\right)$ 實深 $= \left(\frac{3}{4}\right)$ 實深。

第2章　球面透鏡

第一節　球面透鏡的種類

球面是由一個圓或一段弧繞其半徑旋轉而得，如下圖所示，通過球面的任一平面可截得圓形，通過球心的平面截得的圓形最大。

球面透鏡（spherical lens）是指一表面或兩表面爲球面的透鏡。

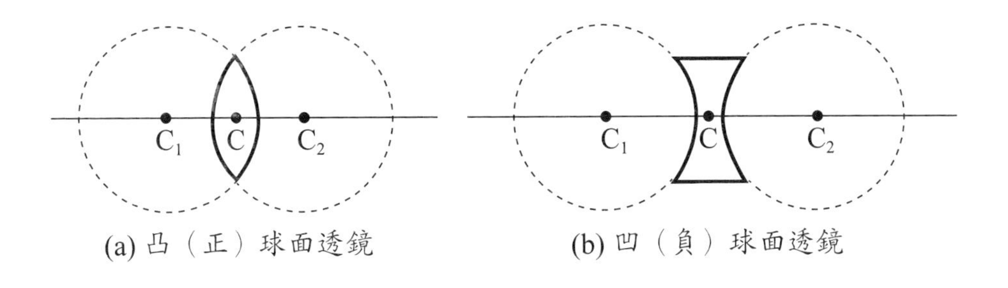

(a) 凸（正）球面透鏡　(b) 凹（負）球面透鏡

球面透鏡分凸球面透鏡（convex lens）和凹球面透鏡（concave lens）兩類。

凸球面透鏡中央厚、周邊薄，對光線有會聚作用，又稱會聚透鏡。

凹球面透鏡中央薄、周邊厚，對光線有發散作用，又稱發散透鏡。

凸球面透鏡主要的三個形式，下圖 (a) 是最常見的雙凸球面透鏡（biconvex lens），兩個球的球心分別在透鏡的兩側。若有一邊球面退化成平面，則是下圖 (b) 的平凸球面透鏡（plano-convex lens），平面可視爲球心在無窮遠而半徑無窮大的球面。若兩個球心在透鏡的同側，便是新月形凸球面透鏡（convex meniscus lens），即爲下圖 (c)。

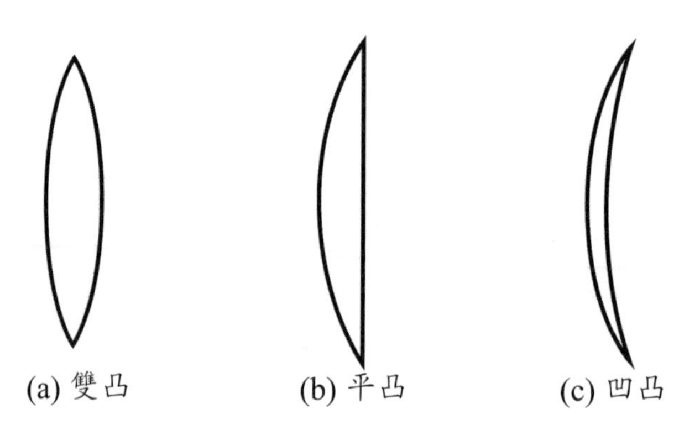

凹球面透鏡主要的三個形式，下圖 (a)，是雙凹球面透鏡（biconcave lens），如有一邊球面退化成平面，便得到下圖 (b) 的平凹球面透鏡（plano-concave lens），如兩個球心在透鏡同側，便是下圖 (c) 的新月形凹球面透鏡（concave meniscus lens）。

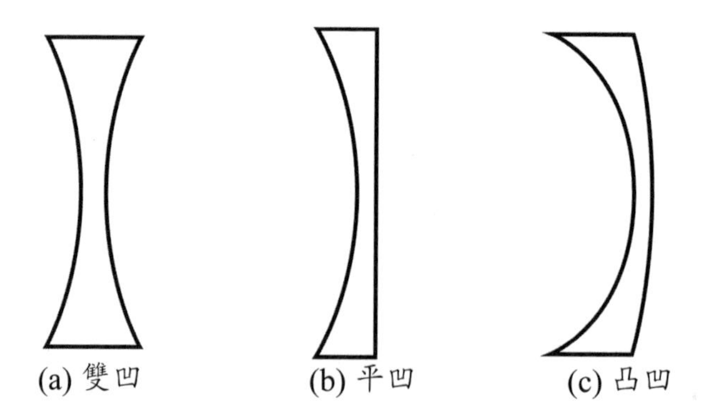

光軸（optical axis）是指通過透鏡前後兩光學中心的直線。若光線沿光軸穿過透鏡，則不會產生偏折。

由於物像共軛關係，因此位於光軸上的物體，也必成像於光軸上某一距離處。

透鏡前後兩光學中心的距離稱爲中央厚度。

（以下各節將球面透鏡簡化爲透鏡看待）

第二節　薄透鏡

透鏡的中央厚度薄到一定程度或者可以視而不見，其光學性質和透鏡的形式無關時，便稱爲薄透鏡（thin lens）。

凸薄透鏡用相反的箭頭表示，凹薄透鏡用相向的箭頭表示。

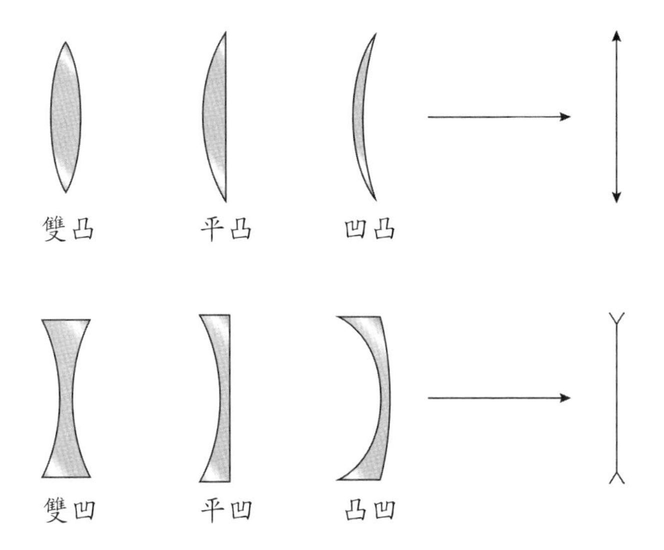

薄透鏡的屈折力 F（屈光力，屈光度；refractive power）（單位：D）等於前後兩折射面屈折力 F_1，F_2 總和，即是 $F = F_1 + F_2$。

（凸薄透鏡 F 取＋值，凹薄透鏡 F 取－值）

平行光線入射凸薄透鏡（＋）時，實際光線將會聚成一實焦點（在凸薄透鏡後方）（以光學成像符號規則論，則在凸薄透鏡右側）。

平行光線入射凹薄透鏡（－）時，實際光線將會發散無法形成實焦點，由其反向延長線形成一虛焦點（在凹薄透鏡前方）（以光學成像符號規則論，則在凸薄透鏡左側）。

實焦點或虛焦點至薄透鏡中心距離，即是該薄透鏡的焦距 f（單位：公尺），而 $f = 1/\mathrm{F}$，意指焦距的倒數便是此薄透鏡的屈折力。

而薄透鏡的前表面屈折力（F_1）與後表面屈折力（F_2）的計算公式為：

$$\mathrm{F}_1 = \frac{(n-1)}{r_1}$$

$$\mathrm{F}_2 = \frac{(1-n)}{r_2}$$

故薄透鏡的屈折力 $\mathrm{F} = \mathrm{F}_1 + \mathrm{F}_2 = \frac{(n-1)}{r_1} + \frac{(1-n)}{r_2} = (n-1)\left(\frac{1}{r_1} - \frac{1}{r_2}\right)$

r_1：前表面（第一折射面）的曲率半徑（單位：公尺）

r_2：後表面（第二折射面）的曲率半徑（單位：公尺）

n：薄透鏡的折射率（薄透鏡也泛指一般眼用鏡片）

當薄透鏡置於空氣中時，上式稱為造鏡者公式（lens maker's formula）。

舉例：

1. 一透鏡的屈光度為 −3.00DS，其前屈折面屈光度 +4.00DS，請問後屈折面屈光度為何？

解答：因 $F = F_1 + F_2$，故 $F_2 = F - F_1 = -3.00 - (+4.00) = -7.00DS$

2. 若 $F_1 = +4.00DS$，$F_2 = -3.00DS$，鏡片的折射率爲 1.6，請問研磨此鏡片應選用何種曲率半徑的模具？

解答：模具第一折射面的曲率半徑 $r_1 = \frac{(n-1)}{F_1} = \frac{(1.6-1)}{4}$

$= 0.15M = 15cm = 150mm$

模具第二折射面的曲率半徑 $r_2 = \frac{(1-n)}{F_2} = \frac{(1-1.6)}{-3}$

$= 0.2M = 20cm = 200mm$

3. 一新月形鏡片，$r_1 = 15cm$，$r_2 = 20cm$，鏡片的折射率爲 1.6，請問此鏡片的屈折力爲何？

解答：鏡片的屈折力 $F = (n-1)\left(\frac{1}{r_1} - \frac{1}{r_2}\right)$

$= (1.6-1)\left(\frac{1}{0.15} - \frac{1}{0.20}\right)$

$= +1.00\ D$

第三節　厚透鏡

當透鏡的中央厚度無法忽略時，則稱爲厚透鏡（thick lens）。

厚透鏡可以視爲是個有兩折射面加上一定厚度的透明光學物體。

換句話說，厚透鏡的屈折力（F）等於前後兩折射面屈折力（F_1，F_2）與一定厚度（d）的透明物體屈折力之總和。則厚透鏡的屈折力：

$$F = F_1 + F_2 - (d \times F_1 \times F_2)$$（d：公尺）

（如果 d = 0 的話，則叫薄透鏡）

庫斯特蘭德（Gullstrand's equation）提出證明，兩薄透鏡加上一定間隔距離（或稱簡併厚度）的透明物體，等同厚透鏡的等效屈折力（equivalent power）。

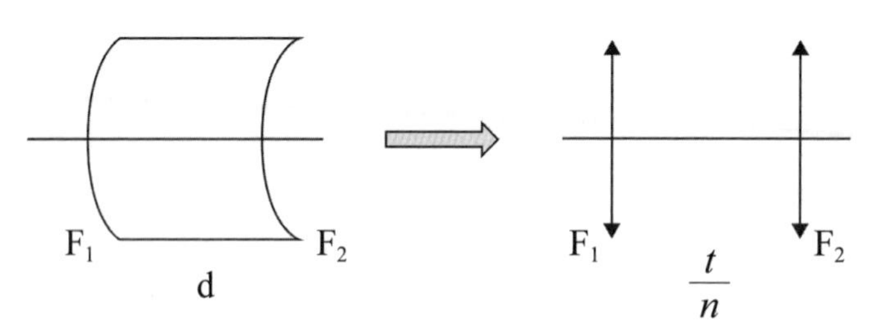

間隔 d 距離（簡併厚度）的兩薄透鏡系統

因此厚透鏡的屈折力（主點屈折力，主點頂點屈折力），根據庫斯特蘭德公式，將厚透鏡的厚度視爲空氣的話，則簡併厚度 (d) 應爲鏡片厚度（t）（單位：公尺）除以鏡片折射率（n），故厚透鏡的等效屈折力爲：

$$F = F_1 + F_2 - \left(\frac{t}{n}\right) \times F_1 \times F_2$$

舉例：

1. 厚透鏡 $F_1 = +8.00D$，$F_2 = -4.00D$，n = 1.6，t = 6 mm，請問此厚鏡片的主點屈折力（等效屈折力）爲何？

解答：厚鏡片的主點屈折力 $F = F_1 + F_2 - \left(\frac{t}{n}\right) \times F_1 \times F_2$

$$= 8 + (-4) - \left(\frac{0.006}{1.6}\right) \times 8 \times (-4)$$

$$= +4.12D$$

厚透鏡有一對前後主點（principal points），一對前後節點（nodal points），一對前後焦點（focal points）。

前後主點和節點和焦點，合稱基點（三對）。

等相凸厚透鏡置於空氣中（物空間與像空間的折射率相等），前焦距等於後焦距，節點與主點重疊，故這類厚透鏡僅有一對主點和一對焦點。

幾何光學中，主點是光軸上共軛的兩點，垂直於光軸且通過主點的兩個面爲主平面（principal planes），這對共軛面橫向放大率 = +1，光軸上的兩個主點爲前側主點 H_1（front principal point）和後側主點 H_2（rear principal point）。

光線從左入射透鏡，則第一主點在前，第二主點在後，主點距厚透鏡前後頂點的位置可以用公式計算：

前側主點（第一主點）與前頂點的距離　$H_1 = \left(\frac{t \times F_2}{n \times F}\right)$

後側主點（第二主點）與後頂點的距離　$H_2 = \left(\frac{t \times F_1}{n \times F}\right)$

（F：主點頂點屈折力）

可知主點位置受鏡片形式影響，即第一主點受第二折射面屈折力的影響，第二主點受第一折射面屈折力的影響。各種厚透鏡的主點位置如下圖：

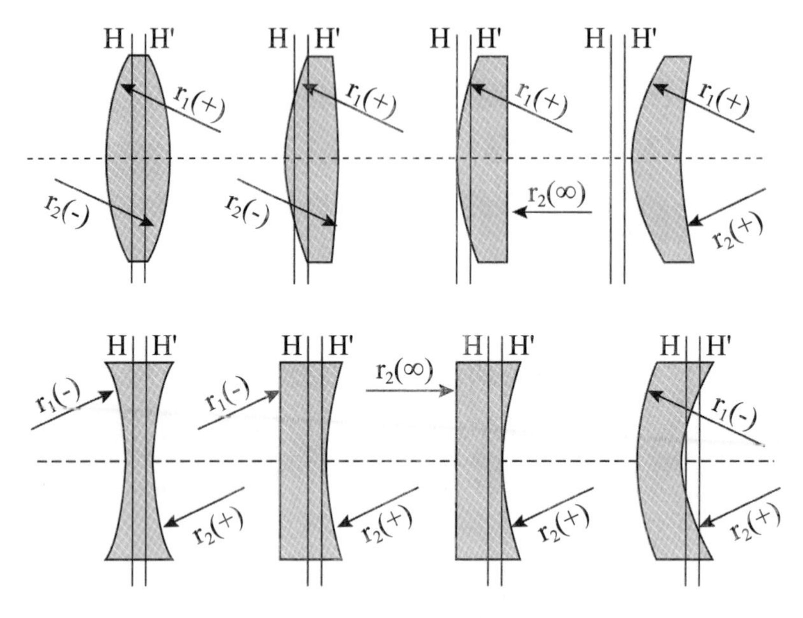

厚透鏡主點與曲率半徑的位置圖

因爲主點測量困難，一般以頂點代替，因此用頂點屈折力取代主點屈折力。計算公式爲：

$$前頂點屈折力\ F_1=\left(\frac{F}{\left(1-\left(\frac{t}{n}\right)F_2\right)}\right)$$

$$後頂點屈折力\ F_2=\left(\frac{F}{\left(1-\left(\frac{t}{n}\right)F_1\right)}\right)$$

F：主點頂點屈折力

F_1：第一主點屈折力，F_2：第二主點屈折力

t：厚透鏡厚度（單位：公尺），n：厚鏡片折射率

厚透鏡的特性歸納如下：

1. 厚透鏡總屈折力不等於兩折射面屈折力總和。
2. 前頂點屈折力與第二折射面的形式相關。
3. 後頂點屈折力與第一折射面的形式相關。

總之，薄透鏡和厚透鏡並沒有明確的分界線，端視中央厚度而定。

一般的眼用鏡片，負鏡片的中央厚度較薄，可用薄透鏡的公式計算，而正鏡片，尤其是度數高、中央厚度大、前後表面較彎，使用薄透鏡公式計算，將會產生較大的誤差。

舉例：

1. 厚透鏡的 $F_1 = +10.00D$，$F_2 = +5.00\ D$，$n = 1.6$，$t = 6\ mm$，請問其前後頂點屈折力爲何？

解答：厚鏡片的主點屈折力 $F = F_1 + F_2 - \left(\frac{t}{n}\right) \times F_1 \times F_2$

$$= 10 + 5 - \left(\frac{0.006}{1.6}\right) \times 10 \times 5$$

$$= +14.81D$$

前頂點屈折力 $F_1 = \left(\frac{14.81}{\left(1 - \left(\frac{0.006}{1.6}\right)5\right)}\right) = +15.09D$

後頂點屈折力 $F_2 = \left(\frac{14.81}{\left(1 - \left(\frac{0.006}{1.6}\right)10\right)}\right) = +15.39D$

第四節　透鏡的屈光力

平行光線碰到不同介質的彎曲面時，形成發散或會聚的現象，稱為聚散度（vergence），單位為 D。而透鏡將平行入射光線聚散的能力，稱為透鏡的屈光力或鏡度（refractive power），以聚散度計算透鏡屈光力的公式為：

$$V = U + F$$

U：物側（入射）聚散度 D $\left(U = \frac{1}{\text{物距（M）}}\right)$

V：像側（出射）聚散度 D $\left(V = \frac{1}{\text{像距（M）}}\right)$

F：透鏡的屈光力 D $\left(F = \frac{1}{\text{焦距（M）}}\right)$

透鏡屈光力（D）處方的寫法，球面屈光力記為 DS，柱面屈光力記為 DC。

寫法常保留小數點後兩位數，而且上下間隔 0.25D。

譬如：±0.75DC，±1.00DC，±1.25DC，±3.00DS，±3.25DS，±3.50DS。

透鏡的屈光力如不以聚散度來看的話，也可以焦距來看。

平行光線通過薄透鏡的成像位置在第二焦點，而薄透鏡至第二焦點的距離是第二焦距（f_2）（單位：M），故空氣中薄透鏡屈光力的計算公式為：

$$\mathrm{F} = \frac{1}{f_2}$$

薄透鏡的第一焦距（f_1）是薄透鏡至第一焦點的距離，而從第一焦點發出的光線通過薄透鏡後出射成為平行光線，因此 $\mathrm{F} = -\frac{1}{f_1}$，得知 $f_2 = -f_1$，說明空氣中的薄透鏡，第一焦點與第二焦點分居透鏡兩側，而且兩焦距相等。

薄透鏡的屈光力單位爲屈光度（D），通常將薄透鏡的第二焦點統稱爲透鏡的焦點，第二焦距統稱爲透鏡的焦距（f），因此將薄透鏡的屈光力（F）簡化爲：

$$F = \frac{1}{f}$$

正透鏡 F 與 f 皆取＋值，負透鏡 F 與 f 皆取－值。

舉例：

1. 凹透鏡的焦距 40 cm，則屈光力爲何？

   解答：$F = \frac{1}{f} = \frac{1}{-0.4} = -2.50D$

2. 凸透鏡的焦距 25 cm，則屈光力爲何？

   解答：$F = \frac{1}{f} = \frac{1}{0.25} = +4.00D$

3. 屈光力爲 5.00 D 的凸透鏡，其焦距爲何？

   解答：$f_2 = \frac{1}{F} = \frac{1}{5} = 0.25M = 25\ cm$

   $f_1 = -f_2 = -25cm$

   第二焦點（鏡後）與第一焦點（鏡前）均爲實焦點。

4. 屈光力爲 −2.00 D 的凹透鏡，其焦距爲何？

   解答：$f_2 = \frac{1}{F} = \frac{1}{-2} = -0.5M = -50\ cm$

   $f_1 = -f_2 = 50cm$

   第二焦點（鏡前）與第一焦點（鏡後）均爲虛焦點。

第五節　透鏡的鑑定與中和

鑑定透鏡有以下幾種方式：

1. 薄厚法

觀察或觸摸透鏡，比較鏡片的中心和邊緣厚度即可以識別。

(1) 凹透鏡：中心較薄，邊緣較厚。

(2) 凸透鏡：中心較厚，邊緣較薄。

2. 影像法

鏡片的成像也可以區分透鏡的正負。

(1) 凹透鏡：看到的影像略爲縮小。

(2) 凸透鏡：看到的影像略爲放大。

注意觀察凸透鏡的影像時不要將凸透鏡拿得太遠，超過焦距時會看到縮小倒立的影像，將凸透鏡置於眼前 15～20cm 爲宜。

3. 像移法

透鏡（凸面朝外）置於眼前，上下左右平移。

(1) 像移方向與鏡片移動的方向相同，稱爲順動（with motion），是凹透鏡。

(2) 像移方向與鏡片移動的方向相反，稱爲逆動（against motion），是凸透鏡。

凸透鏡進行識別時，如爲倒立縮小的影像，應將透鏡移近。

若影像不動，表示此透鏡爲平光透鏡。

透鏡的屈光力越大，移動越快，屈光力越小，移動越慢。

也可以前後移動透鏡來識別。

透鏡移向遠處，影像也向遠處移動，透鏡移向近處，影像也向近處移動，也稱順動，是凹透鏡。

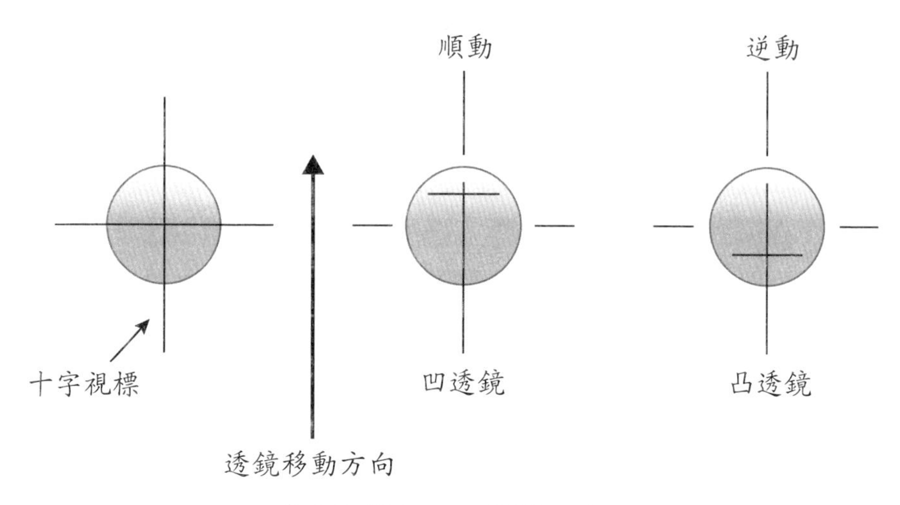

像移法鑑定正負透鏡的示意圖

影像移動的方向與透鏡移動的方向相反，也稱逆動，是凸透鏡。

4. 中和法：

中和法是指用已知度數的透鏡與未知度數的透鏡組合，尋找平衡點，來發現未知透鏡的度數，常用試片箱中已知度數的鏡片進行。

例如，像移法測未知透鏡，若出現順動，則判斷爲凹透鏡，此時使用試片箱的凸透鏡進行中和。將兩塊透鏡疊合，觀察像移的情況，如果還是順動，表示試片度數不足，再換更高度數的試片繼續中和，如果轉變爲逆動，則表示試片度數過高，反覆更換試片直至影像不動。

使用+2.00D的試片達到中和，表示未知鏡片的度數爲−2.00D。

題庫練習

( ) 1. 下列敘訴何者爲非？

(A) 驗光師在頂點上標示光學中心，此點未必是眞正光學的中心所在

(B) 眞正透鏡的光學中心位置可能在透鏡的任一表面上或其材質內

(C) 鏡片的兩個表面中，可能是平面、球面、柱面、環曲面或非球面

(D) 平面是指曲率半徑無限大的球面

( ) 2. 從 6 公尺外來的光線，在距離透鏡後方 30 mm 處形成清晰影像，請問其焦距爲何？

(A)0.03 公尺 (B)0.05 公尺 (C)0.3 公尺 (D)0.5 公尺

( ) 3. 球面鏡片的焦距爲 1 m，則其屈折力爲：

(A) 0.5 D (B)1.0 D (C)1.5 D (D)2.0 D

( ) 4. 眼用屈光鏡片的形式不包括：

(A) 平面 (B) 球面 (C) 球柱面 (D) 環曲面

( ) 5. 通過透鏡前後曲面光心的直線，稱爲：

(A) 光線 (B) 光束 (C) 光軸 (D) 光源

( ) 6. 薄透鏡與厚透鏡之區別，在於：

(A) 透鏡形式 (B) 光學性質 (C) 透鏡材質 (D) 厚度因素

( ) 7. 光心比邊緣厚是什麼透鏡？

(A) 新月形凸透鏡 (B) 新月形凹透鏡 (C) 雙凹透鏡 (D) 平凹透鏡

(　) 8. −3.00DS 的薄透鏡，下列何者為眞！
(A) 有一個實焦點　(B) 有一個虛焦點　(C) 有一對實焦點　(D) 有一對虛焦點

(　) 9. 造鏡者公式中，與鏡片無關的是：
(A) 透鏡之折射率　(B) 透鏡之厚度　(C) 透鏡之曲率半徑　(D) 透鏡之曲率

(　)10. 何者不是厚透鏡的特性？
(A) 厚透鏡的主點屈折力較難實測
(B) 總屈折力等於兩折射面屈折力之和
(C) 前頂點屈折力與第二折射面的形式有關
(D) 後頂點屈折力與第一折射面的形式相關

(　)11. 下列光學十字表示中，何者為平光鏡片？
(A) −2.00 DC×180 / −2.00 DC×90　(B) 4.00 DS / −4.00 DS　(C) −2.00 DS / −2.00 DC×90　(D) 4.00 DC×180 / 4.00 DC×90

(　)12. 光學十字表示中，下列何者為球面鏡片的屈光力？
(A) −3.00 DC×180 / −3.00 DC×90　(B) 1.00 DS / 2.00 DC×90　(C) −1.00 DS / −1.00 DC×180　(D) 1.00 DS / −1.00DC×180

(　)13. 光學十字表示中，下列何者為正球面鏡片的屈光力？
(A) −2.00 DC×90 / −2.00 DC×180　(B) 2.00 DS / −2.00 DS　(C) 2.00 DC×90 / 2.00 DC×180　(D) −2.00 DS / −2.00 DC×180

(　)14. 光學十字表示中，下列何者為負球面鏡片的屈光力？
(A) −2.00 DC×90 / −2.00 DC×180　(B) 3.00 DS / −3.00

DS (C) −4.00 DS / −4.00 DC×180 (D) 5.00 DC×90 / 5.00 DC×180

( )15. 屈光力 +4.00D 的正球面鏡片，光學十字法無法分解成何種屈光力？

(A) 4.00 DC×90 / 4.00 DC×180 (B) 3.00 DS / 1.00 DS (C)5.00 DS / −1.00 DS (D)4.00 DC×90 / −4.00 DC×180

( )16. 鏡片驗度儀測量：

(A) 前頂點屈折力 (B) 後頂點屈折力 (C) 主點屈折力 (D) 總屈折力

( )17. 下列敘述何者爲非！

(A) 凹透鏡的焦距爲負 (B) 凹透鏡的焦點爲虛 (C) 凹透鏡的屈折力爲負 (D) 凹透鏡比凸透鏡公式計算較有偏差

( )18. 一玻璃凸球面曲率半徑是 r = 20 cm，則屈光力爲多少？

(A) +5.0 D (B) −5.0 D (C) +2.0 D (D) −2.0 D

( )19. 一凸柱面透鏡曲率是 $R = 2\ m^{-1}$，則曲率半徑是多少？

(A) 5 cm (B) −5 cm (C) 50 cm (D) −50 cm

( )20. 一柱面屈光力是 −20 D，則曲率半徑爲多少？

(A) 5 cm (B) −5 cm (C) 50 cm (D) −50 cm

( )21. 水深 2m（水的折射率 1.33），目測水深約？

(A) 1.2 m (B) 1.33 m (C) 1.5 m (D) 1.8 m

( )22. 某透鏡的兩球心皆在透鏡的同側，請問其不算哪種透鏡？

(A) 平凸透鏡 (B) 雙凸透鏡 (C) 新月形凸透鏡 (D) 新月形凹透鏡

( )23. 請問 −3.00D 與 +2.00D 兩透鏡隨意疊合，其總屈光力爲何？
(A) 0.00D (B) −1.00D (C) +1.00D (D) 不知道

( )24. 判定鏡片的最佳方法？
(A) 薄厚法 (B) 彎度計 (C) 像移法 (D) 驗度儀

( )25. 一眼用處方矯正鏡片 −6.00D，請問此鏡片爲何片種？
(A) 凸球面鏡片 (B) 凹球面鏡片 (C) 球柱面鏡片 (D) 彎月形鏡片

( )26. 眼用鏡片可視爲一種薄透鏡，原因爲何？
(A) 不能太厚 (B) 光學要求 (C) 鏡片形式 (D) 頂角很小

( )27. 雙凹透鏡的前折射面及後折射面形成的焦點，位置所在？
(A) 鏡後與鏡前 (B) 鏡前與鏡後 (C) 兩者皆在鏡前 (D) 兩者皆在鏡後

( )28. 透鏡基點有三對（6 個），但只有一對基點的鏡片稱爲？
(A) 薄透鏡 (B) 厚透鏡 (C) 稜鏡 (D) 淚鏡

( )29. 從造鏡者公式可知，鏡片的形狀或厚薄，由何者決定？
(A) 鏡片屈折力 (B) 鏡片折射率 (C) 鏡片曲率半徑 (D) 鏡片折射率與曲率

( )30. 一平行光線由折射率 n = 1.6 屈光力爲 −8.00D 的鏡片，透射至空氣中，請問光線將會：
(A) 平行 (B) 發散 (C) 會聚 (D) 拋物線 射出。

( )31. 平行光線自空氣中，由左朝右入射至折射率 1.523 且屈光力爲 4.00 D 的球面玻璃，請問該球面玻璃的第 2 焦距在：

(A) 鏡面左側 13 cm (B) 鏡面左側 38 cm (C) 鏡面右側 13 cm (D) 鏡面右側 38 cm

( )32. 平行光線自空氣中，由左朝右入射至折射率 1.523 且屈光力爲 4.00 D的球面玻璃，請問該球面玻璃的第1焦距在：
(A) 鏡面左側 13 cm (B) 鏡面左側 38 cm (C) 鏡面右側 13 cm (D) 鏡面右側 38 cm

( )33. 己知一鏡片前表面的屈光力 +4.00 D，且後表面屈光力 0.00 D，則爲？
(A) 平凸鏡片 (B) 新月形凸鏡片 (C) 新月形凹鏡片 (D) 雙凸鏡片

( )34. 已知一鏡片前表面的屈光力 −3.00 D，後表面屈光力 0.00 D，則爲？
(A) 新月形凸鏡片 (B) 平凹鏡片 (C) 新月形凹鏡片 (D) 雙凹鏡片

( )35. 若知一透鏡前表面的屈光力爲 +4.00D，且後表面屈光力爲 −2.50D，則爲？
(A) 平凸透鏡 (B) 新月凹透鏡 (C) 新月凸透鏡 (D) 平凹透鏡

( )36. 以普通鏡片（n = 1.6）材料，欲加工前表面屈光力爲 +5.00D，選用磨片的模具前表面曲率半徑（r_1）應爲？
(A) 6 cm，曲率中心在鏡片左側 (B) 6 cm，曲率中心在鏡片右側 (C) 12 cm，曲率中心在鏡片右側 (D) 12 cm，曲率中心在鏡片左側

( )37. 以普通鏡片（n = 1.6）材料，欲加工後表面屈光力爲 −6.00D，選用磨片的模具後表面曲率半徑（r_2）應爲？

(A) 5 cm，曲率中心在鏡片後方　(B) 5 cm，曲率中心在鏡片前方　(C) 10 cm，曲率中心在鏡片前方　(D) 10 cm，曲率中心在鏡片後方

(　)38. 空氣中某一物體置於屈光度 3.00 D，折射率 1.5 的透明曲面前方 50 cm 處，求物體成像與透明曲面頂點的距離爲何？

(A) 50 cm　(B) 100 cm　(C) 150 cm（0）200 cm

(　)39. 某物體位於屈光力爲 −3.50 D 的薄透鏡左方 40 公分處，求成像位於透鏡何處？

(A) 40 cm　(B) 35 cm　(C) 20 cm　(D) 10 cm

(　)40. 一物體的聚散度爲 −3.00 D，但想得到聚散度 4.00 D 的成像，請問需加多少屈光力的透鏡？

(A) 1.00 D　(B) 3.00 D　(C) 5.00 D　(D) 7.00 D

(　)41. 一物體的聚散度爲 −5.00 D，配合 −2.00 D 屈光力的薄透鏡後，請問成像的聚散度爲何？

(A) −1.00 D　(B) −3.00 D　(C) −5.00 D　(D) −7.00 D

(　)42. 一折射率 1.5 的玻璃曲面，前表面曲率半徑爲 +10 cm，後曲率半徑爲 −5 cm，若當作薄透鏡，則其屈光力爲何？

(A) +10 D　(B) +15 D　(C) −10 D　(D) −15 D

(　)43. 承上題：試算透鏡的第 1 焦距及第 2 焦距？

(A) +6.67, −6.67　(B) −6.67, +6.67　(C) −3.67, +3.67　(D) +3.67, −3.67 cm

(　)44. 一透鏡的折射率 1.5，其曲率半徑爲 r_1 = +40 cm，r_2 = −10 cm，在空氣中該透鏡的焦距爲何？

(A) +8 cm　(B) +16 cm　(C) −8 cm　(D) −16 cm

題庫解答

（B）1. 解：也可能在透鏡外。

（A）2. 解：焦距是焦點與透鏡之間的距離，亦即從 6 公尺以外來的光線所形成的清晰影像位置與透鏡之間的距離。因此從 6 公尺以外來的光線，在距離透鏡後方 75mm 處形成清晰影像，則焦距為 75mm，如清晰影像形成在 20cm 處，則焦距為 20cm。

（B）3. 解：透鏡的屈折力 $F = 1/f = 1/1 = 1.0$ D。

（A）4. 解：眼用屈光矯正鏡片不包括平面（無屈光度）。

（C）5. 解：光軸指通過透鏡前後曲面光心的直線。

（D）6. 解：厚度可以忽略的是薄透鏡。

（A）7. 解：光心比邊緣厚是新月形凸透鏡。

（D）8. 解：負屈光度的薄透鏡，有兩個虛焦點。正屈光度的薄透鏡，有兩個實焦點。

（B）9. 解：造鏡者公式中，與鏡片無關的是透鏡厚度。其餘皆有關。

（B）10. 解：厚透鏡的屈折力：$F = F_1 + F_2 - (d \times F_1 \times F_2)$，可知不只是兩折射面屈折力之和。

（B）11. 解：4.00 DS + (−4.00) DS = 0，無屈光力。

（A）12. 解：−3.00 DC×180 / −3.00 DC×90 = −3.00 DS。

（C）13. 解：2.00 DC×90 / 2.00 DC×180 = 2.00 DS。

（A）14. 解：−2.00 DC×90 / −2.00 DC×180 = −2.00 DS。

（D）15. 解：4.00 DC×90 + (−4.00) DC×180 = 4.00DS −8.00

DC×180。

（B）16. 解：鏡片驗度儀測量後頂點屈折力。

（D）17. 解：厚透鏡以薄透鏡公式計算較有偏差。

（A）18. 解：凸球面屈光力 $F=\frac{1M}{r}=\frac{1}{0.2}=+5.0\text{D}$。

（C）19. 解：凸柱面透鏡曲率 $\text{R}=2\ \text{m}^{-1}$，則曲率半徑是 0.5 M。

（B）20. 解：負柱面透鏡曲率半徑 $r=\frac{1}{F}=\frac{1}{-20}=-0.05\text{D}$。

（C）21. 解：視深與實深的關係式：$\frac{\text{y}'}{\text{n}'}=\frac{\text{y}}{\text{n}}$，故視深 $\text{y}'=\frac{1}{1.33}2=$ 1.5 M。或採視深約為實深的 75%，因此視深約為 0.75×2 = 1.5 M。

（B）22. 解：平凸透鏡只是其中一個球心在無窮遠，兩球心仍然同側，唯雙凸透鏡不同側。

（D）23. 解：兩透鏡緊密疊合，總屈光力是 −1.00D，但隨意疊合就有誤差。

（D）24. 解：全部答案皆可判定鏡片，但驗度儀才是最佳方法。

（D）25. 解：凸球面鏡片、凹球面鏡片、球柱面鏡片，不一定是眼用處方矯正鏡片，但眼用處方矯正鏡片，一定是彎月形鏡片。

（D）26. 解：眼用鏡片頂角極小。

（B）27. 解：雙凹透鏡的前折射面焦點在鏡前，後折射面焦點在鏡後。

（A）28. 解：基點有三對稱為厚透鏡，薄透鏡只有一對基點（焦點），稜鏡和淚鏡不論基點。

（D）29. 解：由 $\text{F}=(n-1)\left(\frac{1}{r_1}-\frac{1}{r_2}\right)$，可知其由鏡片折射率與曲率

（倒數為曲率半徑）決定。

（B）30. 解：屈光力為 −8.00 D 的鏡片，便知光線發散射出。

（D）31. 解：無論平行光線由左朝右或由右朝左入射，凸球面玻璃皆可形成第 2 焦距，$f_2=\frac{n_2}{F}=\frac{1.523}{4}=0.38\text{m}=38\text{cm}$，此題因由左朝右入射，故在鏡面右側 38 cm 處聚焦。

（D）32. 解：無論平行光線由左朝右或由右朝左入射，凸球面玻璃皆可形成第 2 焦距，第 2 焦距的對側便為第 1 焦距所在，$f_2=\frac{n_2}{F}=\frac{1.523}{4}=0.38\text{m}=38\text{cm}$，因第 2 焦距在鏡面右側 38 cm，故第 1 焦距便在鏡面左側 38 cm 處。亦可以 $f_2=-f_1$ 推論。

（A）33. 解：正屈光力，後表面無屈光力，故知為平凸鏡片。

（B）34. 解：負屈光力，後表面無屈光力，故知為平凹鏡片。

（C）35. 解：前表面的彎度大於後表面的彎度，故為新月凸透鏡。

（C）36. 解：$r_1=\frac{(n-1)}{F_1}=\frac{1.6-1}{5}=12.0\text{cm}$，曲率中心在鏡片右側（後方）。

（D）37. 解：$r_2=\frac{(1-n)}{F_2}=\frac{1-1.6}{-6}=10\text{cm}$，曲率中心在鏡片後方（右側）。

（C）38. 解：物側聚散度 $U=\frac{1}{-0.5}=-2.00\text{D}$，透鏡屈光度 $F=+3.00\text{ D}$

像側聚散度 $V=-2.00+3.00=+1.00\text{ D}$

像距 $\frac{n}{V}=\frac{1.5}{+1.00}=1.50\text{M}$。

（C）39. 解：物側聚散度 $U=\frac{1}{-0.4}=-2.50\text{D}$，透鏡屈光度 $F=-3.50\text{ D}$

像側聚散度 $V = U + F = -2.50\ D + (-3.50\ D) = -6.00\ D$

像距 $\frac{n}{V} = \frac{1}{-6.00} = -0.2M$（空氣中薄透鏡 $n = 1$）。

（D）40. 解：透鏡屈光度 $F = V - U = 4.00\ D - (-3.00\ D) = 7.00\ D$。

（D）41. 解：像側聚散度 $V = U + F = -5.00\ D + (-2.00\ D) = -7.00\ D$。

（B）42. 解：此玻璃透鏡的屈折力 $F = F_1 + F_2 = \frac{(1.5-1)}{0.1} + \frac{(1-1.5)}{-0.05} = 5 + 10 = 15\ D$。

（B）43. 解：15 D 為正透鏡，故其第 2 焦距在鏡後取正值，第 1 焦距在鏡前取負值，$f = \frac{1}{F} = \frac{1}{15} = 0.0667M = 6.67\ cm$。

（B）44. 解：透鏡的屈折力 $F = (n-1)\left(\frac{1}{r_1} - \frac{1}{r_2}\right)$

$$= (1.5-1)\left(\frac{1}{0.4} - \frac{1}{-0.1}\right) = 6.25D$$

$f = \frac{1}{6.25} = 0.16M = 16\ cm$。

第3章 柱面與球柱面透鏡

第一節　柱面透鏡的光學性質與軸向

柱面透鏡不同於球面鏡片，柱面透鏡有軸向。柱軸（axis of cylinder）是柱面透鏡的方向。柱軸與穿越圓柱中心的弦永遠平行。

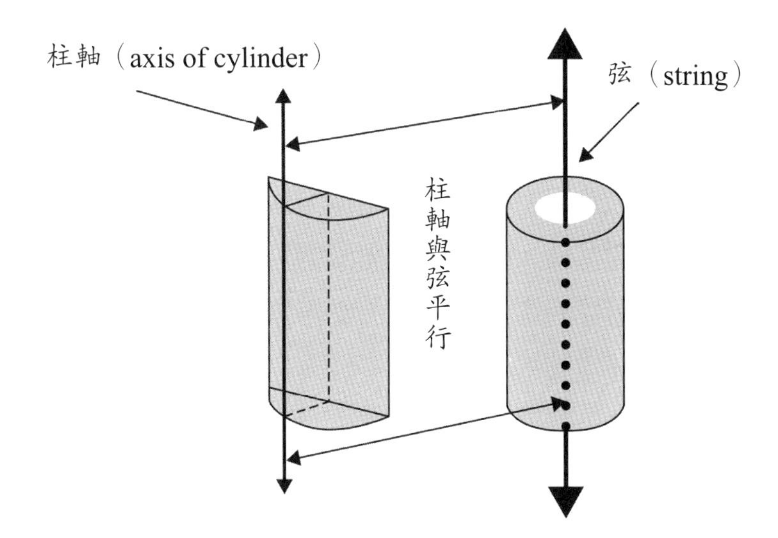

眼球有單性規則性散光（simple regular astigmatism）的屈光問題時，需要使用平柱透鏡解決。

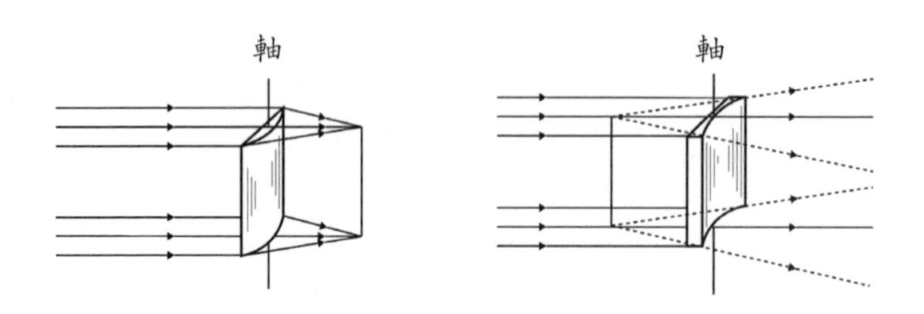

散光眼（astigmatism）是在互相垂直的兩條主子午線（主經線）上有最大與最小的屈光力，使得成像成爲前後兩條不相交又互相垂直的焦線。這是球面鏡片無法矯正的屈光異常。散光眼需要在兩條主子午線上用不同的屈光力矯正。

如果散光眼的兩條主子午線中的一條不需要矯正，則使用平柱透鏡（plano cylindrical lens）矯正。

柱面透鏡在平行柱軸（cylinder axis）的方向曲率爲零（沒有彎曲度），所以光線通過柱面透鏡這個方向時不會偏折，但在與柱軸垂直的方向上卻有最大的曲率（屈光力）。

平行光線通過柱面透鏡會聚爲焦點，眾多焦點連成焦線（focal line），因此焦線與柱軸平行。

柱面透鏡的光學特性

1. 投射光平面與柱軸平行時，通過柱面透鏡後形成與柱軸平行的焦線。
2. 投射光平面與柱軸垂直時，通過柱面透鏡後形成一個焦點。
3. 空間光束爲圓形光束時，可分解成無數個平行平面或者垂直平面，圓形光束通過柱面透鏡時，形成與柱軸平行的焦線。

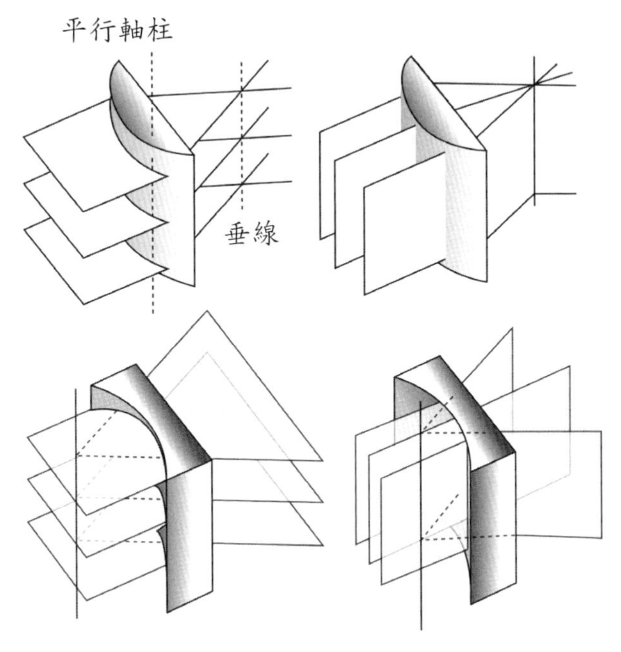

正平柱透鏡與負平柱透鏡的成像

(Illustration developed by Kevin Miller, MD, and rendered by Jonathan Clark.)

柱面鏡片又稱散光鏡片，沿軸方向的曲率爲零，垂軸方向的曲率最大，垂軸方向的屈光力便是柱面鏡片的屈光力。

若柱面鏡片最大的曲率半徑爲 r（M），鏡片的折射率爲 n，則柱面鏡片的屈光力（F）計算公式：

$$F=\frac{n-1}{r}$$

舉例：空氣中有一折射率 1.5 的柱面透鏡，垂軸方向的曲率半徑爲 30 mm，求此柱面透鏡的屈光度？

解答：$F=\frac{n-1}{r}=\frac{1.5-1}{0.03}=16.67\text{D}$

柱面鏡片的軸向標示，普遍採用德國光學技術協會（眼科技術委員會）的規定，又稱 TABO 法。

軸向規定：兩眼皆從測量者的水平方向，由左自右逆時針增度 0°～180° 標示。

柱面鏡片的軸向是互相垂直的兩條主子午線，如果已知軸向之一，則另一軸向在 ±90° 方向。

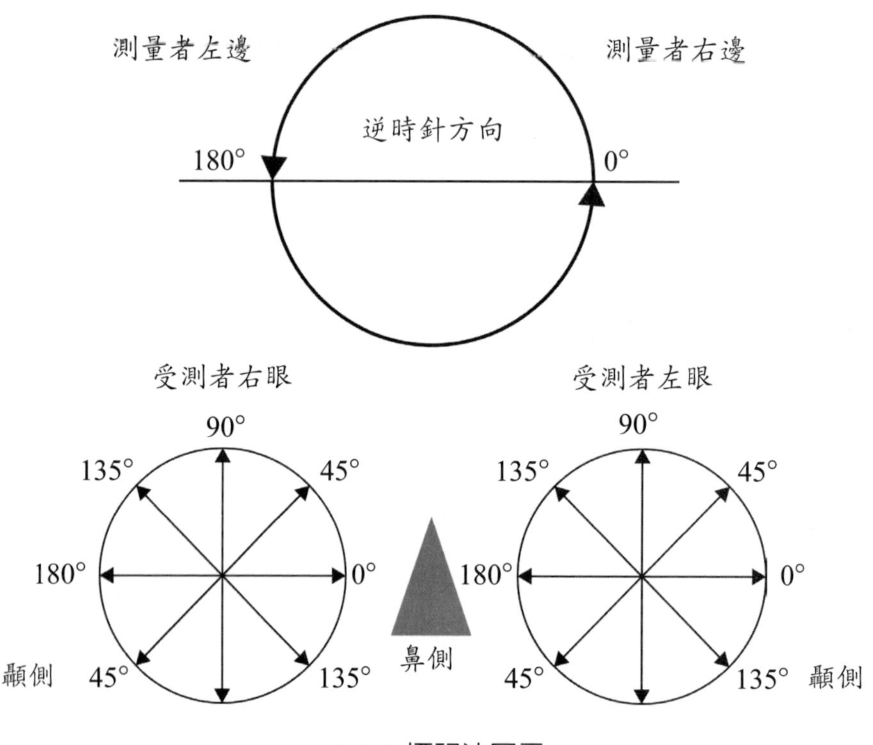

TABO 標記法圖示

爲了表示鏡片不同主子午線方向的屈光度，常採用光學十字（optical cross）法。

光學十字可表示鏡片上二條主徑線位置與屈光度（鏡度）大小。

此二條主徑線是鏡片上最強與最弱屈光度所在，也就是鏡片表面最彎與最平的方向。

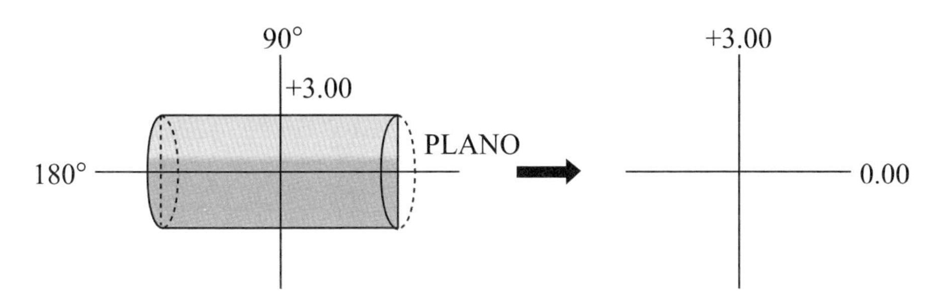

柱面鏡片的光學十字示意圖

鏡片兩主徑線各畫一條直線代表，兩條主徑線相差 90°，構成一個十字圖形。

以 DS 代表球面度數，DC 代表柱面度數，A 或 X 代表柱面鏡片軸向。

學例：

鏡片處方爲 −2.00DS + 1.00DC×90，光學十字畫法如下：

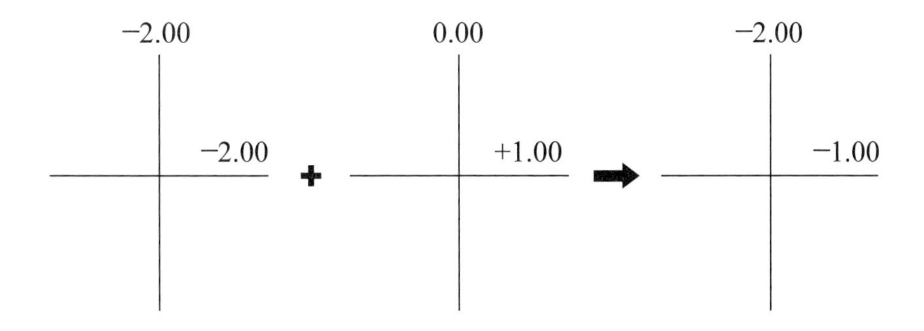

第二節　柱面透鏡的正交組合

柱面透鏡的光學十字組合舉例如下：

(1) +2.00DC×90 / + 1.50DC×90 = +3.50DC×90，如下圖：

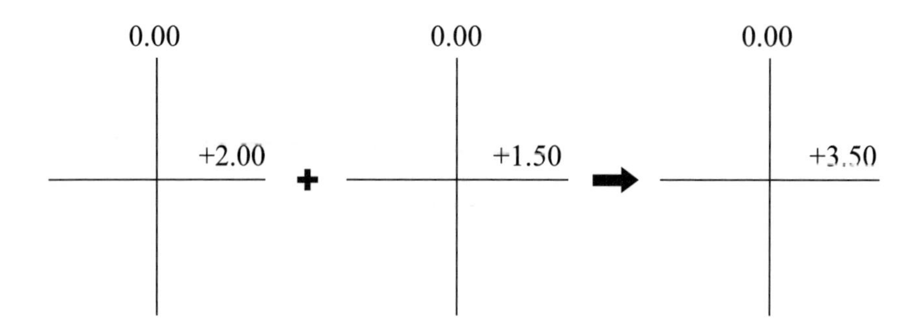

(2) −2.00DC×180 / + 4.00DC×180 = +2.00DC×180，如下圖：

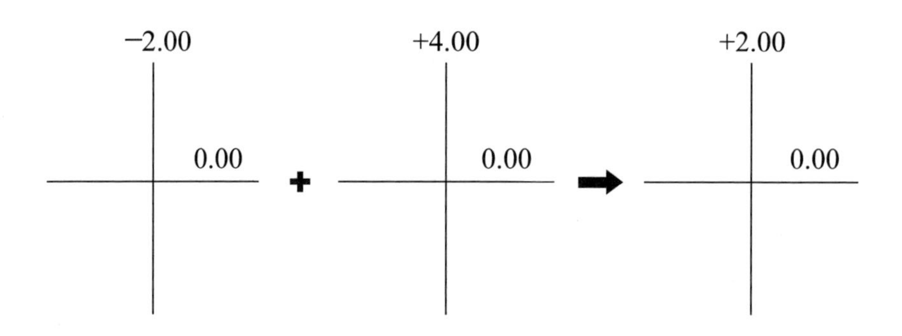

(3) +2.00DC×90 / + 2.00DC×180 = +2.00DS，如下圖：

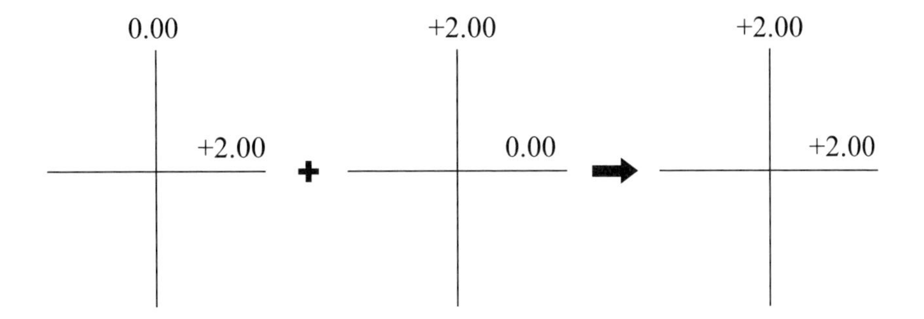

(4) −1.00DC × 180 / − 1.00DC × 90 = −1.00DS，如下圖：

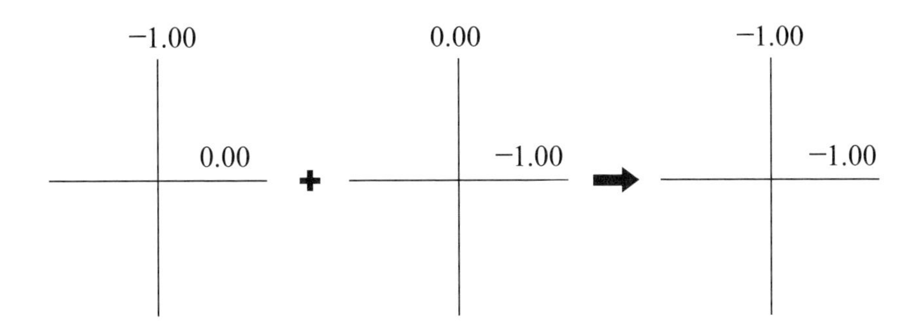

(5) +3.50DC × 90 = +3.50DS / − 3.50DC × 180，如下圖：

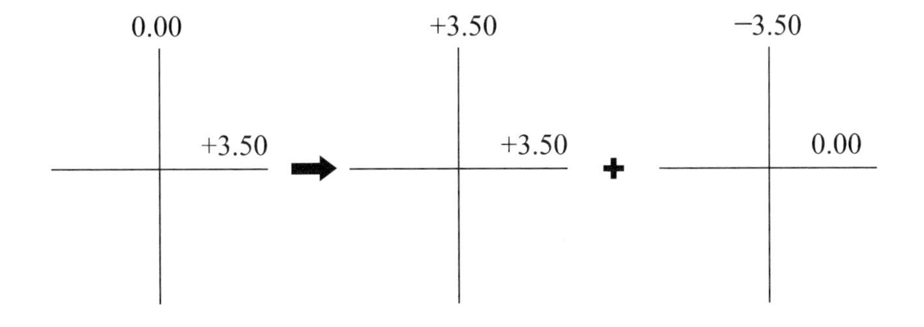

(6) −1.00DC × 90 / − 3.00DC × 180(C / C) = −1.00DS / −2.00DC × 180(S / −C)，如下圖：

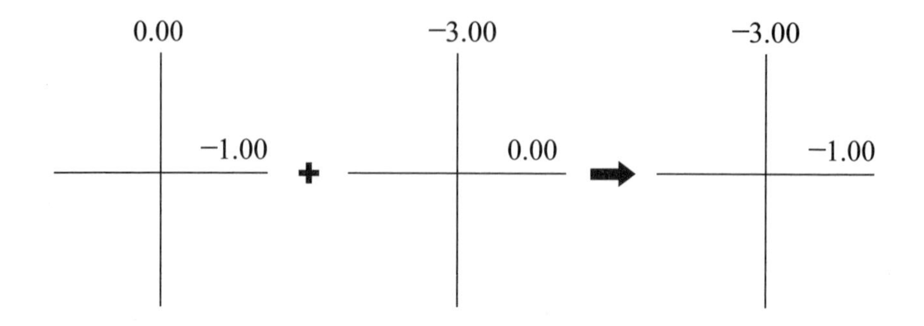

(7) −1.00DS / − 2.00DC×180 = −3.00DS / +2.00DC×90(S / +C)，如下圖：

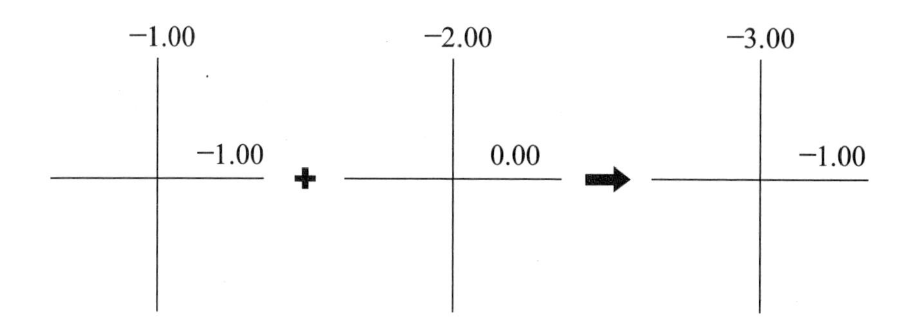

(8) −2.00DS / + 1.00DC×90 = −1.00DS / − 1.00DC×180(S / −C)，如下圖：

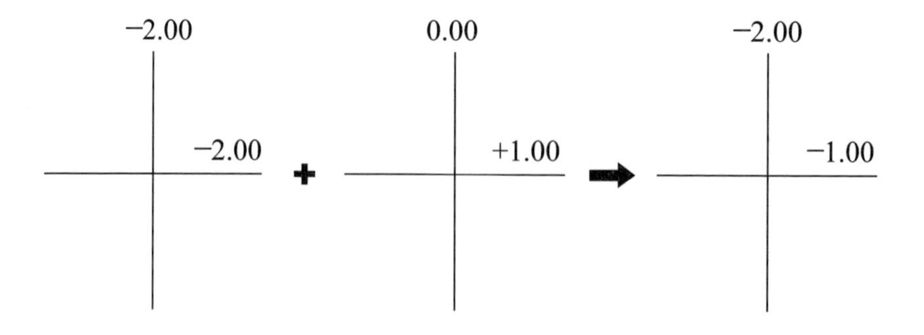

由以上範例可知：(1) 兩柱面透鏡疊加，(2) 球面與負柱面透鏡疊加，(3) 球面與正柱面透鏡疊加，三者的光學十字（三種處方）結果相同。

第三節　球柱面透鏡的屈光成像

球柱面透鏡可矯正的規則散光（亂視）類型：

1. 單性近視性散光（simple myopic astigmatism）。
2. 單性遠視性散光（simple hyperopic astigmatism）。
3. 複性近視性散光（compound myopic astigmatism）。
4. 複性遠視性散光（compound hyperopic astigmatism）。
5. 雜性散光（mixed astigmatism ）。

雜性散光（混合性散光）較少見，同時具備近視性和遠視性屈光異常。

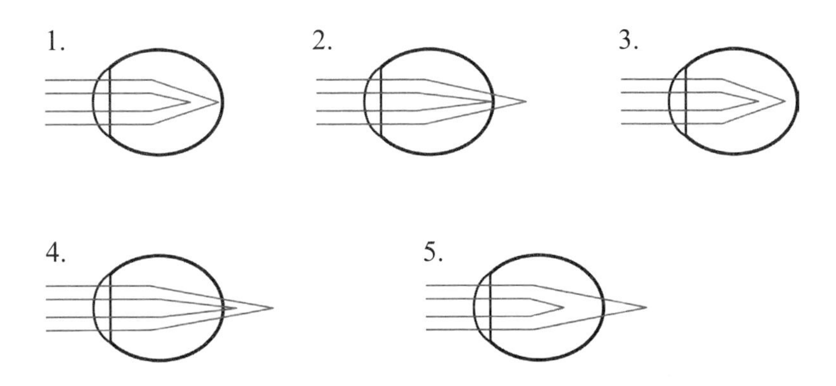

若球柱面透鏡之屈折力在水平方向 +2.50 D，垂直方向 +1.25 D，當一束平行光線通過此散光透鏡時，其光學狀態如下：

1. 焦距間隔

(1) 光線在水平方向通過透鏡偏折，其屈光度 $D=\frac{1}{f}$，得知在透鏡後方的 40 cm 處，形成垂直焦線，之後再交叉展開。

(2) 光線在垂直方向通過透鏡偏折，在透鏡後方 80 cm 處，形成水平焦線，之後再交叉展開。

(3) 折射光線的水平焦線與垂直焦線之間，形成立體之焦距間隔（focal interval），稱爲史特爾姆間隔（或施圖姆圓錐）（Sturm's interval）。

折射光線在此焦距間隔之中，無法清晰成像。

2. 最小模糊圓

用霧面玻璃平板，由前焦線往後焦線移動，看到的是垂直焦線變爲垂直橢圓形再變爲圓形。然後，由圓形變爲水平橢圓形再變爲水平焦線。其中的圓形稱爲最小模糊圓（或最小彌散圓）（circle of least confusion）。

3. 光學矯正

屈光學上，當最小模糊圓座落在散光眼的視網膜上，就算完全矯正。

此散光眼矯正的作法，處方：+1.25DS + 1.25DC×90，戴用散光鏡片使最小模糊圓座落在視網膜上。

若將眼球屈光系統視爲透鏡組合，則其屈光狀態如下：

1. 近視眼或遠視眼是屈光過度或不足的球面透鏡系統，矯正方法是戴用球面鏡片，使焦點聚焦在視網膜上。
2. 單性近視性或遠視性散光眼是屈光過度或不足的柱面透鏡系統，矯正方法是戴用平柱鏡片（單性散光鏡片），使焦點聚焦在視網膜上。

3. 複性近視性或遠視性散光眼是屈光過度或不足的球柱面透鏡系統，矯正方法是戴用球柱面鏡片（複性散光鏡片），使最小模糊圓落在視網膜上。
4. 雜性散光眼是同時具有屈光過度及屈光不足的球柱面透鏡系統，矯正方法是戴用球柱面鏡片，使焦點聚焦在視網膜上。

下圖爲散光眼之施圖姆圓錐。

若此散光眼的矯正處方 Rx：−4.00 DS − 2.00 DC×90（逆散光），未矯正前兩條焦線位置均在視網膜前，而且水平焦線比垂直焦線靠近視網膜，故水平方向的視覺影像比較清晰。

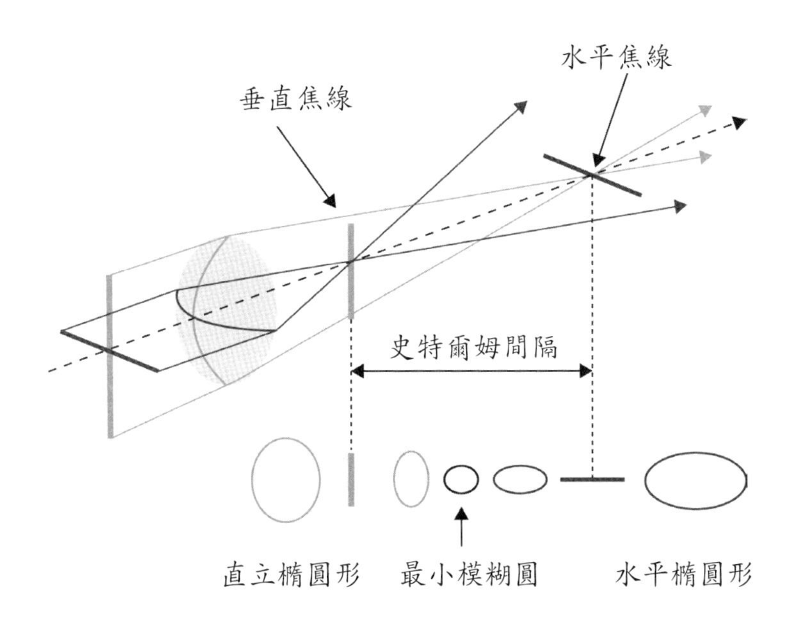

第四節　球柱面透鏡的處方轉換

一般柱面鏡透只能矯正一個主徑線的屈光不正，若眼球超過一個方向屈光異常，這時，柱面透鏡是無法應付的，便必須採用球柱面透鏡。因爲多數散光眼是兩條主徑線都需要矯正。

薄透鏡的總屈光力是前後兩折射面屈光力之和，若將透鏡的一面作成球面而另一面作成柱面，則兩面之和就得到一個球柱面透鏡。

球柱面透鏡處方有三種表示形式：

1. 球面＋負柱面（S / −C）。
2. 球面＋正柱面（S / C）。
3. 柱面＋柱面（C / C）。

三種處方形式都代表同一鏡片。目前，視光學界習慣使用負柱面形式。

例如習慣將 +2.00 + 1.00×90 的處方，寫成 +3.00 − 1.00×180 的形式。

球柱面透鏡三種處方形式的快速轉換法：

1.「球面＋負柱面」與「球面＋正柱面」的轉換：
 (1) 原球面與柱面的代數和爲新球面。
 (2) 將原柱面的符號正負變號爲新柱面。
 (3) 新柱軸與原柱軸 ±90° 轉換。

以上方法可歸納爲：代數和、變號、換軸。

舉例：

將 −2.00DS − 1.50DC×180 轉變爲正柱面形式。

解答：

新球面：−2.00 + (−1.50) = −3.50DS

新柱面：−1.50 → +1.50DC

新軸：180 → 90

寫出處方：−3.50DS / + 1.50DC×90

2.「球面 + 柱面」與「柱面 + 柱面」的轉換：

(1) 原球面爲一新柱面，其柱軸與原柱面軸 ±90° 轉換。

(2) 原球面與柱面的代數和爲另一柱面，軸爲原柱面柱軸。

舉例：

將 −3.00DS / − 1.00DC×180 轉變爲柱面 + 柱面形式。

解答：

−3.00DS → −3.00DC×90

−3.00 + (−1.00) = −4.00DC×180

寫出處方：−3.00DC×90 / − 4.00DC×180

3.「柱面 + 柱面」與「球面 + 柱面」的轉換：

(1) 設兩柱面分別爲 A 和 B 新球面。

(2) A 新球面，以 B 減 A 爲新柱面，軸爲 B 柱軸。

(3) B 新球面，以 A 減 B 爲新柱面，軸爲 A 柱軸。

舉例：

將 −3.00DC×180 / − 1.00DC×90 轉變爲球面 + 柱面形式。

解答：

(1) −3.00DC → −3.00DS

−1.00 − (−3.00) = +2.00DC×90

寫出處方：−3.00DS / + 2.00DC×90

(2) −1.00DC → −1.00DS

−3.00 − (−1.00) = −2.00DC×180

寫出處方：−1.00DS / − 2.00DC×180

第五節　柱面透鏡的斜向屈光度

柱面透鏡的斜向屈光度，是由柱軸（無屈光力）往垂軸的過程，屈光力逐漸增加，到達垂軸方向時，屈光力最大。如下圖所示：

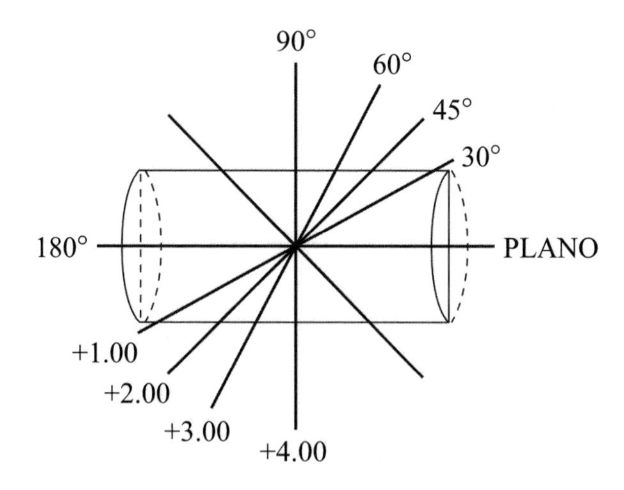

柱面透鏡的斜向屈光力由下式計算：$F_\theta = F\sin^2\theta$

θ 是斜向與柱面透鏡柱軸的夾角，F 是柱面透鏡的最大屈光力，如下圖：

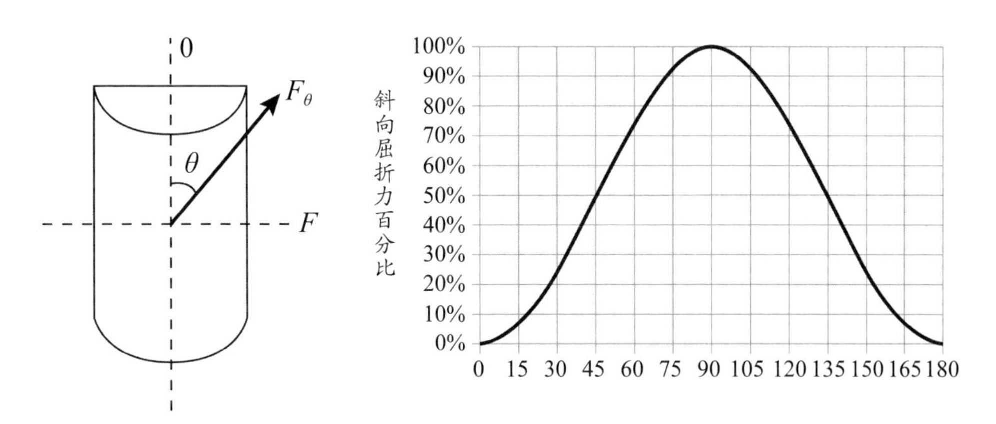

與柱軸方向夾角為方向的斜向屈光力

下表是柱面透鏡斜向屈光力（%）與柱軸夾角的關係表：

與柱軸的夾角	30	45	60	90	120	135	150	180
斜向屈光力（%）	25	50	75	100	75	50	25	0

若是球柱面透鏡的斜向屈光力，則以透鏡球面屈光力＋柱面斜向屈光力計算。球柱面透鏡的斜向屈光力公式：

$$F_\theta = S + C \sin^2\alpha$$

α 是斜向與球柱面透鏡柱軸的夾角，S 是球面屈光力，C 是柱面屈光力。

舉例：

1. 透鏡處方：−2.00DS − 1.00DC×90，求 30° 方向的斜向屈光力爲何？

解答：$F_\theta = S + C\sin^2\alpha = (-2.00) + (-1.00)\sin^2(90-30) = -2.75D$。

第六節　柱面透鏡的鑑定

1. 柱軸的測定：

柱面透鏡柱軸的測定可使用鏡片驗度儀測量，也可用十字視標目測測量。

使用十字視標測定時，手持柱面鏡片對準十字標線，上下左右調整透鏡位置，使十字標線重疊，如下圖 (a)，若水平左右（或垂直上下）移動，十字標線仍然重疊，便是柱面透鏡的柱軸方向。

2. 正負柱鏡的判別：

當十字標線重疊時，鏡片沿柱軸方向移動，無十字像移，沿垂軸方向移動，則十字像移。

正柱面透鏡，像移與透鏡移動方向相反，負柱面透鏡，像移與透鏡移動方向相同。

若將柱面透鏡旋轉，則十字的兩條標線，隨透鏡的旋轉分開或合併的現象，稱爲剪刀運動（scissors movement），如下圖 (b)(c)。

正柱面透鏡出現逆向剪刀運動，負柱面透鏡出現順向剪刀運動。

3. 屈光度的測量：

柱面透鏡的屈光度可用中和法、鏡度表（彎度計）或鏡片驗度儀進行量測，而以鏡片驗度儀的測量最正確，建議使用。

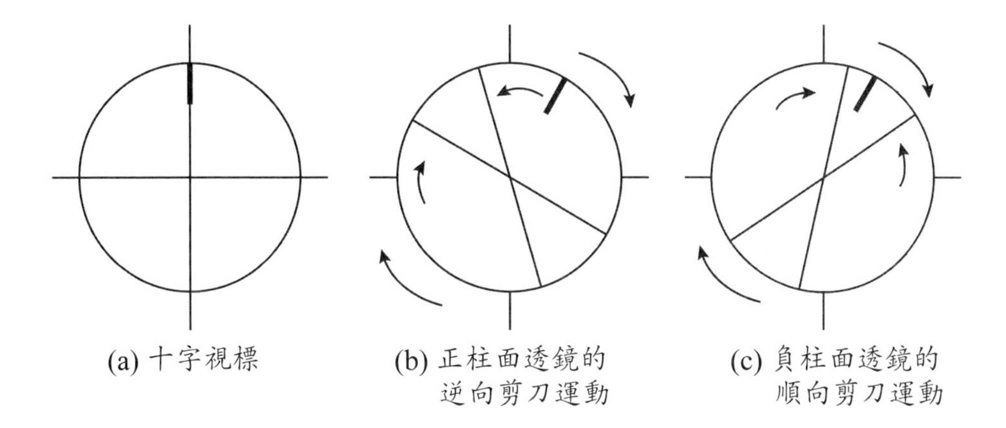

(a) 十字視標

(b) 正柱面透鏡的逆向剪刀運動

(c) 負柱面透鏡的順向剪刀運動

題庫練習

(　　) 1. 何種鏡片只會產生一虛焦線？

(A) 負球面鏡片　(B) 負平柱面鏡片　(C) 正球柱面鏡片　(D) 正球面反射鏡

(　　) 2. 何種鏡片只會產生一實焦線？

(A) 負球面反射鏡　(B) 負球柱面鏡片　(C) 正平柱面鏡片　(D) 正球面鏡片

(　　) 3. 一點光源穿過屈光度 +2.50 D 的柱面鏡片時，將形成何狀態？

(A) 單一焦點　(B) 與柱軸斜向的焦線　(C) 與柱軸平行的焦線　(D) 與柱軸垂直的焦線

(　　) 4. 平行光線垂直通過 TC − 3.00×90 之鏡片，其焦線與此鏡片的柱軸形成？

(A) 0° 夾角　(B) 30° 夾角　(C) 60° 夾角　(D) 90° 夾角

(　　) 5. 請問 TC − 400×90 柱面鏡片，最大屈光力方向與此鏡片的柱軸形成？

(A) 0° 夾角　(B) 30° 夾角　(C) 60° 夾角　(D) 90° 夾角

(　　) 6. 一柱面透鏡的最強屈折力為 +6.00D，其斜向經線與柱軸的夾角 60°，試問此斜向鏡度是多少？

(A) +1.50 D　(B) +2.50 D　(C) +3.50 D　(D) +4.50 D

(　　) 7. 矯正散光眼最常見的透鏡是：

(A) 球面透鏡　(B) 柱面透鏡　(C) 球柱面透鏡　(D) 平柱透鏡

(　) 8. 球柱面散光鏡片沿軸方向的屈光力爲何？

(A) 零　(B) 最小　(C) 最大　(D) 不知

(　) 9. 散光鏡片的軸向標記，下列何者爲非？

(A) 60°　(B) 90°　(C) 180°　(D) 270°

(　)10. 散光鏡片的軸向 180°，請問其焦線方向？

(A) 60°　(B) 90°　(C) 180°　(D) 270°

(　)11. 散光鏡片軸向 180°，其最大曲率方向？

(A) 60°　(B) 90°　(C) 180°　(D) 270°

(　)12. 最大的斜向屈光力與散光軸夾角幾度？

(A) 60°　(B) 90°　(C) 180°　(D) 270°

(　)13. TABO 標記法，規定受測者散光軸：

(A) 由右往左　(B) 由左往右　(C) 由下往上　(D) 由上往下

(　)14. 處方 −3.00DS/ + 2.00DC×90，請問其爲：

(A) 散光鏡片　(B) 球柱面鏡片　(C) 新月彎鏡片　(D) 以上皆是

(　)15. 處方轉換的形式有幾種？

(A) 1 種　(B) 2 種　(C) 3 種　(D) 4 種

(　)16. 柱面透鏡的合成等效度數 1.00 DC×090 / 1.50 DC×090：

(A) 1.00　(B) 1.50　(C) 2.00　(D) 2.50　DC×090。

(　)17. 處方 −2.00 DC×180 / 3.00 DC×180 的合成等效度數是：

(A) 1.00　(B) 1.50　(C) 2.00　(D) 2.50　DC×180。

(　)18. 屈光不正的類型中，何者是因爲眼球的兩子午線屈光度數不同所致？

(A) 老花　(B) 散光　(C) 近視　(D) 斜視

(　　)19. 若光學十字焦線如下圖所視，請問水平子午線看到的影像爲何？

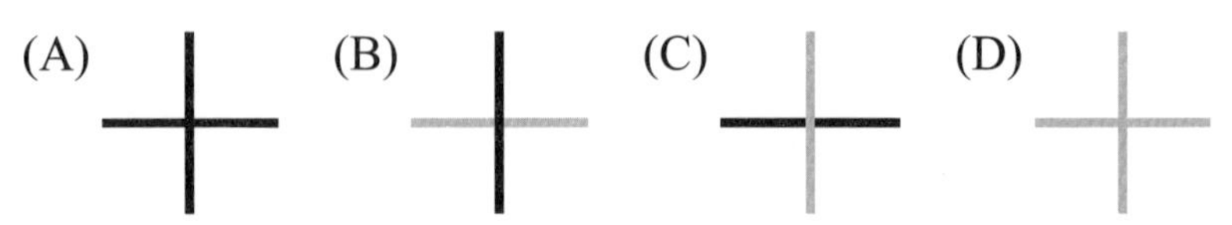

(　　)20. 若光學十字焦線如下圖所視，請問垂直子午線看到的影像爲何？

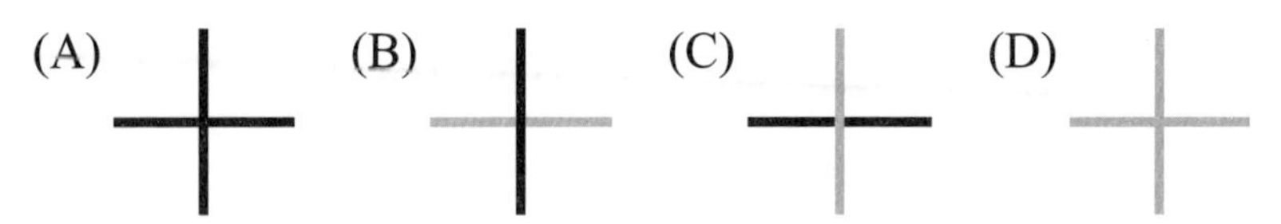

(　　)21. 若光學十字焦線如下圖所視，請問最佳模糊圓看到的影像爲何？

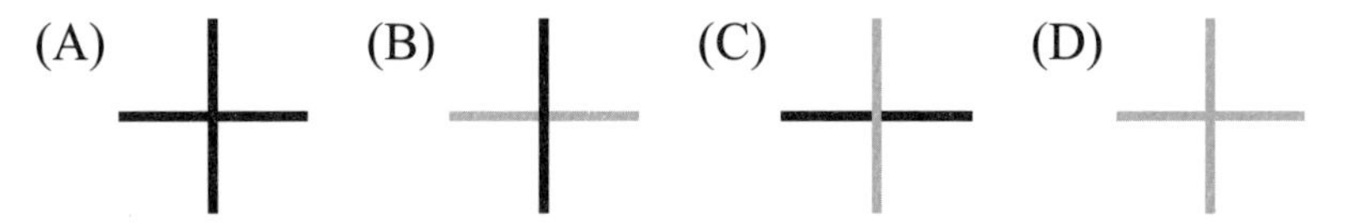

(　　)22. 求 −3.00 DC×090 在透鏡 60° 方向的屈光力爲多少？
(A) −0.25 D　(B) −0.75 D　(C) −0.50 D　(D) −1.50 D

(　　)23. 求 −2.00 DC×180 在透鏡 30° 方向的屈光力爲多少？
(A) −0.25 D　(B) −0.75 D　(C) −0.50 D　(D) −1.50 D

(　　)24. 一屈光力 −4.00D，折射率 1.5 的平凹柱面鏡片，其曲率半徑應爲？
(A) 37.5 mm　(B) 37.5 cm　(C) 12.5 cm　(D) 12.5 mm

(　　)25. 一屈光力 F = 3.00D，折射率 n = 1.6 的平凸柱面鏡片，其曲率應爲？
(A) 3.00 cm^{-1}　(B) 3.00 m^{-1}　(C) 5.00 cm^{-1}　(D) 5.00 m^{-1}

(　　)26. 一屈光力 −4.00 D 的平柱鏡片，其鏡片表面與焦線相距應爲？

(A) −25 cm　(B) 25 mm　(C) 25 cm　(D) −25 mm

(　)27. 一屈光力 5.00 D 的平柱鏡片，其鏡片表面與焦線相距應爲？

(A) −20 mm　(B) −20 cm　(C) 20 cm　(D) 20 mm

(　)28. 將處方 +3.00 DS / −1.00 DC×090，轉換成正柱面形式？

(A) +2.00DS/+1.00DC×090　(B) +2.00DS/+1.00DC×180

(C) +3.00DS/+1.00DC×090　(D) +3.00DS/+1.00DC×180

(　)29. 將處方 +6.00DS /+2.00 DC × 60，轉換成球面與負柱面形式？

(A) +8.00DS/+2.00DC×60　(B) +8.00DS/−2.00DC×60

(C) +8.00DS/+2.00DC×150　(D) +8.00DS/−2.00DC×150

(　)30. 將鏡片處方 +6.00 DS/−2.00 DC×120，轉換成柱面與柱面形式？

(A) +6.00DC×120/+4.00DC×30

(B) +6.00DC×30/+2.00DC×120

(C) +4.00DC×120/+4.00DC×30

(D) +6.00DC×30 / +4.00DC×120

(　)31. 一個屈光力 −2.50 DC 軸向 120° 的柱面鏡片，求其 30° 方向的屈光力？

(A) 0.63 D　(B) 1.88 D　(C) −2.50 D　(D) −0.63 D

(　)32. 一個屈光力 −3.50 DC 軸向 180° 的柱面鏡片，求其 90° 方向的屈光力？

(A) −2.25 D　(B) 2.25 D　(C) −3.50 D　(D) 3.38 D

(　)33. 求 −3.00 DS / −2.50 DC×90 的鏡片在 45° 方向的屈光力

爲多少？

(A) −1.75 D (B) −2.50 D (C) −4.25 D (D) −4.88 D

( )34. 求 −4.00 DS / −1.50 DC×180 的鏡片在 60° 方向的屈光力爲多少？

(A) −2.88 D (B) −3.25 D (C) −4.38 D (D) −5.13 D

題庫解答

（B） 1. 解：負平柱面鏡片只會產生一虛焦線。

（C） 2. 解：正平柱面鏡片只會產生一實焦線。

（C） 3. 解：正柱面鏡片將形成與柱軸平行的焦線。

（A） 4. 解：平行光線垂直通過柱面鏡片時無焦線，水平通過時形成與柱軸平行的焦線。

（D） 5. 解：柱面鏡片最大屈光力與柱軸正交。

（D） 6. 解：柱面透鏡的斜向屈光力 $F_\theta = F\ \sin^2\theta$ = (+6.00 D)(Sin^2 60) = +4.50 D。

（計算機先打 60，接著按 Sin 鍵，最後再按 X^2 鍵，便得 Sin^2 60 = 0.75）

或由柱面透鏡屈折力分布百分比圖，可知與透鏡柱軸夾角 60° 的方向，具有 75% 的斜向屈折力（斜向鏡度），故 +6.00D 透鏡，其 60° 之斜向屈折力等於 +6×75 % = +4.50 D。

（C） 7. 解：矯正散光最常用的是球柱面透鏡，柱面透鏡較不常見。

（B） 8. 解：球柱面散光鏡片沿軸的屈光力最小，平柱面散光鏡片沿軸的屈光力零。

（D） 9. 解：散光鏡片的軸向只到 180°。

（C）10. 解：焦線平行散光軸向。

（B）11. 解：散光鏡片軸向與最大曲率正交。

（B）12. 解：最大的斜向屈光力與散光軸向正交。

（B）13. 解：受測者散光軸向由左往右，檢測者散光軸向由右往左。

（D）14. 解：名稱不同而已。

（C）15. 解：處方轉換的形式有 3 種。

（D）16. 解：2.50 DC×090。

（A）17. 解：1.00 DC×180。

（B）18. 解：散光眼是兩子午線屈光度數不同。

（C）19. 解：水平影像較清楚。

（B）20. 解：垂直影像較清楚。

（D）21. 解：最佳模糊圓在水平與垂直影像一樣模糊。

（B）22. 解：$F_\theta = F\sin^2\theta = -3.00\times\sin^2(90-60) = -3.00\times0.25 = -0.75\text{ D}$。

（C）23. 解：$F_\theta = F\sin^2\theta = -2.00\times\sin^2 30 = -2.00\times0.25 = -0.5\text{ D}$。

（C）24. 解：$r = \frac{(n-1)}{F} = \frac{(1-1.5)}{-4} = 0.125\text{m} = 12.5\text{cm}$。

（D）25. 解：$R = \frac{F}{n-1} = \frac{3}{1.6-1} = 5\text{m}^{-1}$。

（A）26. 解：$r = \frac{1}{F} = \frac{1}{-4} = -0.25\text{m} = -25\text{cm}$（負值表示焦線在鏡片表面前方）。

（C）27. 解：$r = \frac{1}{F} = \frac{1}{5} = 0.2\text{m} = 20\text{cm}$（正值表示焦線在鏡片表面後方）。

（B）28. 解：+2.00DS/+1.00DC×180。

（D）29. 解：+8.00DS/−2.00DC×150。

（D）30. 解：+6.00DC×30 / +4.00DC×120。

（C）31. 解：$F_\theta = F\sin^2\theta = -2.50\times\sin^2(120-30) = -2.50\times1 = -2.50\text{ D}$。

（C）32. 解：$F_\theta = F\sin^2\theta = -3.50 \times \sin^2 90 = -3.50 \times 1 = -3.50$ D。或理解與軸向垂直處為最大屈光力。

（C）33. 解：柱軸在 90°，故夾角為 45°，

$F_\theta = S + C\sin^2\alpha = -3.00 + (-2.50 \times \sin^2 45) = -3.00 - 1.25$

$= -4.25$ D。

（D）34. 解：柱軸在 180°（0°），故夾角為 60°，

$F_\theta = S + C\sin^2\alpha = -4.00 + (-1.50 \times \sin^2 60) = -4.00 - 1.25$

$= -5.125$ D。

第4章 環曲面鏡片與非球面鏡片

第一節 環曲面透鏡

任何球柱面透鏡處方皆有三種轉換形式。

球面透鏡可「彎曲」（bent）成新月形透鏡以改善成像品質。

柱面或球柱面透鏡也可「彎曲」（bent）成新月形透鏡以獲得更佳的透鏡型式。

因此，自透鏡的前曲面加一屈光度，可從透鏡的後曲面減回此屈光度，維持透鏡的屈光度不變。

例如，+4.00 D 平凸透鏡，在前曲面加入 +6.00 D，再在後曲面加入 −6.00 D，經此彎曲（bent）後，成為具有 6.00 D 基弧的新月形透鏡。

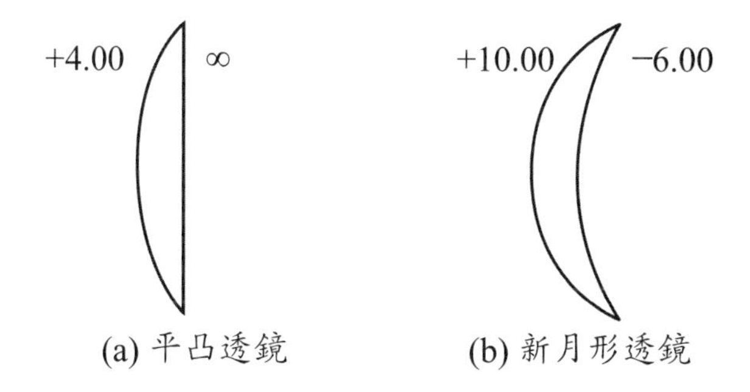

(a) 平凸透鏡　(b) 新月形透鏡

例如，處方 TC+2.00 DC×180 的鏡片，在其後表面加入 −6.00 D，再在前柱面加入 +6.00 D，經此彎曲（bent）後，成為 +6.00

DC×90 / +8.00 DC×180 新處方環曲面透鏡。

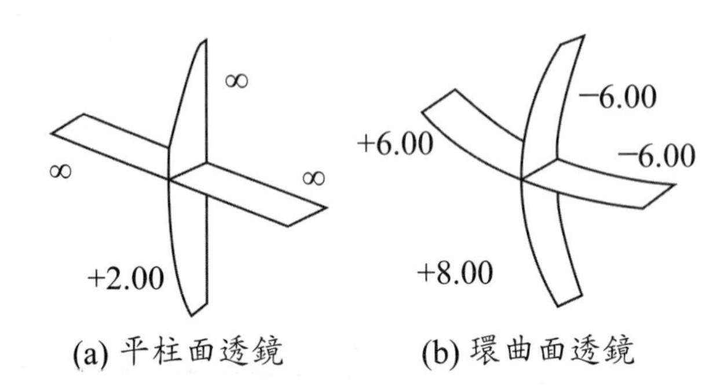

(a) 平柱面透鏡　(b) 環曲面透鏡

環曲面（torus）與柱面的不同處，是其表面有兩個曲線。

曲率較低者為基弧，曲率較高者為正交弧。換句話說，環曲面即使是最弱屈折力的位置都不是 0 曲率（零鏡度）。

環曲面透鏡表面的曲率不盡相同，隨著表面徑線的不同而發生變化。日常生活中，可見到一些環曲面的例子，如輪胎的內胎面、湯匙的凹面、枕頭的表面或甜甜圈餅的表面等。

鏡片製造採用之環曲面有三種

1. 輪形環曲面（tire form）：最常見。
2. 桶形環曲面（ barrel form）：較少見。
3. 絞盤環曲面（capstan form）：用於雙光鏡片，又稱為鞍形環曲面或混合形環曲面。

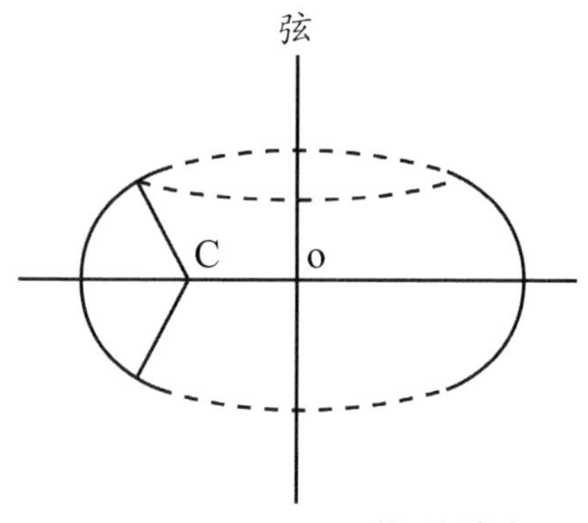

(a) 輪形環曲面

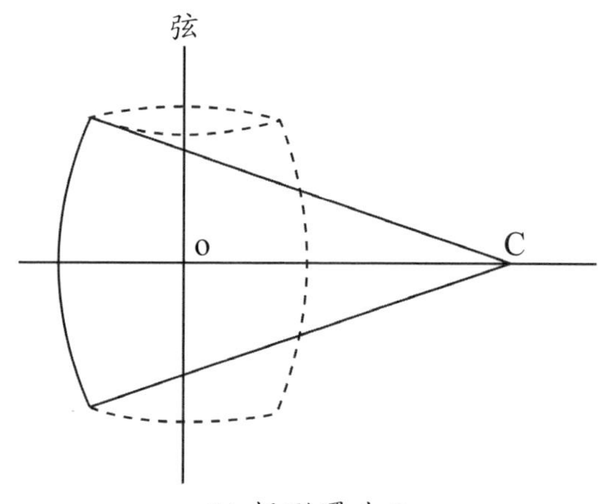

(b) 桶形環曲面

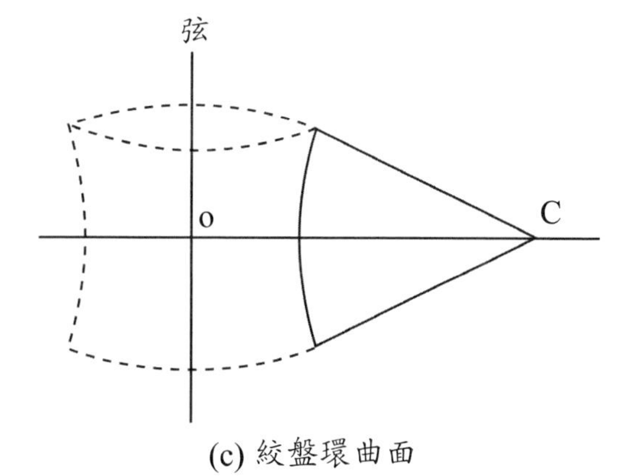

(c) 絞盤環曲面

環曲面鏡片的特點

1. 具有兩個相互垂直的曲率半徑，曲率小（曲率半徑大）較平的方向具有較弱的屈光力，稱爲基弧，曲率大（曲率半徑小）較彎的方向具有較強的屈光力，稱爲正交弧。
2. 兩個相互垂直的子午線具有最強和最弱的屈光力。
3. 與球柱面鏡片相比，環曲面鏡片無論外觀或成像品質都比較優異。

環曲面鏡片的分類

環曲面鏡片根據鏡片形式，分爲凸（外）環曲面鏡片與凹（內）環曲面鏡片。

環曲面製作在鏡片的外表面（內表面爲球面），稱爲凸環曲面，又稱爲外散鏡片，環曲面製作在鏡片的內表面（外表面爲球面），稱爲凹環曲面，又稱爲內散鏡片。

內散鏡片的外表面是球面，不僅外觀比外散鏡片好看，重要的是，像差及成像品質也都優於外散鏡片，因此目前眼鏡業普遍使用內散鏡片。

環曲面鏡片的書寫（片形轉變）

環曲面鏡片的製作中，常以固定的基弧磨製鏡片。

書寫環曲面鏡片，通常把正面（前面）屈光力寫在分子（橫線上），背面（後面）屈光力寫在分母（橫線下），先寫基弧再寫正交弧。環曲面鏡片的表示式：

1. 外散鏡片：

$$\frac{\text{基弧（Base Curve）／正交弧（Cross Curve）}}{\text{球弧（Spherical Curve）}}$$

2. 內散鏡片：

$$\frac{\text{球弧（Spherical Curve）}}{\text{基弧（Base Curve）／正交弧（Crross Curve）}}$$

基弧已定，欲將一已知環曲面處方轉變爲其他處方，其法則如下，各處方均假定爲球柱面：

(1) 將處方轉變爲球柱面，其柱面符號與基弧同。

(2) 將基弧寫爲柱面，其軸與轉變後之球柱處方之軸成垂直。

(3) 將球柱面處方之柱面成分加於基弧以求得正交弧。將此正交弧書寫爲柱面，其軸與球柱面處方軸相同。

(4) 自處方之球面減去基弧以求得球弧。

(5) 將球面弧加於基弧及正交弧以求得正交柱面處方形式，並核對轉變是否正確。

若基弧已知：

正交弧 =（基弧）+（柱面成分）

球　弧 =（球面成分）−（基弧）

欲自環曲面形式轉變還原至球柱面，

(1) 球面 =（基弧）+（球弧）。

(2) 柱面 =（正交弧）−（基弧）。

(3) 軸與正交弧之軸同。

若球弧已知，欲轉變至環曲面之步驟如下：

(1) 將球柱面處方轉變爲另一球柱面，令其柱面弧號與基符相同。

(2) 自處方之球面部分減去已知球弧以求得基弧。應書寫爲柱面，令其軸與球柱面處方之柱面軸成垂直。

(3) 將柱面加於基弧以求得正交弧，令其軸與球柱面處方之軸相同。

總而言之：若球弧爲已知

基弧＝（球面成分）－（球弧）

正交弧＝（基弧）＋（柱面成分）

同樣可求得正交柱面處方，核對轉變是否正確。

舉例：

將處方 +3.00 DS/ + 1.50DC×90 轉換爲基弧 −6.00D 的環曲面形式。

解答：

處方轉換，使柱鏡部分符號與基弧相同：

$+3.00DS/+1.50DC\times 90 \rightarrow +4.50DS/-1.50DC\times 180$

$+4.50-(-6.00)=+10.50DS \quad -6.00DC\times 90$

$-1.50+(-6.00)=-7.50DC\times 180$

寫出環曲面形式：$\dfrac{+10.50DS}{-6.00DC\times 90/-7.50DC\times 180}$ 爲內散鏡片

另證：

若將以上環曲面鏡片的前後表面屈光度相加則得：

$\dfrac{+10.50DC\times 90/+10.50DC\times 180}{-6.00DC\times 90/-7.50DC\times 180} \rightarrow +4.50DC\times 90/+3.00DC\times 180$

上式處方再經轉換可得：

+3.00DS/ + 1.50DC×90 與原球柱表示式一致。

※ 環曲面兩個弧度中 ±3.00 D、±6.00 D、±9.00 D 為常用基弧的屈光度。

鏡片前表面為 +6.00 DS 的球弧視覺上較美觀。

眼鏡製造商常將基弧定在 ±0.00DS～±6.50 DS 範圍內。

※ 基弧 1.25 的新月形鏡片，特別稱為周視鏡片（廣角視野）（periscopic lens）。

練習：

1. 將處方 −9.00 DS + 3.00 DC×180 轉為 +1.00 D 為基弧的外散環曲面形式。

解答：$\dfrac{+1.00DC \times 90/+4.00DC \times 180}{-10.00DS}$

2. 將處方 +1.75 DS + 1.50 DC×180 轉為 −5.00 D 為基弧的內散環曲面形式。

解答：$\dfrac{+8.25DS}{-5.00DC \times 180/-1.50DC \times 90}$

3. 將處方 +2.00 DS + 6.00 DC×90 轉為 +6.00 D 為球弧的內散環曲面形式。

解答：$\dfrac{+6.00DS}{+2.00DC \times 90/-4.00DC \times 180}$

環曲面鏡片的識別

1. 環曲面鏡片與球面鏡片的區別：球面鏡片的前後表面都是球面，所以鏡片的邊緣厚度都一樣，環曲面有兩個互相垂直不同的曲率，使得環曲面鏡片的邊緣厚度不同。曲率大的方向厚度較薄，曲率小的方向厚度較厚。

2. 凸環曲面與凹環曲面的區別：環曲面鏡片前後兩表面的邊緣，有波浪狀的是環曲面，平的是球面。或將鏡片內面朝下放在平面上，會晃動的是凹環曲面鏡片，不晃動的是凸環曲面鏡片。

第二節　非球面鏡片

非球面設計在光學設計中具有悠久的歷史，隨著鏡片材料和加工技術的突破，已成爲鏡片設計的主流。

非球面鏡片的設計，基本是由光學中心區域到邊緣部分，屈光度逐漸減小。

非球面鏡片泛指任何表面不是球面的鏡片，包括一般的散光鏡片或漸進多焦點鏡片等。目前，非球面專指爲了消除或減少鏡片像差的設計。

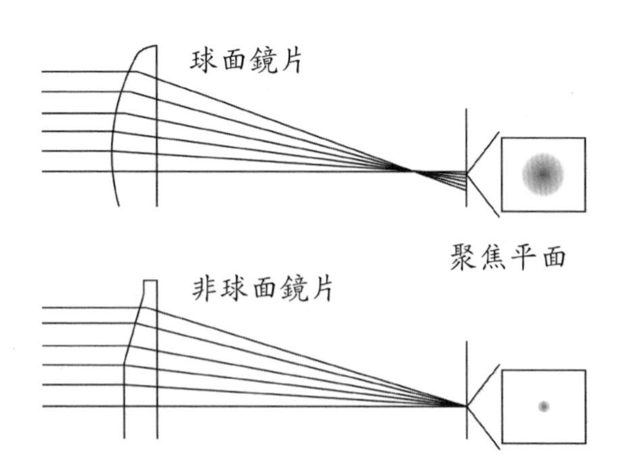

非球面設計的優點是鏡片邊緣厚度減少，鏡片較薄，可消除部分周邊像差和變形（枕狀或桶狀畸變），變形較小，視野開闊，成像清晰，影像十分自然，特別適合製作多焦點鏡片。

最初的非球面設計是由二次函數曲線（橢圓、拋物線、雙曲線）沿對稱軸旋轉產生的二次曲面。新一代的非球面設計往往採用高次函數曲面，形狀比較複雜。

正鏡片，若前表面是非球面，則其表面曲率由中心到邊緣逐漸變小，以抵消斜向散光，如後表面是非球面，則其表面曲率由中心到邊緣逐漸增大。負鏡片反之。

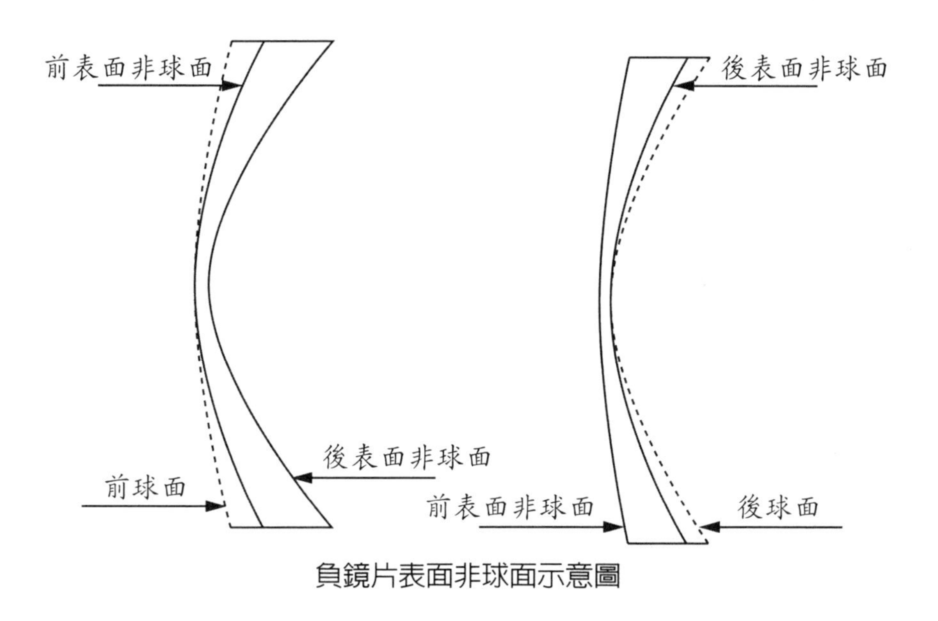

負鏡片表面非球面示意圖

下表列出直徑70 mm的+4.00D鏡片三種設計形式的參數對比。

非球面設計未來發展的重要方向，是將瞳距、頂點距離、鏡架傾斜角、鏡架面彎等個人化參數加入鏡片製作，使配戴者得到個人最佳的周邊視力。

設計 指標	最佳基弧球面設計	小球面基弧設計	非球面設計
基弧	9.75D	4.25D	4.25D
中心厚度	6.6mm	5.9mm	5.1mm
重量	20.6g	17.7g	5.1g
鏡片總高	13.7mm	6.0mm	5.1mm

題庫練習

(　) 1. 環曲面（Torus）有兩個表面曲線，其基弧的選擇曲率較低者爲何？

(A) 曲率較低者　(B) 曲率較高者　(C) 曲率半徑較低者　(D) 曲率半徑不變者

(　) 2. 下列敘訴何者爲非？

(A) 鏡片製造採用之環曲面有二種　(B) 像差較低及成像品質較高　(C) 眼鏡業普遍使用內環曲面鏡片　(D) 內散鏡片較美觀

(　) 3. 爲求視覺上的美觀，鏡片的前表面如何製作？

(A) 球弧 +2.00DS　(B) 球弧 +4.00DS　(C) 球弧 +6.00DS　(D) 球弧 +8.00DS

(　) 4. 何謂周視鏡片（Periscopic Lens）？

(A) 以 1.25 爲球弧的新月形鏡片　(B) 以 1.25 爲基弧的新月形鏡片　(C) 以 1.25 爲正交弧的新月形鏡片　(D) 不以 1.25 爲弧的新月形鏡片

(　) 5. 採用非球面設計的鏡片有何優點？

(A) 鏡片邊緣較薄　(B) 適用於多焦點鏡片的設計　(C) 可消除部分像差　(D) 以上皆是

(　) 6. 有一透鏡，垂直屈光度 +1.25 D，水平屈光度 +2.50 D，何者處方錯誤？

(A) + 2.50 DS /−1.25 DC×180

(B) +1.25 DC×90 / +2.50 DC×180

(C) + 1.25 DS / +1.25 DC×90

(D) $\frac{+6.00DC \times 180/+7.25DC \times 90}{-4.75DS}$

(　) 7. 一薄透鏡，處方 −2.50 DS /−1.25 DC×90，轉換後處方何者錯誤？

(A) −3.75 DS / +1.25 DC×180

(B) 垂直屈光度 −3.75 D，水平屈光度 −2.50 D

(C) −3.75 DC×90 / −2.50 DC×180

(D) $\frac{+0.25DS}{-4.00DC \times 90/-2.75DC \times 180}$

(　) 8. 將 −1.00 DS /−2.00 DC×90 轉變為 −6.00 D 基弧的環曲面處方，何者為眞？

(A) $\frac{+5.00DS}{-6.00DC \times 180/-8.00DC \times 90}$

(B) $\frac{-8.00DS}{-6.00DC \times 180/+5.00DC \times 90}$

(C) $\frac{+5.00DS}{-6.00DC \times 90/-8.00DC \times 180}$

(D) $\frac{-8.00DS}{-6.00DC \times 90/+5.00DC \times 180}$

(　) 9. 將 +4.50DS /+ 1.50 DC×180 轉變為基弧 +8.00 D 的環曲面處方，何者為眞？

(A) $\frac{+8.00DC \times 180/+9.50DC \times 90}{-3.50DS}$

(B) $\frac{+8.00DC \times 90/+9.50DC \times 180}{-3.50DS}$

(C) $\frac{+9.50DC \times 180/-8.00DC \times 90}{-3.50DS}$

(D) $\frac{+8.00DC \times 90/-9.50DC \times 180}{-3.50DS}$

(　)10. 將 +1.00 DS /+0.50 DC×180 轉變為 +7.00 D 基弧之環曲面處方，何者為真？

(A) $\frac{+7.00DC \times 180/+7.50DC \times 90}{-6.00DS}$

(B) $\frac{+7.00DC \times 90/-7.50DC \times 180}{-6.00DS}$

(C) $\frac{+7.00DC \times 180/-7.50DC \times 90}{-6.00DS}$

(D) $\frac{+7.00DC \times 90/+7.50DC \times 180}{-6.00DS}$

(　)11. 將 −0.50 DS/ +0.75 DC×90 轉變為 +7.00 D 基弧之環曲面處方，何者為真？

(A) $\frac{+7.00DC \times 180/-7.75DC \times 90}{-7.50DS}$

(B) $\frac{+7.00DC \times 90/+7.75DC \times 180}{-7.50DS}$

(C) $\frac{+7.00DC \times 180/+7.75DC \times 90}{-7.50DS}$

(D) $\frac{+7.00DC \times 90/-7.75DC \times 180}{-7.50DS}$

(　)12. 將 −2.50 DS /+1.25 DC×180 轉變為 −7.00 D 基弧之環曲面處方，何者為真？

(A) $\frac{+5.75DS}{-7.00DC \times 180/+8.25DC \times 90}$

(B) $\frac{+5.75DS}{-7.00DC \times 90/-8.25DC \times 180}$

(C) $\frac{+5.75DS}{-7.00DC \times 90/+8.25DC \times 180}$

(D) $\dfrac{+5.75DS}{-7.00DC \times 180/-8.25DC \times 90}$

(　)13. 將 −5.00 DS /−1.50 DC×90 轉變為 −7.00 D 基弧之環曲面處方，何者為真？

(A) $\dfrac{+2.00DS}{-7.00DC \times 180/+8.50DC \times 90}$

(B) $\dfrac{+2.00DS}{-7.00DC \times 90/+8.50DC \times 180}$

(C) $\dfrac{+2.00DS}{-7.00DC \times 180/-8.50DC \times 90}$

(D) $\dfrac{+2.00DS}{-7.00DC \times 90/-8.50DC \times 180}$

(　)14. 將 −0.50 DS /−050 DS×180 轉變為 +7.00 D 球弧之環曲面處方，何者為真？

(A) $\dfrac{+7.00DS}{-7.50DC \times 90/+8.00DC \times 180}$

(B) $\dfrac{+7.00DS}{-7.50DC \times 180/+8.00DC \times 90}$

(C) $\dfrac{+7.00DS}{-7.50DC \times 90/-8.00DC \times 180}$

(D) $\dfrac{+7.00DS}{-7.50DC \times 180/-8.00DC \times 90}$

(　)15. 將 +3.50 DS /+2.50 DC×180 轉變為 +7.00 D 球弧之環曲面處方，何者為真？

(A) $\dfrac{+7.00DS}{-1.00DC \times 90/-3.50DC \times 180}$

(B) $\dfrac{+7.00DS}{-1.00DC \times 180/-3.50DC \times 90}$

(C) $\dfrac{+7.00DS}{-1.00DC \times 90/+3.50DC \times 180}$

(D) $\dfrac{+7.00DS}{-1.00DC \times 180/+3.50DC \times 90}$

(　)16. 將 +0.75 DS /−1.25 DC×180 轉變爲 −7.00 D 球弧之環曲面處方，何者爲眞？

(A) $\dfrac{+6.50DC \times 180/-7.75DC \times 90}{-7.00DS}$

(B) $\dfrac{+6.50DC \times 90/+7.75DC \times 180}{-7.00DS}$

(C) $\dfrac{+6.50DC \times 90/-7.75DC \times 180}{-7.00DS}$

(D) $\dfrac{+6.50DC \times 180/+7.75DC \times 90}{-7.00DS}$

(　)17. 請將 TC −0.25 DC×90 轉變爲 −7.00 D 球弧之環曲面處方，何者爲眞？

(A) $\dfrac{+6.75DC \times 90/+7.00DC \times 180}{-7.00DS}$

(B) $\dfrac{+6.75DC \times 90/-7.00DC \times 180}{-7.00DS}$

(C) $\dfrac{+6.75DC \times 180/-7.00DC \times 90}{-7.00DS}$

(D) $\dfrac{+6.75DC \times 180/+7.00DC \times 90}{-7.00DS}$

題庫解答

（A）1. 解：環曲面（Torus）的基弧為曲率較低者。

（A）2. 解：鏡片製造採用之環曲面有三種。

（C）3. 解：鏡片前表面為 +6.00DS 的球弧，視覺上較為美觀。

（B）4. 解：以 1.25 為基弧的新月形鏡片，稱為周視鏡片（視野廣角）。

（D）5. 解：以上皆是。

（B）6. 解：+1.25 DC×180 / +2.50 DC×90。

（B）7. 解：垂直屈光度為 −2.50 D，水平屈光度為 −3.75 D。

（A）8. 解：$\frac{+5.00DS}{-6.00DC \times 180/-8.00DC \times 90}$。

（B）9. 解：$\frac{+8.00DC \times 90/+9.50DC \times 180}{-3.50DS}$。

（D）10. 解：$\frac{+7.00DC \times 90/+7.50DC \times 180}{-6.00DS}$。

（C）11. 解：$\frac{+7.00DC \times 180/+7.75DC \times 90}{-7.50DS}$。

（D）12. 解：$\frac{+5.75DS}{-7.00DC \times 180/-8.25DC \times 90}$。

（C）13. 解：$\frac{+2.00DS}{-7.00DC \times 180/-8.50DC \times 90}$。

（C）14. 解：$\frac{+7.00DS}{-7.50DC \times 90/-8.00DC \times 180}$。

（B）15. 解：$\frac{+7.00DS}{-1.00DC \times 180/-3.50DC \times 90}$。

（D）16. 解：$\frac{+6.50DC \times 180/+7.75DC \times 90}{-7.00DS}$。

（A）17. 解：$\frac{+6.75DC \times 90/+7.00DC \times 180}{-7.00DS}$。

第5章　稜　鏡

第一節　稜鏡（prism）

稜鏡定義

西元 1666 年牛頓實驗陽光穿過三稜鏡，發現光通過稜鏡時，除了產生折射外，其中不同波長的入射光，在稜鏡內部的路徑並不相同。

不同波長的光線經稜鏡分解成不同顏色的單色光，稱爲色散（dispersion）。

色散程度的高低通常以阿貝數（Abbe value）表示。

高折射率介質比較容易產生色散（阿貝數較低），裝配眼用稜鏡時，必須注意鏡片的阿貝數，以降低色散產生的不適。

稜鏡量的大小通常以稜鏡度表示，單位爲 Δ，稜鏡度越大光線偏折越大。

稜鏡度代表介質偏折光線的能力，1 稜鏡度 P（1Δ）指通過稜鏡後 100 單位距離的影像，偏折 1 單位的距離。理解爲：

$$P(\Delta)=\frac{1cm}{1M}$$

換句話說，穿過稜鏡的出射光線在 1M 處偏移 1cm 的能力，稱爲 1 稜鏡度（1Δ），經稜鏡之光線在 1M 處偏移 5cm，則稱 5 稜鏡度（5Δ）。

任何眼用鏡片皆由稜鏡組成。正鏡片由基底相接的稜鏡組成，負鏡片由頂尖相接的稜鏡組成。但光線穿過相接處皆不偏折（光學中心；OC）。如下圖：

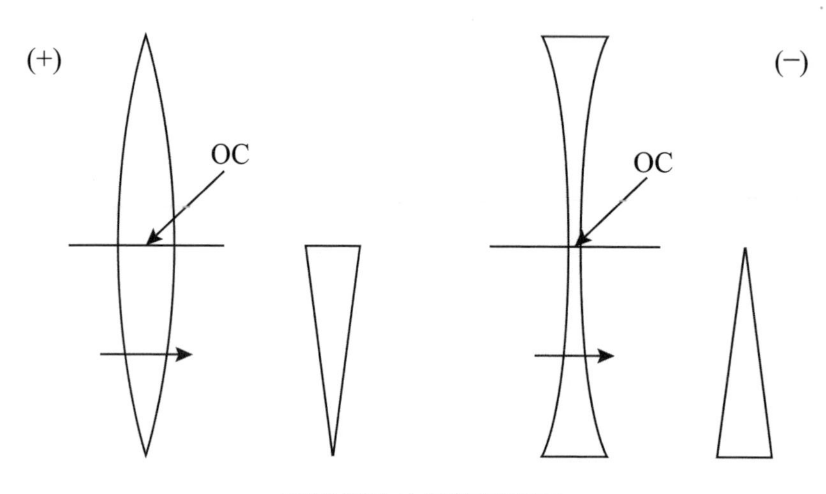

眼用鏡片的稜鏡示意圖

稜鏡結構

光學上，透明的三角柱體稱爲三稜鏡，簡稱稜鏡。

1. 屈折面：光線穿過稜鏡的任兩個平面。亦稱爲折射面。
2. 主稜：眼用稜鏡，將光線穿過兩屈折面的夾角之邊線稱爲主稜，亦稱爲頂（apex）。稜鏡有三條稜。
3. 基底：與主稜相對的平面。
4. 主截面：稜鏡主稜與兩屈折面垂直的切面。（垂直頂的截面稱爲主截面）
5. 頂角（α）：主截面中兩屈折面的夾角，亦稱頂尖角（apical

angel）。

6. 底頂線：由稜鏡主稜至基底的垂直線。如稜鏡兩屈折面相等，則底頂線垂直基底，也平分頂角。
7. 軸：位於稜鏡主稜和基底中間、平行於主稜而垂直於底頂線。

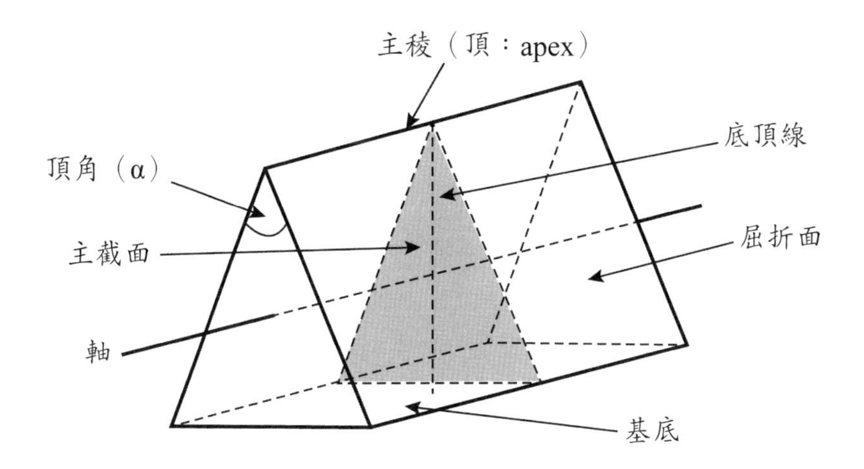

稜鏡的偏向角

光線入射稜鏡經折射偏向稜鏡基底。入射光與出射光的夾角（θ）即爲偏向角。

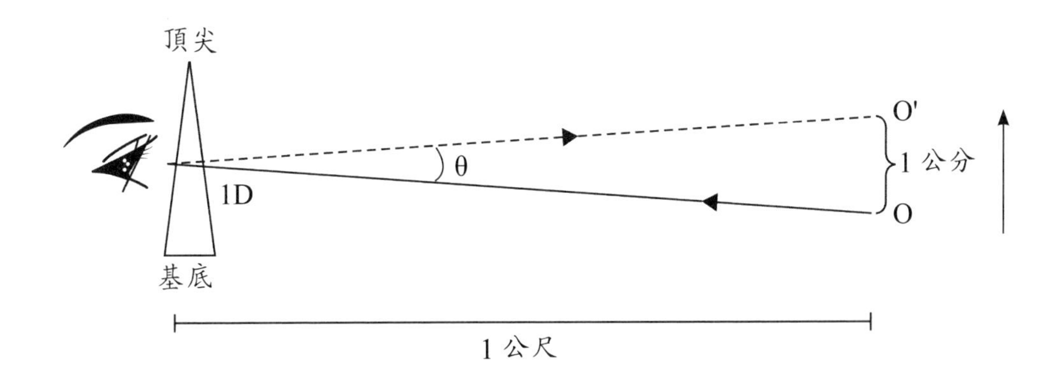

$$稜鏡度\ P(\Delta) = 100 \tan \theta$$

稜鏡的物像位移

根據司乃爾定律（Snell's law），離開稜鏡的出射光會朝向稜鏡的基底偏折，因此透過稜鏡觀察物體時，物體影像將朝稜鏡的頂尖方向位移。

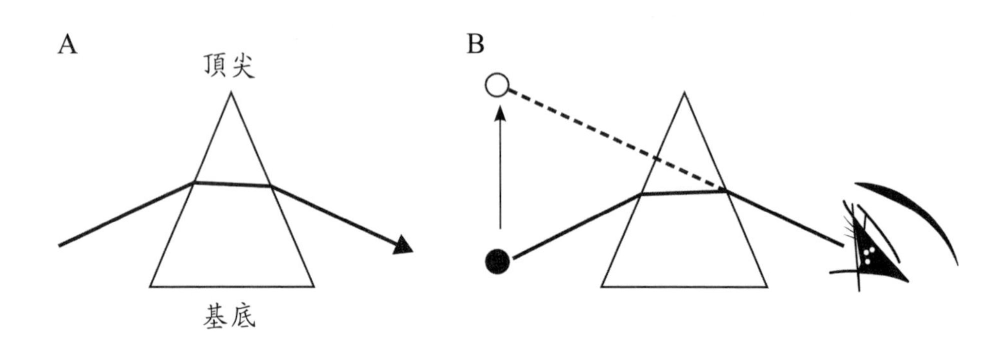

第二節　稜鏡的屈折力（稜鏡度）

稜鏡屈折力常隨稜鏡折射率改變。

稜鏡屈折力的大小，普遍以偏向角爲基準。

眼屈光學中，稜鏡屈折力有四種表示方式：

- 頂角（α）。
- 偏向角（θ）。
- Prentice 稜鏡度，以「Δ」符號表示（角稜鏡度，稜鏡度）。
- Dennete 稜鏡度，以「∇」符號表示（弧稜鏡度，厘弧度）。

1. 頂角（α）

稜鏡頂角 4°，就稱為 4° 稜鏡，稜鏡屈折力可用頂角大小量化。

頂角很小（< 10°）的鏡片稱為薄鏡片（楔；wedge）。眼用鏡片屬此概念。

薄鏡片的頂角（α）計算式：

$$\alpha = \frac{\theta}{n-1}$$（θ：偏向角，n：鏡片折射率）

2. 偏向角（θ）

偏向角 θ =（稜鏡第一屈折面入射角 + 稜鏡第二屈折面出射角）$-\alpha$

$$= (n-1)\alpha = \tan^{-1}\frac{P}{100}$$

臨床眼用稜鏡，常以最小偏向角作為稜鏡屈折力的代表。

為與頂角有所區別，其後加 D 字母。

如一稜鏡最小偏向角 5°，即稱此稜鏡為 5°D 稜鏡。

眼用稜鏡大多很薄，頂角很小，折射率 1.5 的鏡片最小偏向角為頂角一半。

實務上，物點入射位置不同會產生不同的偏向角。

低度稜鏡，對眼的視物變形及眼球的迴轉程度影響不大。

如稜鏡度高，愈由稜鏡頂尖看，偏向角越大，成像點偏離，感覺物體擴大變形，眼球的迴轉角也越大。

3. Prentice 稜鏡度

1870 年 Ch. E. Prentice 首創，以「Δ」符號代表。

以偏向角的正切值運算，當透過稜鏡看正前方 1m 距離處物體，所見物像往基底位移 1cm 者，稱為 1 稜鏡度（1Δ）。（100：1）

故稜鏡度 P(Δ) = 物像往基底偏折量 (cm) / 稜鏡與物像距離 (m)

$$= 100 \tan \theta = 100 \tan(n-1)\alpha$$

故偏向角 1° 之稜鏡度 = 100 tan 1° ≒ 1.75Δ，而 1Δ ≒ 0.57° 偏向角。

舉例：一稜鏡其最小偏向角為 20°，則稜鏡度為：

$$P = 100 \tan 20^\circ = 100 \times 0.36397 = 36.397\Delta$$

稜鏡度（Δ）的優點是可以直接測量物像位移的距離，易於臨床應用，因而是目前較為通用的稜鏡屈折力表示方法。

4. Dennete 稜鏡度

以「∇」符號代表，定義為物體距稜鏡 1 m，使物體影像位移 1cm 圓弧，稱為 1 厘弧度（1∇）。

稜鏡度（Δ）與厘弧度（∇）之差別，是稜鏡度以 1M 遠平面上測量，而厘弧度以半徑為 1M 圓弧上測量。稜鏡屈折力越大，兩者差異越大。

1 弧度（radian），簡稱 1 rad。因圓周有 2π 個弧度，故 1 rad = 57.3°。

1 弧度的百分之一稱為 1 厘弧度，記為 1 centrad。

厘弧度 1° = 1 rad/100 = 0.573°，得知 1∇ 稜鏡屈折力 = 1.000107Δ。

舉例：

有一稜鏡在 3 公尺處能將入射光線偏折 6 cm，求稜鏡度及偏向角爲何？

解答：

稜鏡度 $P=\frac{6cm}{3M}=2\Delta$

偏向角 $\theta=\tan^{-1}\frac{2}{100}=1.14576^\circ \fallingdotseq 1.15^\circ$

第三節　稜鏡的基底（朝向）

眼屈光學應用稜鏡時，都以基底（base）朝向表示稜鏡方向。

通用的基底朝向，多採用德國光學技術協會（眼科技術委員會）的規範：

360° 標記法（TABO 法）：與散光軸向標示相似，兩眼皆從測量者的水平方向，由左自右逆時針增度 0°～360° 標示稜鏡基底方向。

戴鏡者的水平左側爲 0°，垂直正上方爲 90°，水平右側爲 180°，垂直正下方爲 270°。

注意的是，對於左眼來說，0° 表示基底向外（BO），180° 表示基底向內（BI）。

而右眼相反，0° 表示基底向內（BI），180° 表示基底向外（BO）。

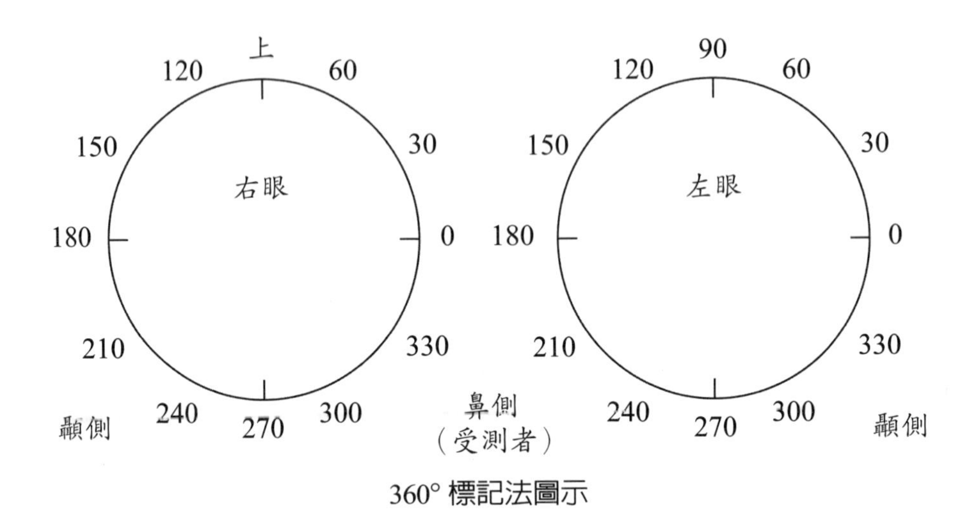

360° 標記法圖示

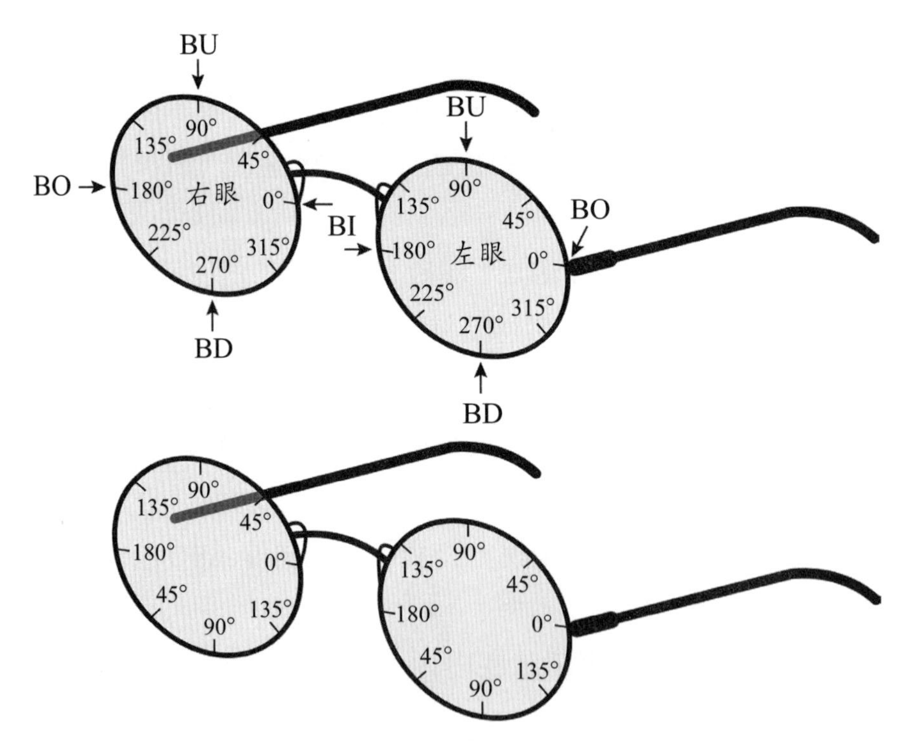

360° 標記稜鏡眼鏡（基底）與散光眼鏡（軸向）圖示

另有：

老式英國標記法：將眼睛分為四個象限，即「上內」、「上外」、「下內」、「下外」，並標出基底方向。

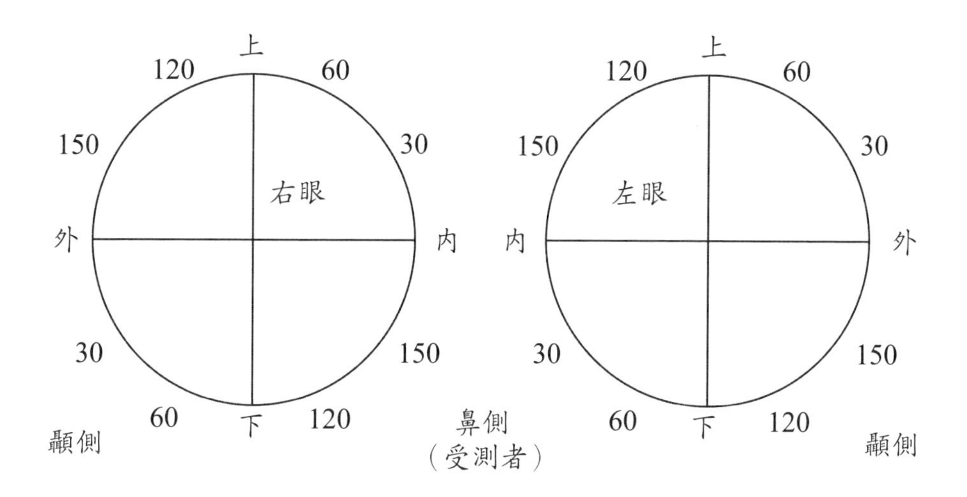

新式英國標記法：將眼睛分為上下兩個半圓，並標示出基底方向。

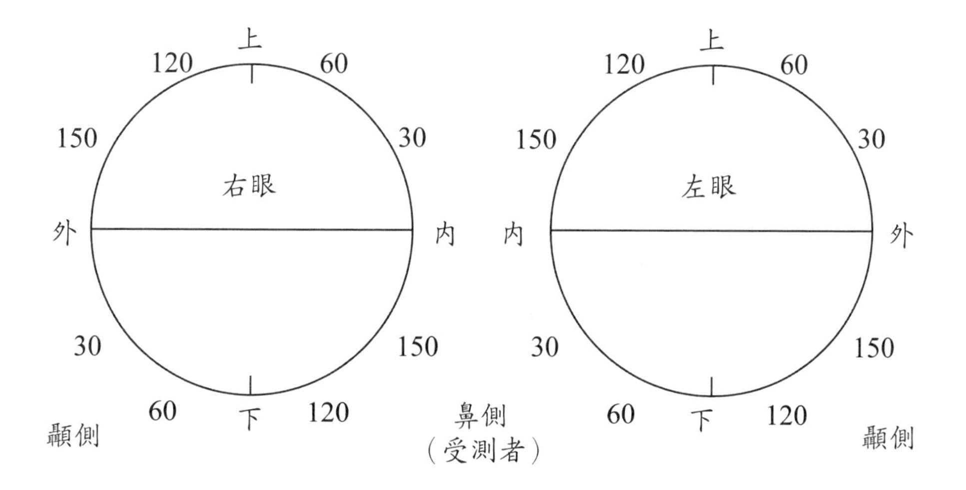

第四節　稜鏡的厚度差

稜鏡底頂線方向兩點之間的厚度差，稱爲稜鏡的厚度差（t）。

配製矯正眼鏡時，若含有稜鏡，則需考慮稜鏡厚度的影響，以免造成鏡片過厚過重的狀況。

如下圖所示圓形稜鏡，其頂角爲 α，直徑爲 ϕ，稜鏡底頂之間的厚度差爲 t。

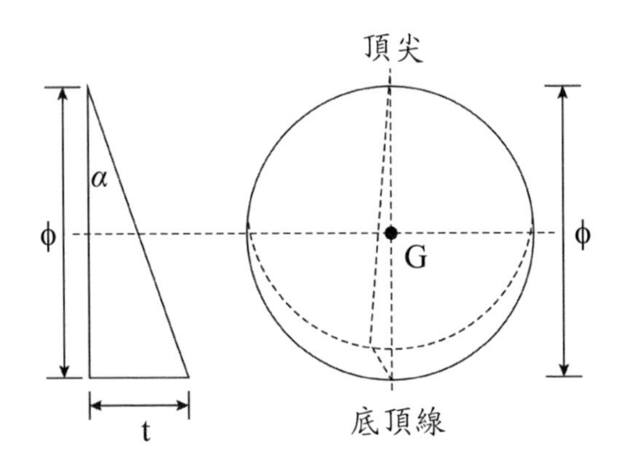

沿底頂線方向兩點之間厚度差公式：$t=\dfrac{P\times\Phi}{100(n-1)}$

t：稜鏡厚度差（mm）（稜鏡基底厚度－稜鏡頂尖厚度）

p：稜鏡量（Δ）

ϕ：稜鏡直徑（mm）

n：稜鏡折射率

舉例：

有片 3Δ 的稜鏡，折射率 1.64，若稜鏡底頂間距離爲 60 mm，求稜鏡厚度差？

若稜鏡頂尖厚度為 2 mm，則稜鏡的底部厚度為何？

解答：

稜鏡厚度差 $t = \frac{P \times \Phi}{100(n-1)} = \frac{3 \times 60}{100(1.64-1)} = 2.81$ mm。

稜鏡的底部厚度 = 2.81+ 2 = 4.81 mm。

偏心鏡片的稜鏡厚度差

當鏡片偏心（移心）時，也將產生鏡片的稜鏡厚度差。

運用鏡片偏心，配鏡後的稜鏡厚度差，計算公式：

$$t = \frac{y^2 \times F}{2(n-1)} - \frac{y \times p}{100(n-1)}$$

t：鏡片偏心後的稜鏡厚度差（M）

y：光心往外移半徑取負值（M）

p：稜鏡量（Δ）

F：鏡片屈光度（D）（皆取正值）

n：鏡片折射率

舉例：

左眼鏡片屈光度 +5.00D，需要偏心產生 2ΔBO，鏡片直徑 40 mm，鏡片折射率 1.50，請問此偏心鏡片的厚度差為何？

解答：

+5.00D 鏡片需要偏心產生 2ΔBO，光心往外移鏡片半徑取負值。

厚度差 $t = \frac{(-0.02)^2 \times 5}{2(1.5-1)} - \frac{(-0.02) \times 2}{100(1.5-1)} = 0.0038$ M = 3.8 mm。

下表爲不同稜鏡度的鏡片直徑與厚度差（鏡片折射率 1.5，頂尖厚度 0）

稜鏡度	直徑					
	50 mm	55 mm	60 mm	65 mm	70 mm	75 mm
2Δ	2	2.2	2.4	2.6	2.8	3
4Δ	4	4.4	4.8	5.2	5.6	6
6Δ	6	6.6	7.2	7.8	8.4	9
8Δ	8	8.8	9.6	10.4	11.2	12
10Δ	10	11	12	13	14	15

上表或稜鏡厚度差公式得知，稜鏡度越大或直徑越大，則稜鏡的厚度越大。

上表不考慮鏡片的基本厚度（安全厚度），實際值會比表值大，因此要減少稜鏡厚度，則需選用高折射率材質（反比）或減少鏡片直徑（正比）。

第五節　稜鏡的組合與分解

稜鏡屈光力的運算符合數學向量的特性。

根據稜鏡屈光力的大小和方向，以向量合成或分解，即爲稜鏡的合成與分解。

組合或分解稜鏡，有幾種方法：

- 作圖法

- 計算法
- 合成稜鏡圖（resultant prism chart）

1. 作圖法

合成稜鏡：

完成步驟如下圖所示：

(A) 按一定比例在直角座標圖上，畫出兩稜鏡向量及基底方向。

(B) 以兩個稜鏡向量完成平行四邊形。

(C) 平行四邊形原點的對角線即爲合成稜鏡。

(D) 測量對角線長度，按比例還原即爲合成稜鏡度，後以量角器測量對角線方向，即爲合成稜鏡基底方向。

圖示之合成稜鏡：3.61ΔB33.69。

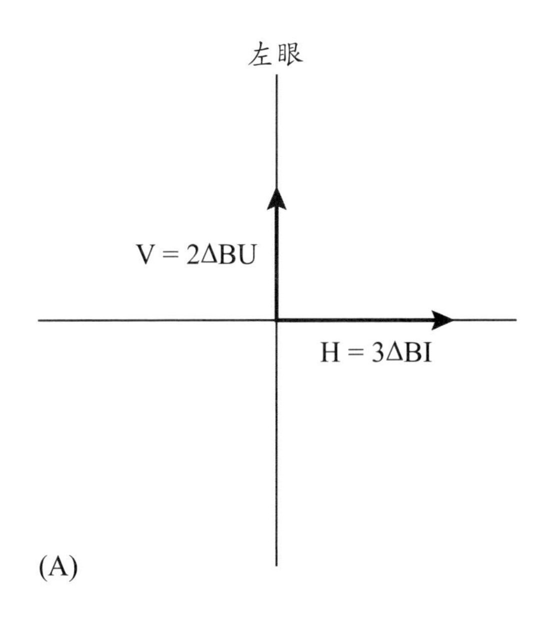

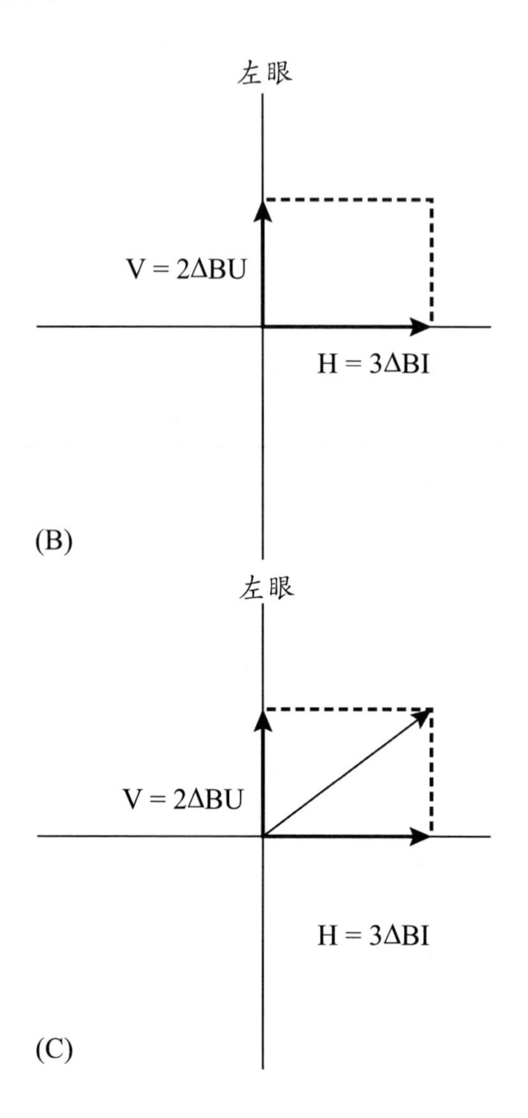

分解稜鏡：

完成步驟如下圖所示：

(A) 按一定比例在直角座標圖上，畫出稜鏡度及基底方向。

(B) 以此稜鏡畫出平行四邊形。

(C) 平行四邊形的水平及垂直兩邊線，即爲兩分解稜鏡。

(D) 測量兩分解稜鏡長度，按比例還原即爲分解稜鏡度，水平與垂直即爲兩分解稜鏡的基底方向。

圖示之分解稜鏡：

合成稜鏡 2ΔB30

垂直稜鏡 P_V：1.00ΔBU

水平稜鏡 P_H：1.73ΔBI

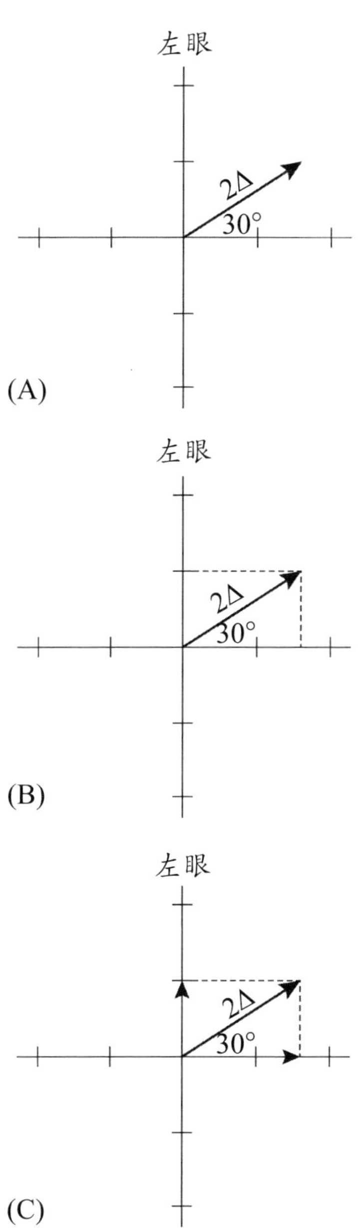

2. 計算法

稜鏡合成公式：

$$P=\sqrt{P_H^2+P_V^2}$$
$$\theta=\tan^{-1}\frac{P_V}{P_H}$$

P：合成的稜鏡度（Δ）

P_H：水平方向的稜鏡度（Δ）

P_V：垂直方向的稜鏡度（Δ）

θ：合成的稜鏡基底朝向（°）

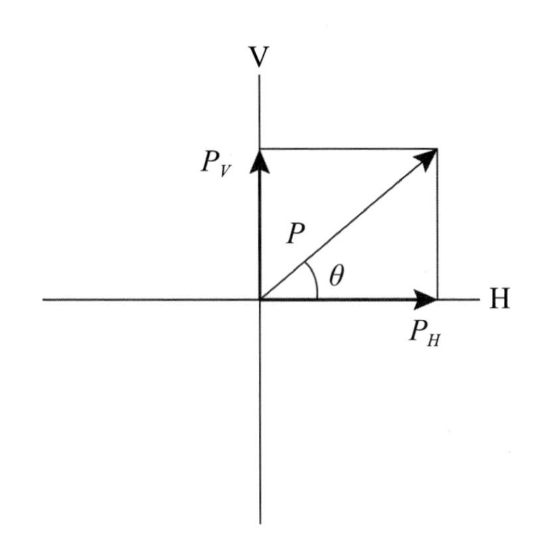

舉例：將右眼兩稜鏡 4ΔB90 與 3ΔB360 合成稜鏡？

解答：

$P=\sqrt{P_H^2+P_V^2}=\sqrt{3^2+4^2}=5\Delta$。

$\theta=\text{tna}^{-1}\frac{P_V}{P_H}=\tan^{-1}\frac{4}{3}\fallingdotseq 53°$。

合成稜鏡：5ΔB53

舉例：將左眼兩稜鏡 3ΔB270 與 4ΔB180 合成稜鏡？

解答：

$P=\sqrt{P_H^2+P_V^2}=\sqrt{4^2+3^2}=5\Delta$。

$\theta=180+\tan^{-1}\frac{P_V}{P_H}=180+\tan^{-1}\frac{3}{4}\fallingdotseq 217°$。

合成稜鏡：5ΔB217

稜鏡分解公式：

$$P_H = P\cos\theta$$

$$P_V = P\sin\theta$$

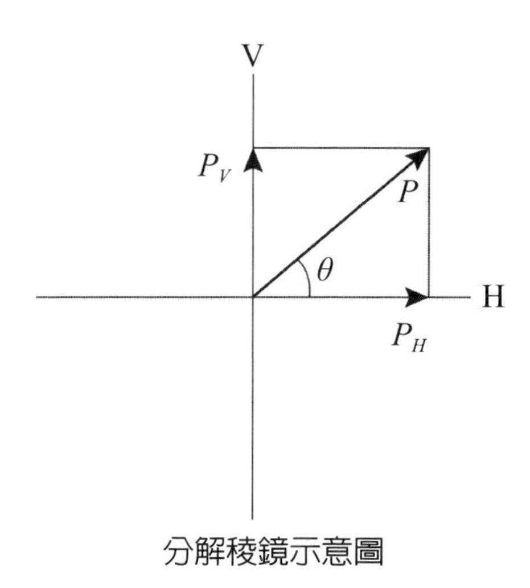

分解稜鏡示意圖

舉例：將左眼稜鏡 6ΔB30 分解稜鏡？

解答：

$P_H = P\cos\theta = 6\cos 30 = 5.196\Delta$ BO。

$P_V = P\sin\theta = 6\sin 30 = 3\Delta$ BU。

水平稜鏡：5.196Δ BO，垂直稜鏡：3Δ BU。

舉例：將右眼稜鏡 4Δ B150 分解稜鏡？

解答：

$P_H = P\cos\theta = 4\cos 150 = -3.46\Delta$ BO。（負值只表示在第II象限）

$P_V = P\sin\theta = 4$ c $\sin 150 = 2\Delta$ BU。

水平稜鏡：3.46Δ BO，垂直稜鏡：2Δ BU。

3. 合成稜鏡圖

若不想作圖或計算，也可使用合成稜鏡圖快速操作。

合成稜鏡圖，數字表示水平或垂直之稜鏡分量，可以組合或分解合成稜鏡量。

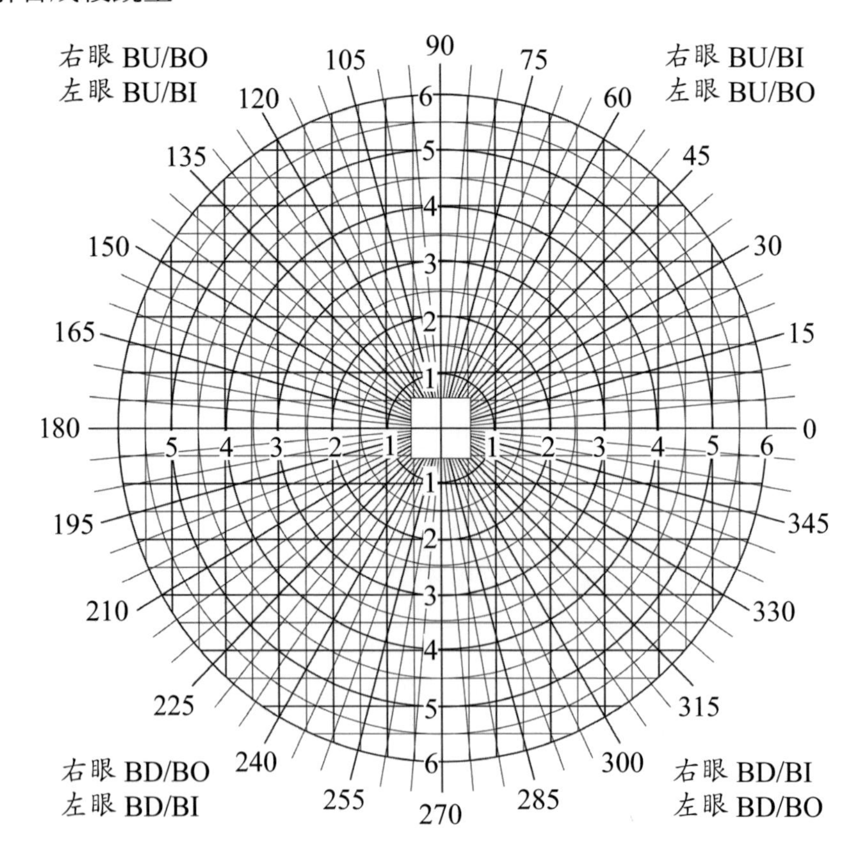

以平行四邊形繪出水平及垂直之稜鏡分量，對角線刻度顯示合成稜鏡基底方向，圓形及平行四邊形交叉點（●）便是合成稜鏡量。

反向操作，也可將合成稜鏡，分解成水平及垂直之稜鏡分量。

操作重點，特別要注意右眼或左眼，稜鏡基底在水平方向之差異。

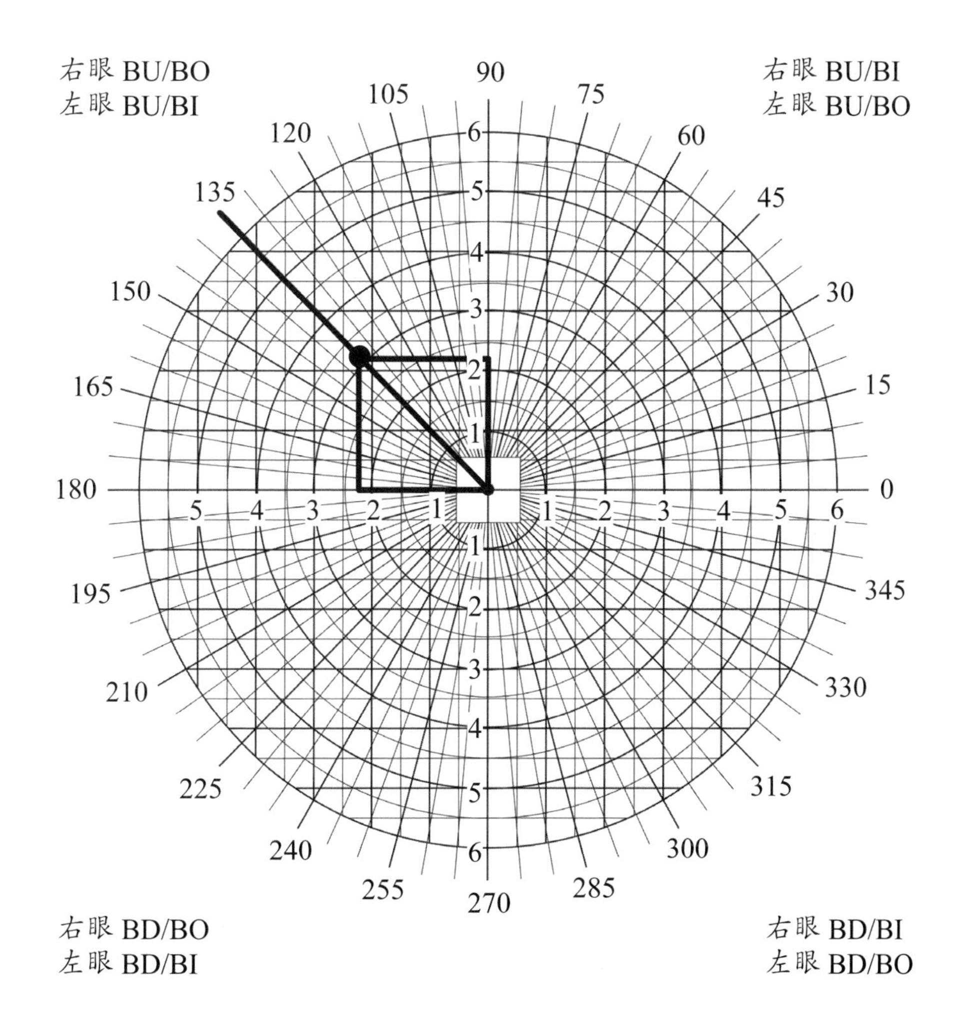

舉例：右眼處方 3Δ BD/4Δ BO（3Δ B270/4Δ B180）之合成稜鏡量爲何？

解答：

以平行四邊形繪出右眼3Δ BD / 4Δ BO所在位置之稜鏡分量，

對角線刻度顯示合成稜鏡基底方向在 217°，

圓形及平行四邊形交叉點（●）顯示合成稜鏡量爲 5Δ。

最後合成稜鏡處方：5Δ B 217°。

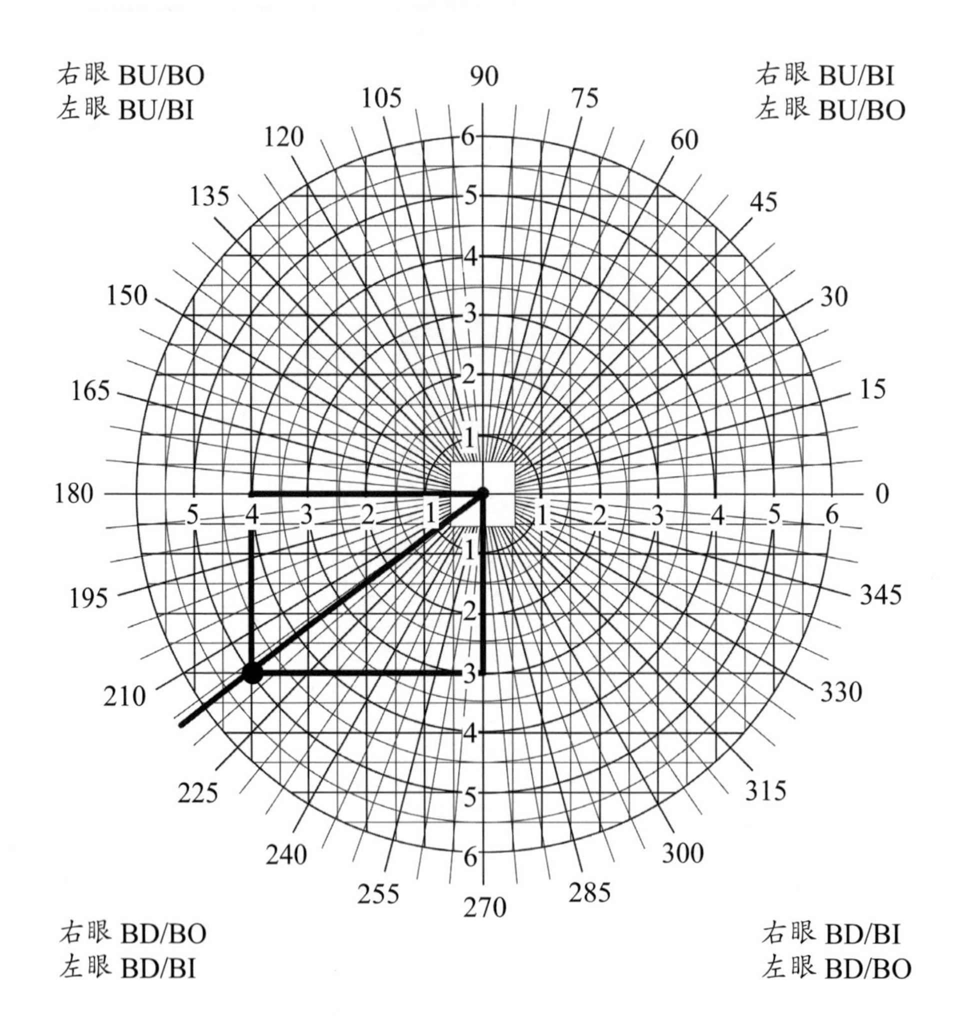

稜鏡度的均分

若需矯正稜鏡度過大，則鏡片會太厚太重，可平均由雙眼負擔，稱爲均分稜鏡。

目的：雙眼鏡片比較均衡，美觀又舒適。

原則：雙眼稜鏡基底，應朝相反方向（上下，內內，外外）。

稜鏡處方	均分稜鏡
1. R 4Δ BD	R 2Δ BD
L 無稜鏡	L 2Δ BU
2. R 2Δ BI	R 1Δ BI
L 無稜鏡	L 1Δ BI
3. R 6Δ BU	R 3Δ BU/1Δ BO
L 2Δ BO	L 3Δ BD/1Δ BO

(1) 水平方向稜鏡：將總稜鏡除以 2 的度數分配於雙眼之鏡片上，左右眼稜鏡的基底方向（BI 或 BO）相同。

例如：處方爲右眼 5Δ BO 均分稜鏡爲：右眼 2.5Δ BO ／左眼 2.5Δ BO。

(2) 垂直方向稜鏡：將總稜鏡除以 2 的度數分配於雙眼之鏡片上，左右眼稜鏡的基底方向（BU 或 BD）相反。

例如：處方爲右眼 4Δ BU 均分稜鏡爲：右眼 2Δ BU ／左眼 2Δ BD。

題庫練習

(　) 1. 下列敘述中，眼用稜鏡的折射率n與偏向角（θ）的關係，何者正確？
(A) n 越大，θ 越大　(B) n 越大，θ 越小　(C) n 越大，θ 維持不變　(D) n 與 θ 無相對關係

(　) 2. 一 CR-39 塑膠鏡片，稜鏡頂角爲 8 度，請問其偏向角爲何？
(A) 2 度　(B) 4 度　(C) 6 度　(D) 8 度

(　) 3. 空氣中，一薄眼用稜鏡的頂角爲 5°，折射率爲 1.6，其偏向角爲何？
(A) 2.0°　(B) 2.5°　(C) 3.0°　(D) 3.5°

(　) 4. 一頂角 9° 的稜鏡，若它可使光偏移 6°，此稜鏡材料的折射率爲何？
(A) 1.49°　(B) 1.523°　(C) 1.67°　(D) 1.7°

(　) 5. 某稜鏡由折射率爲 1.64 的材料製成，可使光偏移 5°，則其頂角 α 爲何？
(A) 6°　(B) 6.66°　(C) 7.8°　(D) 9.09°

(　) 6. 兩個稜鏡：一爲 5ΔBO，另一爲 4ΔBO，其合成稜鏡度爲何？
(A) 1ΔBO　(B) 1ΔBI　(C) 9ΔBO　(D) 9ΔBI

(　) 7. 左眼由兩個稜鏡：3ΔBO/4ΔB180 所組成，其合成稜鏡度爲何？
(A) 1ΔBO　(B) 1ΔBI　(C) 7ΔB180　(D) 7ΔBO

(　) 8. 一稜鏡能使光線在距離 300 cm 處的平面上，橫向位移 9 cm，其稜鏡度爲何？
(A) 0.3Δ　(B) 2Δ　(C) 3Δ　(D) 9Δ

(　) 9. 若一稜鏡在距離稜鏡 1m 處可位移光線，使光線遠離原照射位置 5 cm，則此稜鏡的稜鏡度數爲何？
(A) 1Δ　(B) 2.5 Δ　(C) 5Δ　(D) 6Δ

(　)10. 一柱面鏡片的柱軸在 60°，沿垂軸偏移後產生的稜鏡基底可能的方向？
(A) 60°、120°　(B) 60°、150°　(C) 60°、240°　(D) 150°、330°

(　)11. 一柱面鏡片的柱軸在 150°，沿軸偏移後產生的稜鏡基底可能的方向？
(A) 150°、330°　(B) 60°、240°　(C) 60°、150°　(D) 無稜鏡基底

(　)12. 右眼由兩個稜鏡片：一爲 3ΔBI、另一爲 4ΔB90 稜鏡所組成，其合成稜鏡度爲？
(A) 5ΔB53　(B) 5ΔB127　(C) 5ΔB233　(D) 5ΔB307

(　)13. 左眼由兩個稜鏡片：一爲 3ΔBI、另一爲 4ΔB90 稜鏡所組成，其合成稜鏡度爲何？
(A) 5ΔB37　(B) 5ΔB90　(C) 5ΔB127　(D) 5ΔB270

(　)14. 偏向角 5° 的稜鏡，產生的稜鏡度爲：
(A) 3.49Δ　(B) 5.24Δ　(C) 6.99Δ　(D) 8.75Δ

(　)15. 2 個稜鏡度（Δ）的稜鏡，產生的偏向角爲：
(A) 1.10°　(B) 1.15°　(C) 1.20°　(D) 1.25°

(　)16. 一 3 Δ 折射率 1.62 的稜鏡，其頂角爲：

(A) 1.07° (B) 1.57° (C) 2.57° (D) 2.77°

( )17. 若右眼鏡片需要 1Δ 且基底朝內（BI）的稜鏡，則其基底與角度表示爲：

(A) 1ΔB90 (B) 1ΔB180 (C) 1ΔB270 (D) 1ΔB360

( )18. 若左眼鏡片需要 1Δ 且基底朝內（BI）的稜鏡，其基底與角度表示爲：

(A) 1ΔB90 (B) 1ΔB180 (C) 1ΔB270 (D) 1ΔB360

( )19. 5Δ 的右眼稜鏡基底在 37°，其稜鏡度之水平分量爲？

(A) 3ΔBI (B) 3ΔBO (C) 4ΔBI (D) 4ΔBO

( )20. 5Δ 的左眼稜鏡基底在 127°，其稜鏡度之垂直分量爲？

(A) 3ΔB180 (B) 3ΔB360 (C) 4ΔB90 (D) 4ΔB270

( )21. 稜鏡使光線偏移（deviation）的能力，與下列何者無關？

(A) 折射率 (B) 基底 (C) 頂角 (D) 偏向角

( )22. 稜鏡度（Δ）是介質偏折光線的能力，與下列何者無關？

(A) 折射率 (B) 基底 (C) 頂角 (D) 偏向角

( )23. 稜鏡有幾條頂線：

(A) 一條 (B) 二條 (C) 三條 (D) 四條

( )24. 求左眼 −6.00DS 鏡片的光心下方 8 mm 且偏內 5 mm 處的一點，其稜鏡效應爲何？

(A) 3.66ΔB212° (B) 4.66ΔB238° (C) 5.66ΔB238° (D) 7.66ΔB212°

( )25. 稜鏡頂線和兩屈折面垂直的切面稱爲：

(A) 屈折面 (B) 基底 (C) 折射面 (D) 主截面

( )26. 稜鏡屈折力的大小，視光學常以：

(A) α (B) θ (C) Δ (D) ∇ 大小爲基準。

( )27. 經 3Δ 鏡片看 200 公分處物體，物像向基底位移：

(A) 1cm (B) 2cm (C) 3cm (D) 6cm

( )28. 稜鏡 360° 標記法，以戴鏡者水平左側為：

(A) 0° (B) 90° (C) 180° (D) 270°

( )29. 稜鏡（右眼）標記：BI，其基底朝向：

(A) 270° (B) 180° (C) 90° (D) 0°

( )30. 稜鏡（左眼）標記：BI，其基底朝向：

(A) 270° (B) 180° (C) 90° (D) 0°

( )31. 要在左眼透鏡 −1.00DS 的視軸處產生 1ΔBU 效果，需要移心多少？

(A) 上移 1mm (B) 下移 1mm (C) 上移 10mm (D) 下移 10mm

( )32. 要在左眼透鏡 −4.50DS 的視軸處產生 2ΔBD 效果，需要移心多少？

(A) 4.4mm 上移 (B) 4.4mm 下移 (C) 4.4mm 外移 (D) 4.4mm 內移

( )33. 要在左眼透鏡 −4.00DS 的視軸處產生 2ΔBI 效果，需要移心多少？

(A) 4mm 外移 (B) 4mm 內移 (C) 5mm 外移 (D) 5mm 內移

( )34. 要在左眼透鏡 +8.00DS 的視軸處產生 2ΔBU 效果，需要移心多少？

(A) 2.5mm 上移 (B) 2.5mm 下移 (C) 3.3mm 上移 (D) 3.3mm 下移

( )35. 光線通過一稜鏡將：

(A) 朝向基底偏 (B) 朝向頂尖偏 (C) 無影響 (D) 看發散或匯聚而定

( )36. 透過一稜鏡觀測到物體的影像：

(A) 朝向基底偏 (B) 朝向頂尖偏 (C) 無影響 (D) 看發散或匯聚而定

( )37. 決定一個稜鏡的屈光力大小的主因爲何？

(A) 折射率 (B) 頂角 (C) 偏向角 (D) 以上皆是

( )38. 頂角相同的稜鏡，其折射率越大，光線的偏折量將：

(A) 越大 (B) 越小 (C) 以上皆是 (D) 以上皆非

( )39. 兩個稜鏡度與基底分別爲 1.5ΔB90 與 2ΔBO 的稜鏡，其組合稜鏡度爲？

(A) 1.5Δ (B) 2Δ (C) 2.5Δ (D) 3Δ

( )40. 右眼鏡片上兩個稜鏡度與基底分別爲 3ΔB90 與 4ΔBO 的稜鏡，其組合稜鏡之基底在：

(A) B53° (B) B127° (C) B143° (D) B233°

( )41. 將配戴者的右眼鏡片置於鏡片驗度儀後發現有稜鏡，讀出 2Δ 基底 30°，該稜鏡之垂直稜鏡度爲？

(A) 0.5ΔBU (B) 1ΔBU (C) 1.5ΔBU (D) 2ΔBU

( )42. 將配戴者的左眼鏡片置於鏡片驗度儀後發現有稜鏡，讀出 2Δ 基底 30°，該稜鏡之水平稜鏡數爲？

(A) 1ΔBI (B) 1ΔBO (C) 1.73ΔBI (D) 1.73ΔBO

( )43. 一磨成正圓之鏡片直徑 54 mm，折射率 1.80，顳側邊緣厚度爲 4.2 mm，鼻側邊緣厚度爲 3.2 mm，請問此鏡片光學中心的稜鏡效應爲何？

(A) 1.2Δ (B) 1.48Δ (C) 4.7Δ (D) 6.2Δ

(　　)44. 某鏡片直徑為 60 mm，折射率為 1.6，若該鏡片的底部厚度為 4 mm，頂端厚度為 2 mm，請問此鏡片產生的稜鏡量為何？

(A) 1Δ　(B) 2Δ　(C) 3Δ　(D) 4Δ

(　　)45. 有一 +4.00D 折射率 1.6 的鏡片，直徑 60 mm，若向上偏心 3 mm，鏡片的厚度差為何？

(A) 1.0 mm　(B) 1.1 mm　(C) 1.2 mm　(D) 1.3 mm

(　　)46. 左眼鏡片屈光度 + 3.00D，需要偏心產生 2Δ BO，鏡片直徑 60 mm，鏡片折射率 1.70，請問此偏心鏡片的厚度差為何？

(A) 2.0 mm　(B) 2.3 mm　(C) 2.6 mm　(D) 2.8 mm

(　　)47. 右眼鏡片屈光度 − 2.00D，需要偏心產生 1Δ BI，鏡片直徑 60 mm，鏡片折射率 1.60，請問此偏心鏡片的厚度差為何？

(A) 2.0 mm　(B) 2.3 mm　(C) 2.6 mm　(D) 2.8 mm

(　　)48. 物體在距離稜鏡 1 公尺處，其影像被稜鏡往上位移 10 度，試問此影像位移多少？

(A) 17.3 cm　(B) 17.4 cm　(C) 17.5 cm　(D) 17.6 cm

題庫解答

（A）1. 解：由 $\theta = (n-1)\alpha$，得知 n（折射率）或 α（頂角）越大，θ（偏向角）越大。

（B）2. 解：CR–39 塑膠鏡片，折射率約為 1.5，$\theta = (n-1)\alpha = (1.5-1)8 = 4$ 度。

（C）3. 解：$\theta = (n-1)\alpha = (1.6-1)5 = 3$ 度。

（C）4. 解：$6 = (n-1)9$，故 $n = 1.67°$。

（C）5. 解：$5 = (1.64-1)\alpha$，故 $\alpha = 7.8°$。

（C）6. 解：無論左右眼同向相加（反向相減），$P = 5 + 4 = 9\Delta BO$。

（B）7. 解：左眼 $4\Delta B180 = 4\Delta BI$，故 $P = 4 - 3 = 1\Delta BI = 1\Delta B180$。

（C）8. 解：$P = \dfrac{1cm}{1M} = \dfrac{9cm}{3M} = 3\Delta$。

（C）9. 解：$P = \dfrac{1cm}{1M} = \dfrac{5cm}{1M} = 5\Delta$。

（D）10. 解：其屈光度在 150°，沿此偏移產生的稜鏡基底可能的方向是 150°、330°。

（D）11. 解：沿 150° 軸向無屈光度，無屈光度便不可能產生稜鏡。

（A）12. 解：$P(\Delta) = \sqrt{3^2 + 4^2} = 5$，$\theta = \tan^{-1}\left(\dfrac{4}{3}\right) = 53°$，故為 $5\Delta B53$。

（C）13. 解：$P(\Delta) = \sqrt{3^2 + 4^2} = 5$，$\theta = 180° - \tan^{-1}\left(\dfrac{4}{3}\right) = 127°$，故為 $5\Delta B127$。

（D）14. 解：偏向角 5° 之稜鏡度 $P = 100 \tan 5° \fallingdotseq 8.75\ \Delta$。

（B）15. 解：$2(\Delta) = 100 \tan \theta$，$\theta \fallingdotseq 1.15°$。

（D）16. 解：稜鏡度 $3(\Delta) = 100 \tan(1.62-1)\alpha$，頂角 $\alpha = 2.77°$。

（D）17. 解：右眼 1ΔBI 意思是 BI = B360。

（B）18. 解：左眼 1ΔBI 意思是 1ΔB180。

（D）19. 解：$P_H = P \times \cos\theta = 5 \times \cos 37 = 5 \times 0.799 = 3.99\Delta \fallingdotseq 4\Delta BI$。

（C）20. 解：$P_V = P \times \sin\theta = 5 \times \sin 127° = 5 \times 0.799 \fallingdotseq 4\Delta BU \fallingdotseq 4\Delta B90$。

（B）21. 解：由 $\theta = (n-1)\alpha$，得知與基底無關。

（B）22. 解：稜鏡度 $P(\Delta) = 100\tan\theta = 100\tan(n-1)\alpha$，與基底無關。

（A）23. 解：稜鏡有一條頂線。三條稜線。光線穿越的兩折射面交線稱為主稜，又稱為頂。

（C）24. 解：$P_V = C_V \times F = 0.8 \times 6 = 4.8\Delta B270$

$P_H = C_H \times F = 0.5 \times 6 = 3.0\Delta B180$

$P(\Delta) = \sqrt{4.8^2 + 3^2} = 5.66\Delta$，$\theta = 180 + \tan^{-1}\left(\frac{4.8}{3}\right) = 238°$。

（D）25. 解：稜鏡頂線（主稜）和兩屈折面垂直的切面稱為主截面。（垂直頂的截面稱為主截面）

（C）26. 解：稜鏡屈折力（稜鏡度），視光學常以 Δ 為基準。

（D）27. 解：$P = \frac{1cm}{1M}$，$3 \times 2 = 6cm$。

（A）28. 解：稜鏡 360° 標記法，戴鏡者水平左側為 0°。

（D）29. 解：稜鏡（右眼）標記：BI，基底朝向 0°。

（B）30. 解：稜鏡（左眼）標記：BI，基底朝向 180°。

（D）31. 解：稜鏡度 $P = C \times F$，因 $1 = C \times 1$，故 $C = 1cm = 10mm$ 下移。

（A）32. 解：稜鏡度 $P = C \times F$，因 $2 = C \times 4.5$，故 $C = 0.44cm = 4.4mm$ 上移。

（C）33. 解：稜鏡度 $P = C \times F$，因 $2 = C \times 4$，故 $C = 0.5cm = 5mm$

外移。

（A）34. 解：稜鏡度 $P = C \times F$，因 $2 = C \times 8$，故 $C = 0.25cm = 2.5mm$ 上移。

（A）35. 解：光線通過稜鏡將朝向基底偏折。

（B）36. 解：光線通過稜鏡物體位置朝向稜鏡頂尖偏移。

（D）37. 解：因 $\theta = (n-1)\alpha$ 得知。

（A）38. 解：因 $\theta = (n-1)\alpha$ 得知，α 相同的稜鏡，n 越大偏向角越大，偏向量越大。

（C）39. 解：$P(\Delta) = \sqrt{(1.5)^2 + 2^2} = 2.5\Delta$。

（C）40. 解：$\theta = 180° - \tan^{-1}\left(\frac{3}{4}\right) = 143°$。

（B）41. 解：$P_H = P \times \sin 30 = 2 \times 0.5 = 1\Delta BU$。

（C）42. 解：$P_V = P \times \cos 30 = 2 \times 0.87 = 1.73\Delta BO$。

（B）43. 解：$t = p \times \Phi/100(n-1)$，因此 $(4.2 - 3.2) = p \times 54/100(1.8 - 1)$，故 $p = 1.48\ \Delta$。

（B）44. 解：$t = p \times \Phi/100(n-1)$，故知 $P = t \times 100(n-1)/\Phi$，因此 $P = (4-2) \times 100(1.6-1)/60 = 2\Delta$。

（C）45. 解：稜鏡度 $P = C \times F = 0.3 \times 4 = 1.2\Delta BU$，厚度差 $t = p \times \Phi/100(n-1)$，因此 $t = 1.2 \times 60/100(1.6-1) = 1.2\ mm$。

（D）46. 解：+3.00D 鏡片需要偏心產生 2Δ BO，光心往外移鏡片半徑取負值。

厚度差 $t = \frac{(-0.03)^2 \times 3}{2(1.7-1)} - \frac{(-0.03) \times 2}{100(1.7-1)} = 0.00279\ M \fallingdotseq 2.8\ mm$。

（A）47. 解：左眼 −2.00D 鏡片需要偏心產生 1Δ BI，光心往外移鏡片半徑取負值。

厚度差 $t=\frac{(-0.03)^2\times 2}{2(1.6-1)}-\frac{(-0.03)\times 1}{100(1.6-1)}=0.002\,M\fallingdotseq 2\ mm$。

（D）48. 解：三角函數 tan 10 = 0.176，故影像位移 = 0.176×1 = 0.176（公尺）。

第6章 透鏡的稜鏡效應

第一節　球面透鏡

眼用鏡片皆由稜鏡組成。正鏡片是基底相接的稜鏡組成，負鏡片是頂尖相接的稜鏡組成。相接處是謂光學中心，光線不穿過光學中心，則會產生稜鏡效應。

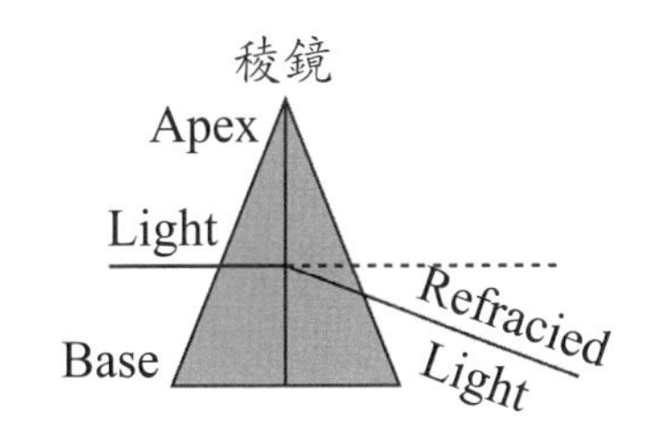

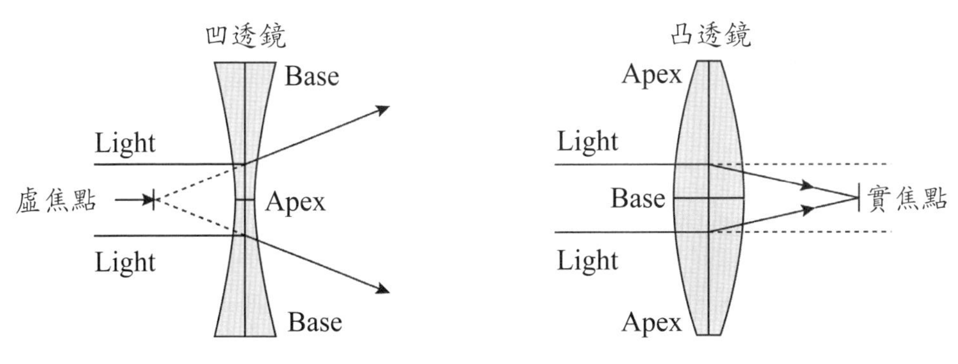

第二節　球面透鏡的水平與垂直稜鏡效應

球面透鏡可看成是由中心向四周逐漸增大或逐漸減弱的稜鏡組合而成。

稜鏡應用在球面透鏡時，可將光線偏離光心入射（偏心），就會產生所需的稜鏡效應。

水平或垂直的稜鏡效應，入射光線偏離光心的距離和稜鏡效應的關係，可用普倫蒂斯定律（Prentice's Law）計算：

$$P(\Delta) = C \times F = C \times 100 / f = 100 \times \tan\theta$$

P：球面透鏡之稜鏡效應（Δ）

C：光學中心偏心值（cm）

F：球面透鏡屈折力（D）

f：球面透鏡焦距（M）

θ：稜鏡的偏向角（°）

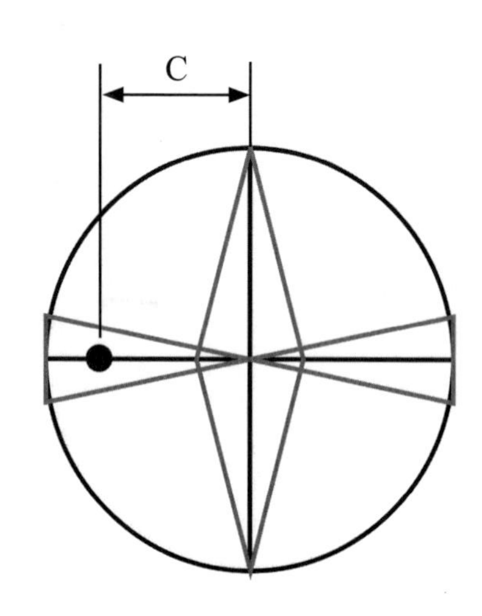

舉例：

(1) +5.00 DS 球面透鏡，光線偏離光心入射 2 mm，產生的稜鏡效應？

$$P = 0.2 \times 5.00 = 1\Delta$$

(2) +8.00 DS 透鏡，需要 2Δ BD 的稜鏡效應，應作多少中心偏位？

$$C = 2/8 = 0.25 \text{ cm} = 2.5 \text{ mm}$$

即將此球面透鏡向下移2.5 mm，即可產生2Δ BD的稜鏡效應。

凸球面透鏡，中心偏位方向等於稜鏡基底方向。

凹球面透鏡，中心偏位方向等於稜鏡頂尖方向，與基底朝向相反。

第三節　球面透鏡的斜向稜鏡效應

不在水平或垂直方向偏離光心的入射光線，便會產生斜向稜鏡效應。

球面透鏡的斜向稜鏡效應計算如下：

$$P_H = C_H \times F$$

$$P_V = C_V \times F$$

$$P = \sqrt{P_H^2 + P_V^2}$$

$$\theta = \tan^{-1} \frac{P_V}{P_H}$$

P_H：任一點水平稜鏡屈光力（稜鏡度）（Δ）

C_H：任一點與光心的水平距離（cm）

P_V：任一點垂直稜鏡屈光力（稜鏡度）（Δ）

C_V：任一點與光心的垂直距離（cm）

P：任一點的稜鏡屈光力（稜鏡度）（Δ）

F：球面透鏡的屈光力（D）

θ：任一點稜鏡效應的基底方向（°）

舉例：左眼處方 −3.00D，在光心下方 4 mm 偏內 2 mm 處，試求此點稜鏡效應？

解答：

$$P_H = C_H \times F = 0.2 \times 3 = 0.6\Delta \text{ BI}$$

$$P_V = C_V \times F = 0.4 \times 3 = 1.2\Delta \text{ BD}$$

$$P = \sqrt{(0.6)^2 + (1.2)^2} = 1.34\Delta$$

$$\theta = 180 + \tan^{-1}\frac{1.2}{0.6} = 243°$$

第四節　柱面透鏡的型式

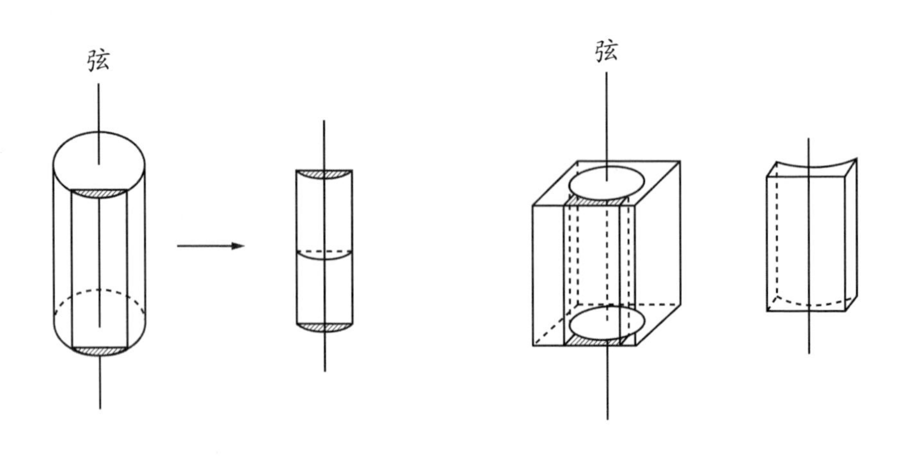

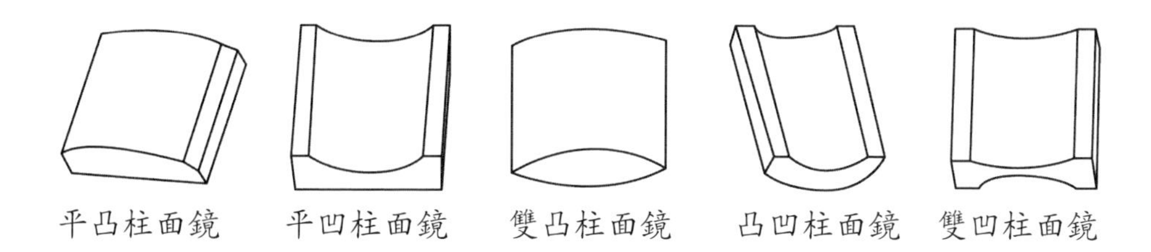

第五節　柱面透鏡的稜鏡效應

柱面透鏡沿軸向無屈光度，與軸垂直方向才具最大屈光度。

柱面透鏡光線偏離光心入射所產生的稜鏡效應，舉例如下：

(1) TC + 4.00 DC×180° 透鏡，光線偏離光心入射向內偏位 5 mm，產生稜鏡效應如何？

解答：此透鏡 180° 徑向無屈光度，故不論偏位距離多少，均無稜鏡效應。

(2) 左眼 TC−4.00 DC×90 鏡片，向外偏位 3 mm，產生稜鏡效應為何？

解答：左眼鏡片在 0° 方向的屈光度為 −4.00 D，按普倫蒂斯定律求得：

$$P = 0.3 \times 4 = 1.2\Delta \text{ BI}。$$

(3) 左眼 TC + 4.00 DC×90 鏡片，光心向上偏位 30° 方向 5 mm，產生稜鏡效應如何？

解答：此鏡片只有水平方向稜鏡效應：

$P = 0.5 \times 4 \times \cos 30 = 1.73\ \Delta$ BO。（右眼則為 1.73 Δ BI）

第六節　球柱面透鏡的水平與垂直稜鏡效應

如兩主軸一爲水平另一爲垂直向時，所需稜鏡效應的基底朝向與兩主軸之一相符合，則應用普倫蒂斯定律法則，求得所需中心偏位數值。

球柱透鏡中心垂直水平偏位所產生的稜鏡效應，舉例如下。

(1) 左眼鏡片處方爲 + 1.00 DS − 5.00 DC × 90° 2Δ 基底朝內。需如何作光心偏位？

解答：此鏡片水平方向屈光度爲：−5.00 + 1.00 = −4.00 D，

依 Prentice 法則：C = 2/4 = 0.50 cm = 5 mm

即需光心向外偏位5 mm，才能產生2Δ BI稜鏡效應。

(2) 右眼鏡片處方爲 + 2.00 DS − 3.00 DC × 180° 2Δ 基底朝內。需如何作光心偏位？

解答：此鏡片水平方向屈光度爲：+ 2.00 D，依 Prentice 法則：

C = 2/2 = 1.0 cm = 10 mm

即需光心向內偏位 10 mm，才能產生 2Δ BI 稜鏡效應。

第七節　球柱面透鏡的斜向稜鏡效應

將球柱透鏡分解成垂直與水平兩個平柱透鏡，分別求出其稜鏡效應，再用稜鏡組合公式計算。正（＋）鏡片基底與偏心同向，負（－）鏡片基底與偏心反向。

例 1：右眼鏡片處方：+3.00 DS + 2.00 DC×90°，求光學中心下移 5 mm，外移 3 mm 產生的稜鏡效應？

解答：先將鏡片分解爲垂直及水平屈光度的平柱鏡：

F_v= +3.00 D，F_h = +5.00 D

應用 Prentice 法則，分別求光學中心的稜鏡效應：

$P_v = C_v \times F_v = 0.5 \times 3.00 = 1.5\Delta$ BD

$P_h = C_h \times F_h = 0.3 \times 5.00 = 1.5\Delta$ BO

合成稜鏡效應爲：$P = \sqrt{1.5^2 + 1.5^2} = 2.12\Delta$

基底在第三象限，$\theta = 180 + \tan^{-1}\frac{P_V}{P_H} = 180 + \tan^{-1}\frac{1.5}{1.5} = 225°$

即合成稜鏡效應爲：2.12Δ B 225

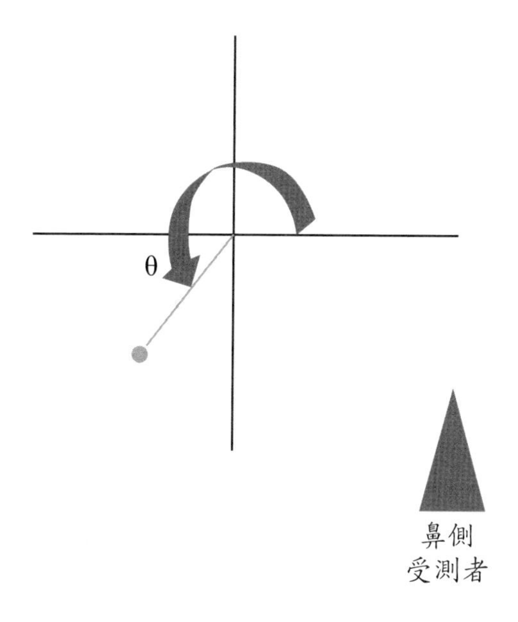

例 2：左眼鏡片屈光度爲 + 2.00 DS + 2.00 DC×180°，求光線由光心內側上方 30° 偏離 5 mm 入射，求此處產生的稜鏡效應？

解答：先將鏡片分解成垂直及水平屈光度的平柱鏡：

$F_v = +4.00\ D$，$F_h = +2.00\ D$

計算 $C_v = 5 \times \sin 30° = 2.5\ mm$ 偏上

$C_h = 5 \times \cos 30° = 4.33\ mm$ 偏內

$P_v = C_v \times F_v = 0.25 \times 4 = 1.00\Delta\ BD$

$P_h = C_h \times F_h = 0.433 \times 2 = 0.866\Delta\ BO$

合成稜鏡為：

$$P = \sqrt{1.00^2 + 0.866^2} = 1.32\Delta$$

基底在第四象限，

$$\theta = 360° - \tan^{-1}\frac{P_V}{P_H} = 360° - \tan^{-1}\frac{1}{0.866} = 311°$$

即合成稜鏡效應為：1.32Δ B311

題庫練習

(　　) 1. 負（－）鏡片可看成是：

(A) 頂尖朝向鏡片光心　(B) 基底朝向鏡片光心　(C) 基底朝向鼻側　(D) 基底朝向顳側　的稜鏡所組成。

(　　) 2. 正（＋）透鏡片可看成是：

(A) 基底朝向顳側　(B) 基底朝向鼻側　(C) 基底朝向鏡片光心　(D) 頂尖朝向鏡片光心　的稜鏡所組成。

(　　) 3. 下列對於稜鏡效應的敘述何者爲非？

(A) 凸球面透鏡，中心偏位方向即爲稜鏡基底朝向　(B) 處方需要的稜鏡一定要訂製　(C) 凹球面透鏡，中心偏位方向即爲稜鏡頂尖方向　(D) 稜鏡度以普倫蒂斯定律計算

(　　) 4. 有一 PL + 3.00×60 鏡片，請問 +3.00D 的方向？

(A) 60°　(B) 90°　(C) 150°　(D) 180°

(　　) 5. 何者是非球面鏡片設計的優點？

(A) 邊緣厚度更薄　(B) 鏡片成像更清晰　(C) 消除部分周邊像差　(D) 以上皆是

(　　) 6. 下列柱面鏡何者可用於配鏡矯正？

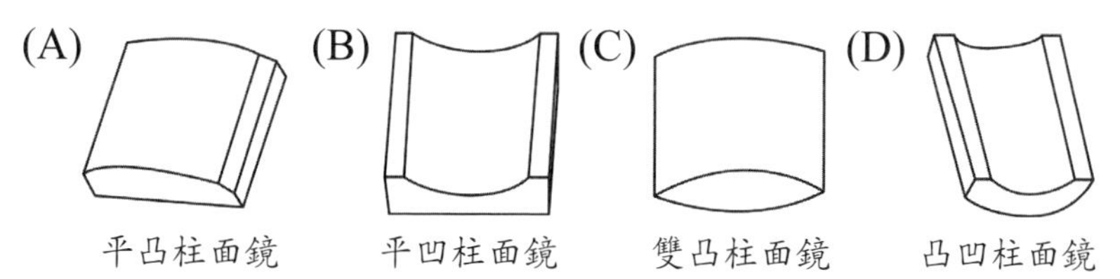

(　　) 7. 若一屈光力 PL−3.00DC×090 之右眼鏡片，求其在光心內側 3mm 處的稜鏡效應爲何？

(A) 0.9ΔBI (B) 0.9ΔBO (C) 0.9ΔBU (D) 0.9ΔBD

( ) 8. 若一屈光力 PL + 3.00DC×180 之左眼鏡片，求其在光心外側 3mm 處的稜鏡效應？

(A) 0.9ΔBI (B) 0.9ΔBO (C) 0.9ΔBU (D) 無稜鏡效應

( ) 9. 右眼散光鏡片度數為 PL−2.00DC×180，若向上偏移 2 mm，產生的稜鏡量及基底方向？

(A) 0.4ΔBI (B) 0.4ΔBU (C) 0.4ΔBO (D) 0.4ΔBD

( )10. 當配鏡者使用 + 4.50D 的鏡片，由光軸下方 3 mm 觀看時，可感受到：

(A) 1.35ΔBD (B) 1.35ΔBU (C) 1.35ΔBO (D) 1.35ΔBI

( )11. 一右眼鏡片的度數為 TC + 5.00DC×180，若向右偏移 3 mm 將產生多少稜鏡效應？

(A) 1Δ (B) 1.5ΔBI (C) 1.5ΔBO (D) 0Δ

( )12. 有一鏡片屈光度為 −8.00D，將光心向下移 2 mm，產生的稜鏡效應為何？

(A) 1.6Δ BO (B) 1.6Δ BU (C) 1.6Δ BD (D) 1.6Δ BI

( )13. 若將左眼 + 5.00D 鏡片的光心向外移 4 mm，則產生的稜鏡效應為何？

(A) 2Δ BO (B) 2Δ BI (C) 2Δ BD (D) 2Δ BU

( )14. 右眼鏡片處方：+3.00 DS−2.00 DC×90°，求光學中心上移 5 mm 產生的稜鏡效應？

(A) 0.5Δ BD (B) 0.5Δ BU (C) 1.5Δ BU (D) 1.5Δ BD

( )15. 左眼鏡片處方：−3.00 DS−1.00 DC×90°，求光學中心內移 5 mm 產生的稜鏡效應？

(A) 2.0Δ BI (B) 2.0Δ BO (C) 1.5Δ BO (D) 1.5Δ BI

(　)16. 右眼鏡片處方：+2.00 DS + 1.00 DC×180°，求光學中心上移 5 mm，內移 3mm 產生的稜鏡效應爲何？
(A) 1.3Δ B158　(B) 1.6Δ B68　(C) 1.3Δ B68　(D) 1.6Δ B158

(　)17. 左眼鏡片處方：−2.00 DS−1.00 DC×180°，求光學中心下移 5 mm，外移 3 mm 產生的稜鏡效應爲何？
(A) 1.6Δ B112　(B) 1.3Δ B158　(C) 1.6Δ B158　(D) 1.3Δ B112

(　)18. 某眼鏡處方爲：OD + 4.00DS，OS + 4.50DS，PD 64 mm，配鏡後 PD 變 60 mm，請問兩眼產生的稜鏡效應爲何？
(A) 兩眼稜鏡總合 3.4ΔBO　(B) 兩眼稜鏡總合 3.4ΔBI
(C) 兩眼稜鏡總合 1.7ΔBO　(D) 兩眼稜鏡總合 1.7ΔBI

(　)19. 請問左眼戴 −4.50 鏡片，需要 1ΔBD/0.5ΔBI 的稜鏡矯正，應該如何作偏心處理？
(A) 上移 0.22 cm / 外移 0.11 cm　(B) 下移 0.22 cm / 外移 0.11 cm　(C) 上移 0.22 cm / 內移 0.11 cm　(D) 下移 0.22 cm / 內移 0.11 cm

(　)20. 將右眼鏡片 −2.00 + 3.00×180 的光心往 30° 方向偏心 6mm，請問視軸處的稜鏡效應爲何？
(A) 1.08Δ B106　(B) 0.6Δ B164　(C) 1.08Δ B164　(D) 0.6Δ B164

(　)21. 一左眼鏡片 −6.00 + 2.00×90，需要在視軸處產生 2Δ B90/1Δ B180 的稜鏡效應，應作如何偏心？
(A) 沿 53° 方向移心 4.14 mm　(B) 沿 143° 方向移心 4.14

mm (C) 沿 254° 方向移心 4.14 mm (D) 沿 307° 方向移心 4.14 mm

( )22. 有一 +6.00D 屈光度的左眼鏡片，需要在視軸處產生 2Δ B90/1Δ B180 的稜鏡效應，應作如何偏心？

(A) 沿 27° 方向移心 3.7 mm (B) 沿 117° 方向移心 3.7 mm (C) 沿 207° 方向移心 3.7 mm (D) 沿 297° 方向移心 3.7 mm

( )23. 試求右眼鏡片 + 2.00 + 2.00×90 的光心上方 5mm 及偏內 5mm 處的稜鏡效應？

(A) 1.6Δ B27 (B) 1.6Δ B117 (C) 1.6Δ B207 (D) 1.6Δ B297

題庫解答

（A） 1. 解：負（－）鏡片是頂尖朝向鏡片光心的稜鏡所組成。（頂尖相連）

（C） 2. 解：正（＋）透鏡片是基底朝向鏡片光心的稜鏡所組成。（基底相連）

（B） 3. 解：處方需要的稜鏡不一定要訂製，稜鏡度亦可採用鏡片偏心應付。

（C） 4. 解：平柱鏡片沿軸向（60）無屈光度，與軸垂直方向（150）具有最大屈光度。

（D） 5. 解：因可降低像差（失真），成像會比較真實清晰。

（D） 6. 解：凸凹柱面鏡便是眼用彎月形屈光矯正鏡片。

（A） 7. 解：屈光度 −3.00D 在 180 方向，$P = 0.3 \times 3 = 0.9\Delta$ BI。

（D） 8. 解：屈光度 +3.00D 在 90 方向，其水平兩側無屈光度，因此無稜鏡效應。

（D） 9. 解：−2.00D 在 90 方向，光心向上偏移 2mm，產生稜鏡度 $P = 0.2 \times 2 = 0.4\Delta$BD。

（B）10. 解：產生稜鏡度 $P = 0.3 \times 4.5 = 1.35\Delta$BU。

（D）11. 解：雖然光心向右偏移 3 mm，但處方在 180 方向無屈光度，故無稜鏡度（Δ）。

（B）12. 解：光心向下移 2 mm，稜鏡效應 $P = C \times F = 0.2 \times 8 = 1.6\Delta$ BU。

（A）13. 解：左眼光心向外移 4 mm，稜鏡效應 $P = C \times F = 0.4 \times 5 = 2\Delta$ BO。

（C）14. 解：先將鏡片分解為垂直及水平屈光度的平柱鏡：$F_v = +3.00$ D，$F_h = +1.00$ D，右眼光學中心上移 5 mm 的稜鏡效應：$P_v = C_v \times F_v = 0.5 \times 3.00 = 1.5\Delta$ BU。

（B）15. 解：先將鏡片分解為垂直及水平屈光度的平柱鏡：$F_v = -3.00$ D，$F_h = -4.00$ D

左眼光學中心內移 5 mm 的稜鏡效應：$P_h = C_h \times F_h = 0.5 \times 4.00 = 2.0\Delta$ BO。

（B）16. 解：右眼鏡片分解為垂直及水平屈光度的平柱鏡：$F_v = +3.00$ D，$F_h = +2.00$ D

偏心的稜鏡效應：$P_v = C_v \times F_v = 0.5 \times 3.00 = 1.5\Delta$ BU

$P_h = C_h \times F_h = 0.3 \times 2.00 = 0.6\Delta$ BI

合成稜鏡效應為：$P = \sqrt{1.5^2 + 0.6^2} = 1.6\Delta$，

基底在第一象限，$\theta = \tan^{-1}\frac{P_V}{P_H} = \tan^{-1}\frac{1.5}{0.6} = 68°$

故合成稜鏡效應為：1.6Δ B68。

（A）17. 解：左眼鏡片分解為垂直及水平屈光度的平柱鏡：

$F_v = -3.00$ D，$F_h = -2.00$ D

偏心的稜鏡效應：$P_v = C_v \times F_v = 0.5 \times 3.00 = 1.5\Delta$ BU

$P_h = C_h \times F_h = 0.3 \times 2.00 = 0.6\Delta$ BI

合成稜鏡效應為：$P = \sqrt{1.5^2 + 0.6^2} = 1.6\Delta$

基底在第二象限，

$$\theta = 180 - \tan^{-1}\frac{P_V}{P_H} = 180 - \tan^{-1}\frac{1.5}{0.6} \fallingdotseq 112°$$

故合成稜鏡效應為：1.6Δ B112。

（D）18. 解：兩眼皆有 2 mm 內移，因此右眼的稜鏡效應為 $P = C \times F = 0.2 \times 4 = 0.8$ ΔBI，左眼的稜鏡效應為 $P =$

$0.2\times4.5=0.9\ \Delta BI$，兩眼稜鏡效應總合為 $1.7\ \Delta BI$。

（A）19. 解：垂值偏心 $C=\frac{P}{F}=\frac{1}{4.5}=0.22\text{ cm}$，光心上移 0.22 cm 可產生 1Δ BD。

水平偏心 $C=\frac{P}{F}=\frac{0.5}{4.5}=0.11\text{ cm}$，光心外移 0.11 cm 可產生 0.5Δ BI。

（C）20. 解：右眼鏡片分解為：

$C_v=6\times\sin 30=3\text{mm}$，$C_h=6\times\cos 30=5.2\text{mm}$，$F_v=+1.00$，$F_h=-2.00$

偏心的稜鏡效應：$P_v=C_v\times F_v=0.3\times1=0.3\Delta$ BU

$P_h=C_h\times F_h=0.52\times2=1.04\Delta$ BO

合成稜鏡效應為：$P=\sqrt{0.3^2+1.04^2}\fallingdotseq1.08\Delta$

基底在第二象限，

$\theta=180-\tan^{-1}\frac{P_V}{P_H}=180-\tan^{-1}\frac{0.3}{1.04}\fallingdotseq164°$

（D）21. 解：左眼 $P_v=2\Delta$ BU，$P_h=1\Delta$ BI，$F_v=-6.00$，$F_h=-4.00$

垂值偏心 $C=\frac{P}{F}=\frac{2}{6}=0.33\text{ cm}=3.3\text{ mm}$，光心下移產生 2Δ BU（B90）

水平偏心 $C=\frac{P}{F}=\frac{1}{4}=0.25\text{ cm}=2.5\text{ mm}$，光心外移產生 1Δ BI（B180）

合成偏心量為：$P=\sqrt{3.3^2+2.5^2}\fallingdotseq4.14\text{ mm}$

左眼光心下移及外移後在第四象限，故偏心方向：

$\theta=360-\tan^{-1}\frac{P_V}{P_H}=360-\tan^{-1}\frac{3.3}{2.5}\fallingdotseq307°$

（B）22. 解：垂直偏心 $C=\frac{P}{F}=\frac{2}{6}=0.33\text{ cm}=3.3\text{ mm}$，光心上移產

生 2Δ BU（B90）

水平偏心 $C=\dfrac{P}{F}=\dfrac{1}{6}=0.166\ \text{cm}=1.66\ \text{mm}$，光心內移

產生 1Δ BI（B180）

合成偏心量為：$P=\sqrt{3.3^2+1.66^2}\fallingdotseq 3.7\ \text{mm}$

左眼光心上移及內移後在第二象限，故偏心方向：

$$\theta=180-\tan^{-1}\frac{P_V}{P_H}=180-\tan^{-1}\frac{3.3}{1.66}\fallingdotseq 117°$$

（C）23. 解：右眼鏡片分解為垂直及水平屈光度的平柱鏡：

$F_v=+2.00\ D$，$F_h=+4.00\ D$

偏移的稜鏡效應：$P_v=C_v\times F_v=0.5\times 2.00=1\Delta$ BD

$P_h=C_h\times F_h=0.5\times 4.00=2\Delta$ BO

合成稜鏡效應為：$P=\sqrt{1^2+2^2}\fallingdotseq 1.6\Delta$

基底在第三象限，

$$\theta=180+\tan^{-1}\frac{P_V}{P_H}=180+\tan^{-1}\frac{1}{2}\fallingdotseq 207°$$

故合成稜鏡效應為：1.6Δ B207

第7章　眼鏡常見的稜鏡效應

第一節　物體位移

眼睛通過鏡片視物，視軸恰好穿過鏡片的光學中心，不會產生稜鏡效應。

如眼球上下左右轉動觀看不位於鏡片光軸上的物體，由於稜鏡效應出現物體向稜鏡頂尖移位的現象，就是物體位移（object displacement）。

下圖 A 為通過凸球面或凹球面鏡片看物體位移。

由於稜鏡效應，光線折射向稜鏡基底，通過凹球面鏡片看 A 物，則 A 物往 B 位移，即向鏡片中心移位。而凸球面鏡片，則 A 物往 B 位移，即向鏡片周邊移位。

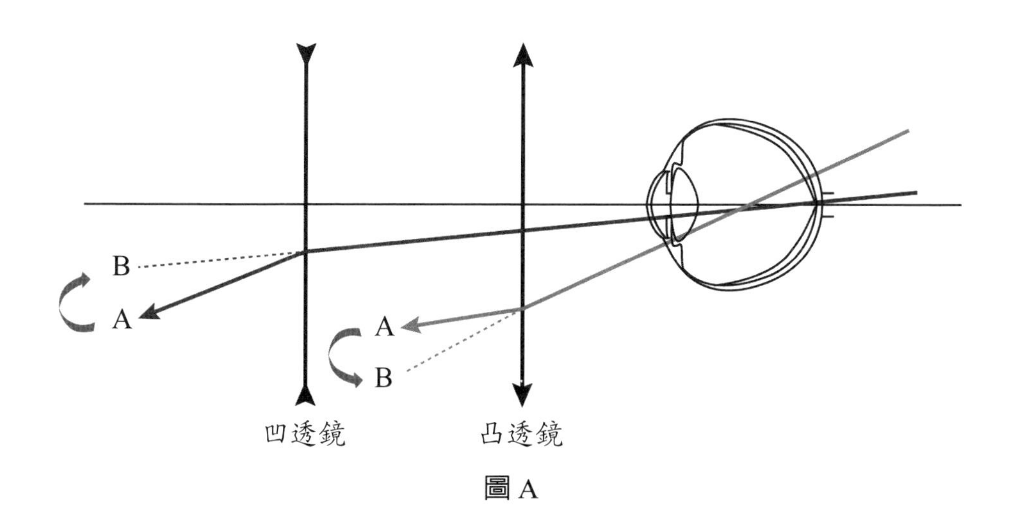

圖 A

球面鏡片的屈光度愈高、視軸通過鏡片的位置距鏡片的光學中心愈遠，這種由稜鏡效應所產生的位移程度愈大。也就是稜鏡效應愈大，物體位移愈大。

當鏡片屈光度較低時，位移現象輕微，戴鏡者容易習慣且不感覺不適。

但當眼鏡片屈光度很高時，常因手眼協調紊亂使得戴鏡者非常不舒服。

白內障患者摘除白內障後，需配戴高度遠視眼鏡。當吃飯、走路、近距離取物時，視軸通過鏡片下方看出，發生所見物體變形、放大、移近，且向下方作較大距離的位移，發生手眼協調紊亂，手伸向錯誤距離或路面高低判斷錯誤，影響戴鏡者。必須經過長時間練習與適應，才能重建手眼協調關係。初戴高度近視眼鏡者，也常有這種手眼協調紊亂。

第二節　雙眼位移不等

上圖 A，由於位移現象，A 物移位至 B 處。眼睛爲要看清楚物體，原來對正 A 的視軸必然轉向，使視軸對正 B 處。

兩眼如果都戴眼鏡，且鏡片屈光度相等，當兩眼往任何方向注視時，兩眼視軸都通過鏡片各自的對應點，產生的稜鏡效應便相同。由於兩眼鏡片引起的位移量相同，兩眼的迴轉程度亦相同，戴鏡者不會感受到物體位移引起的不適。反之，若兩眼視物引起的稜鏡效應不等，位移程度不等，則兩眼視軸轉向的程度不同，眼外肌的肌力就不平衡，將使戴鏡者非常不舒服，甚至出現複視。

雙眼位移不等的原因有二：

1. 兩眼鏡片的光學中心和戴鏡者的瞳孔（pupillary distance, PD or interpupillary distance, IPD）不吻合。

譬如雙眼鏡片光學中心距離 62 mm。戴鏡者的瞳距 52 mm，如兩眼均戴 −8.00 DS 鏡片，則雙眼正視時兩眼各產生 0.5×8 = 4(Δ) 基底朝內的稜鏡效應，眼睛正視會有 8(Δ) 的開散輻湊，極易產生視覺疲勞。

2. 雙眼鏡片屈光度高低不同。

如右眼鏡片 −10.00 D，左眼鏡片 −5.00 DS−2.00 DC×180°，雙眼正視前方時，視軸通過各自鏡片的光學中心，但當眼睛看下方物體，視軸通過各自鏡片光學中心下方 1 cm 處，產生的稜鏡效應爲：右眼 1×10 = 10(Δ) 基底朝下，左眼 1×7 = 7(Δ) 基底朝下。

兩眼鏡片的稜鏡效應基底朝向一致，但稜鏡度不同，右眼需比左眼上轉才能避免複視，將使戴鏡者兩眼眼肌不平衡而視覺疲勞，或形成複視。

如無法調整屈光度，或可轉動頭部或身體代替眼球旋轉，盡量保持兩眼視軸對正鏡片的光學中心，來降低稜鏡效應。也可考慮配戴隱形眼鏡。

第三節　旋轉放大

注視遠方離軸的物體，戴眼鏡與不戴眼鏡眼球的轉動程度不同，兩者轉動程度的比值，稱爲旋轉放大（rotational magnification）。

下圖 B 爲凸球面鏡片，偏軸光線 (1) 自無窮遠處入射鏡片，折射後通過眼球迴旋點，與鏡片光軸的夾角爲 $\angle \theta'$，$\angle \theta'$ 即爲眼球戴眼鏡的旋轉角。而當不戴眼鏡時，眼球只需旋轉 $\angle \theta$。一般眼球的迴轉中心（迴轉點），位於鏡片後方約 25 mm 處。

而且遠視眼鏡 $\theta' > \theta$，近視眼鏡 $\theta' < \theta$。

透過屈光度 D 的鏡片看遠方物體，眼球的旋轉放大率：

$$M_R = (\theta' / \theta) \times 100\% = 40 / (40 - D) \times 100\%$$

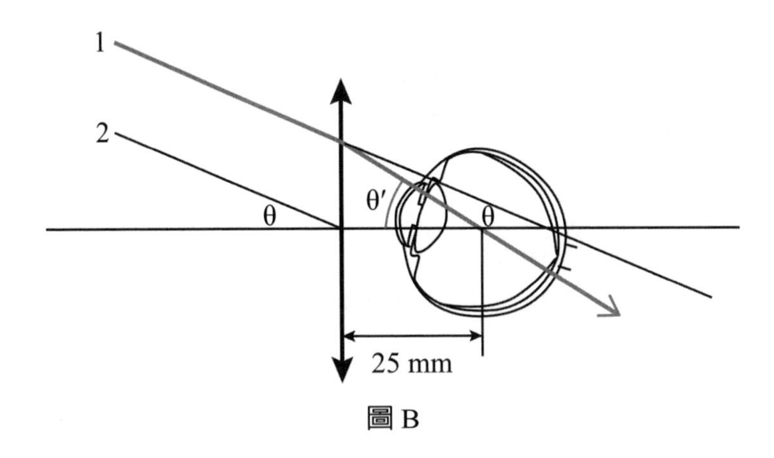

圖 B

舉例：白內障摘除後，戴 +13.00 D 的矯正眼鏡，眼球的旋轉放大率爲：

$M_R = 40 / (40 - D) \times 100\% = 40 / (40 - 13) \times 100\% = 148\%$

旋轉放大率 148%，眼球看同一物體戴眼鏡比不戴眼鏡多旋轉 48%。

眼外肌將過度緊張而不舒適，這比視網膜成像增大 25% 更令人難受。

第四節　環形盲區

光線入射鏡片，入射點越靠近鏡片邊緣，稜鏡效應越大。

下圖 C 中，凸球面鏡片於眼前，由物點 O 發出的光線入射到鏡片的最邊緣，因稜鏡效應折向基底，成爲進入瞳孔最周邊的光線。

凸球面鏡片，O_1～O_2 任一物點發出的光線均無法進入瞳孔，故位於此範圍內的物體，眼睛皆看不見。這區域是爲盲區（可見範圍內視覺縮減的區域）。

眼鏡鏡片四周盲區環繞，故稱爲環形盲區（ring scotoma）。

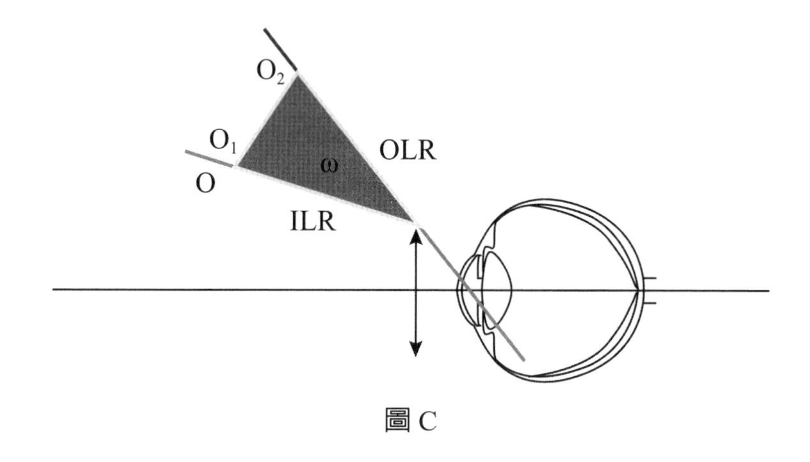

圖 C

盲區最外側邊界，以 O_2 光線爲界，稱爲外側界光（outer limiting rays）。

盲區最內側邊界。以 O_1 光線爲界，稱爲內側界光（inner limiting rays）。

盲區的大小以內外側界光夾角（ω）表示，其大小與矯正眼鏡的屈光度、鏡片的直徑、鏡片後頂點到瞳孔的距離有關，環形盲區的會隨眼球轉動而改變。可用稜鏡效應公式計算，$\tan \omega = P(\Delta) / 100$。

因內側界光與光軸不平行且有大傾角，實際盲區必大於計算值。

頂點距離愈長，內側界光與光軸夾角變小，盲區範圍亦變小。

一般眼鏡的環形盲區約 9°～15°。

環形盲區依眼鏡的形態而異。圓形鏡片的盲區爲圓環形，長方形鏡片的盲區爲長方環形。戴鏡者雖不覺得有環形盲區，事實上物體卻在環形盲區消失了。

舉例：屈光度 +8.00 D 的矯正眼鏡，鏡片直徑爲 60 mm，頂點距離 12 mm，求眼鏡的環形盲區大小？

解答：+8.00 DS 透鏡，距離光學中心 6÷2 = 3 cm 處的稜鏡效應，

$P = C \cdot F = 3 \times 8 = 24(\Delta)$

設盲區內外界光的夾角爲 ω，則 $\tan \omega = 24 / 100 = 0.24$，

$\omega = 13.50°$，即環形盲區大小爲 13.50°。

舉例：屈光度 +14.00 D 的矯正眼鏡，鏡片直徑爲 6 cm，頂點距離 12 mm，求眼鏡的環形盲區大小？

解答：周邊稜鏡效應爲：$P = 3 \times 14.00 = 42$（Δ）

$\tan \omega = 42 / 100$，$\omega = 22.78°$，

即環形盲區大小爲 22.78°。

得知，屈光度越高環形盲區也越大。亦可推知鏡片直徑越大環形盲區也越大。

環形盲區移動方向與眼球轉動方向相反。

眼球不動而將眼鏡片上下左右移動，同樣出現轉動盲區現象，但爲同向轉動。

頂點距離不變只轉動頭部，則環形盲區平行轉動。

環形盲區現象表現在看遠方物體時，因鏡片中央範圍大，容易忽視周邊物體，故盲區常常不被覺察。

近距離看書寫字時，注意力集中，更容易忽略環形盲區。

看 1～3 m 中距離物體時，環形盲區最容易被感知，但稍微移動頭位或眼位，就能補償，容易養成盲區不存在的感覺。

對於凹球面鏡片，通過鏡片四周的光線折向基底（鏡片的邊緣）。

內界光反在外界光外，形成負的環形區，在這區域內的物體，既有不通過鏡片直接被看見，亦有通過鏡片折射後被看見，即眼睛看到兩個物像，故爲環形複像區。

環形複像區的移動，與眼球轉動方向亦相反。

環形盲區（＋）和環形複像區（－）都是稜鏡效應造成，只要眼鏡都有，唯有隱形眼鏡無此現象。

第五節　色散效應

白光通過稜鏡會發生色散。而鏡片稜鏡色散產生的視覺效果：

1. 像緣著色

通過稜鏡看物體，如果背景較淡，常可見影像的邊緣有彩色現象。

靠近稜鏡基底的影像，邊緣呈藍紫色，靠近稜鏡頂尖的影像，邊緣呈橙紅色。這現象，超過 8Δ 稜鏡度時較明顯。但長期戴用稜鏡者，常已適應而不自覺。

長期適應稜鏡者忽然除去已適應的稜鏡，有時反會看見相反的像緣著色，即於稜鏡頂尖影像邊緣呈藍紫色，靠近基底影像邊緣呈橙紅色。

像緣著色好發於單眼稜鏡。

如兩眼同時戴用基底同向的稜鏡，因兩眼融像，像緣的色彩會比較模糊或消失不見。

2. 色彩立體感

通過稜鏡看不同色彩的物體，由於不同色彩通過稜鏡後折射程度不同，到達視網膜的位置就有差異。

若稜鏡基底朝向水平（BI 或 BO），彩色物體在雙眼視網膜的成像，形成水平分開像點，而產生空間深度不同的感覺，是謂色彩立體感。

如兩眼均戴基底向外的稜鏡，且稜鏡度大於 6Δ，則物體的藍色部分顯得移近，紅色部分顯得較遠。

如兩眼均戴基底向內的稜鏡，則感覺物體的紅色部分較近而藍色部分較遠。

色彩立體感的強弱，除因人而異外，稜鏡的偏向角愈大，色彩立體感愈強。物體的色彩飽合度越高，或色彩波長的差距越大，則彩色物體的邊界越清晰，色彩立體感越強。

色彩立體感過強，會令人對物體的距離判斷錯誤。

因而裝配高稜鏡度眼鏡時，除物體位移及變形外，色彩立體感也是障礙之一。

第六節　鏡片的偏心和眼球迴轉角

偏向角和迴轉角

眼鏡光學中，普遍以鏡片的偏向角代表眼球的迴轉角（同値反向）。

實際上，因爲頂點距離，用 Prentice 法則計算的偏向角，無法眞正代表眼球的迴轉角。

當鏡片的光軸和視軸不一致時，平行於鏡片光軸的光線通過鏡片的偏心點後，因折射而改變方向，不能通過眼球的迴轉中心，也無法成像於視網膜的黃斑中心。

而眼球通過迴轉注視物體，成像於視網膜的黃斑中心，故眼球的迴轉角和鏡片的偏向角其實並不相同。

平行於光軸的 A 入射光線，經鏡片折射後無法通過眼球的迴轉中心（R），必須 B 點的光線才能經鏡片折射通過眼球的迴轉中心，眼球注視此光線時視軸轉向 BR 方向。

BRA 才是眼球的迴轉角 $\delta(\Delta)$，則：

$$\delta = C \times F / 1 - (Z \times C)$$

δ：眼球的迴轉角（Δ）

Z：鏡片和眼球迴轉中心的距離（cm）

C：視軸和鏡片光軸的距離（偏心）（cm）

F：屈光度（1 / f），凸透鏡爲「+」，凹透鏡爲「−」

圖 D、圖 E 爲正負鏡片與眼球迴轉角的示意圖。

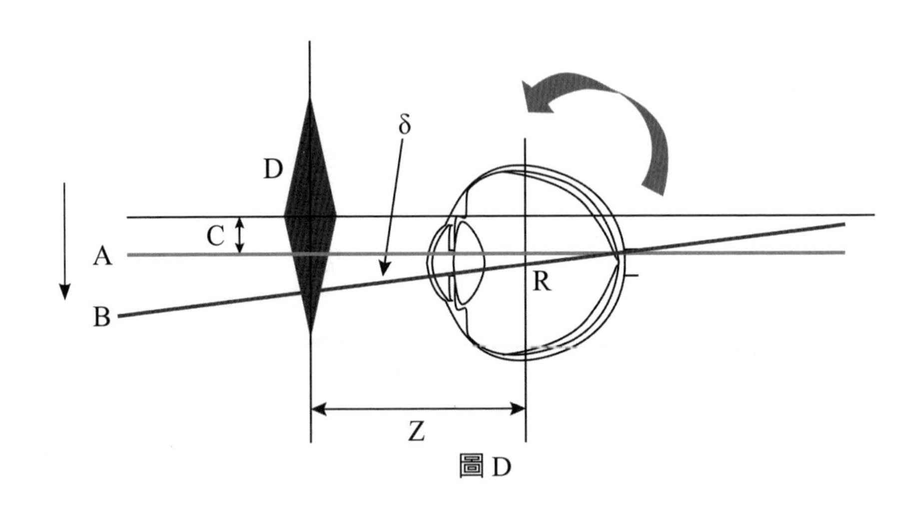

圖 D

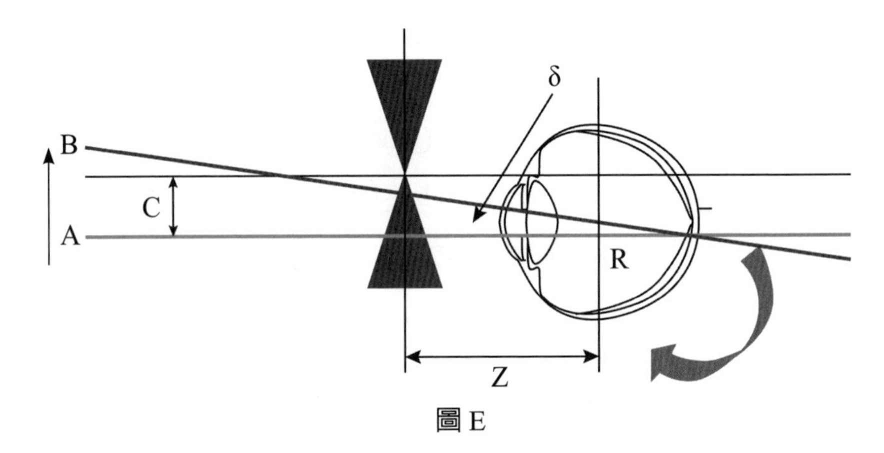

圖 E

舉例：鏡片屈光度爲+6.00 D。鏡片與眼球迴轉中心距離爲25 mm。於眼鏡片光學中心旁 2 mm 處對正視軸，求此偏心點的偏向角及眼球的迴轉角？

解答：鏡片偏心點的偏向角爲：

$P = C \cdot F = 0.2 \times (+6.00) = 1.2\Delta$

$P = 100 \tan\theta$，$1.2 = 100 \tan\theta$

$\tan\theta = 0.012$，故 $\theta = 0.688°$

眼球迴轉角為：$\delta = C \times F / 1 - (Z \times C)$

$= 0.2 \times 6 / 1 - (2.5 \times 0.2) = 2.4\Delta$（正鏡片）

舉例：眼鏡屈光度為−6.00 D。鏡片與眼球迴轉中心距離為 25 mm。於鏡片光學中心旁 2 mm 處正對視軸。求此偏心點的偏向角及眼球的迴轉角？

解答：眼鏡片偏心點的偏向角為：

$P = C \cdot F = 0.2 \times (-6.00) = -1.2\Delta$

$P = 100 \tan\theta$，$-1.2 = 100 \tan\theta$，

$\tan\theta = -0.012$，$\theta = -0.688°$

眼球迴轉角為：$\delta = 0.2 \times (-6) / 1 - (2.5 \times 0.2) = -2.4\Delta$（負鏡片）

不論是凸透鏡或凹透鏡，偏心點的偏向角，皆可由 Prentice 法則求得。

但當透鏡的偏心點固定時，眼球的迴轉角並不等同於偏向角。

正負值只表示轉動方向而已（眼球皆往稜鏡頂尖方向轉動）。

正鏡片，迴轉角大於偏向角，負鏡片，迴轉角小於偏向角。

如以偏向角當做迴轉角，在低屈光度鏡片，差值不大，在高屈光度鏡片，當偏心距離較大時，則差值頗大。

第七節　輻輳與偏心容許值

水平方向的光偏心容許值

臨床上，常將瞳孔距離代替視軸間距，因此配眼鏡要求兩眼鏡片的光心距離和瞳孔距離一致。如兩者不等，就會產生水平方向偏心。

長時間眼球注視水平方向偏心點，極不舒服。但因爲眼睛的輻輳（輻湊）較強，眼球水平方向輕度的內聚或開散，仍可忍受。

圖 F 爲正鏡片與輻輳示意圖

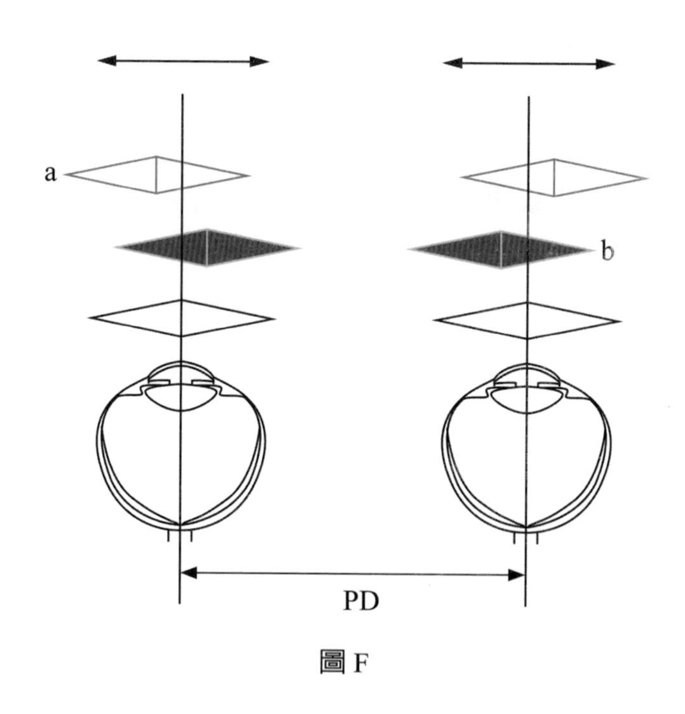

圖 F

(a) 瞳孔距離小於光心距離時，產生基底朝外的稜鏡效應，眼球向內迴轉，引起輻輳內聚運動。

(b) 瞳孔距離大於光心距離時，產生基底朝內的稜鏡效應，眼球向外迴轉，引起輻輳開散運動。

圖 G 爲負鏡片偏心與輻輳示意圖

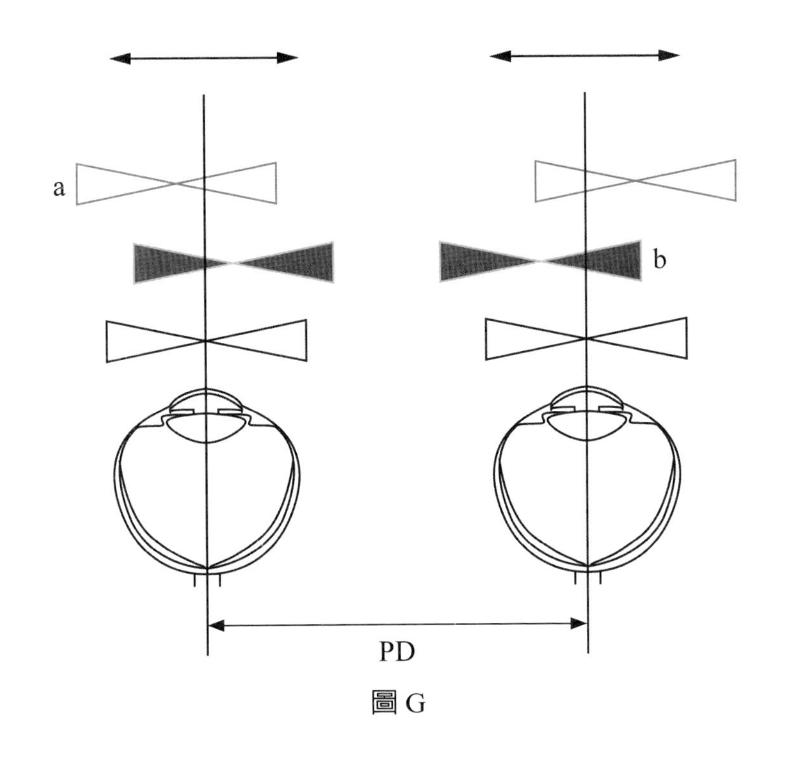

圖 G

(a) 瞳孔距離小於光心距離時，產生基底朝內的稜鏡效應，眼球向外迴轉，引起輻輳開散運動。

(b) 瞳孔距離大於光心距離時，產生基底朝外的稜鏡效應，眼球向內迴轉，引起輻輳內聚運動。

人眼能容忍鏡片中心偏位的最大距離，就是光偏心（光心偏位）的容許量。

光偏心容許值是根據大數據資料的平均值決定。

此值是以基底朝外或朝內稜鏡，測定雙眼視時，最大眼球的迴轉角。

常爲單眼值，亦可平均分配於兩眼。各國法定的容許值不盡相同。

通常眼用眼鏡水平方向光偏心的容許值：

雙眼容許的開散輻輳爲 0.25 Δ～0.5 Δ

雙眼容許的內聚輻輳爲 0.5 Δ～1.0 Δ

以稜鏡度爲單位的容許值，隨矯正眼鏡屈光度不同而光偏心值亦不同，將 Δ 值轉爲 mm 值可用 Prentice 法則可求得，亦可用較精確的迴轉角公式求得。

正負值只表示輻輳方向而已（內聚或開散）。

舉例：容許迴轉角爲 0.5 Δ，鏡片的屈光度爲 +10.00 D。

求得鏡片偏心容許值爲：$C = 0.5 / 10 = 0.05$ cm $= 0.5$ mm

如用迴轉角公式，則偏心容許值爲：

$C = 0.5 \times (1 - 0.025 \times 10) / 10 = 0.0375$ cm $= 0.3755$ mm

如鏡片爲 − 10.00 D.S，則用 Prentice 法則。

求得鏡片偏心容許值爲：$C = 0.5 / -10 = -0.05$ cm $= -0.5$ mm

如用迴轉角公式，則偏心容許值爲：

$C = 0.5 \times (1 - 0.025 \times 10) / -10 = -0.0375$ cm $= -0.3755$ mm

不同屈光度鏡片的水平方向光偏心容許值特性如下：

1. 偏向角相同時，眼鏡片屈光度低，光心偏位容許值大；眼鏡片屈光度高，光心偏位容許值小。

2. 眼鏡片屈光度低時，兩種方法求得的光心偏位容許值相差不大。
眼鏡片屈光度高時，兩種方法求得的光心偏位容許值相差頗大。
3. 以迴轉角公式計算時，光心偏位容許值凹透鏡眼鏡片較大，凸透鏡眼鏡片較小。
4. 偏心值固定時，戴凹透鏡眼鏡片眼球所需迴轉角較小，戴凸透鏡眼鏡片眼球所需迴轉角較大。

垂直方向的偏心容許值

眼球正視前方物體時，水平及垂直方向皆要求視軸與光軸對正，通常眼球的垂直方向耐受力不如水平方向，雙眼鏡片光偏心的垂直方向容許值極小，因而兩眼鏡片的光心只要在同一高度上，光偏心對人眼影響較小。

如兩眼鏡片光心不再同一高度，或光心雖在同一高度而兩眼屈光度不同，則光偏心對人眼影響較大。

通常眼用眼鏡垂直方向光偏心的容許值：

雙眼平均爲 0.125 Δ，且不得超出 0.25 Δ。

不論正負，高屈光度的鏡片，幾乎不允許垂直方向的容許值。

第八節　看近瞳距的簡易估算

雙眼同時看近物，輻輳運動使瞳距相應縮短。

一般看 33 cm 處近物時，近用瞳距常以遠用瞳距減少 3～5 mm

估算。

另有簡易計算公式：$NPD = PD \times (L - 12 / L + 13)$（L：近用注視距離 mm）

此計算定位於鏡片到眼球迴轉中心距離為 25mm。

例：PD 66 mm 戴鏡者注視 33 cm 處近物時，近用瞳距？

解：$NPD = 66 \times (330 - 12 / 330 + 13) = 61$ mm。

題庫練習

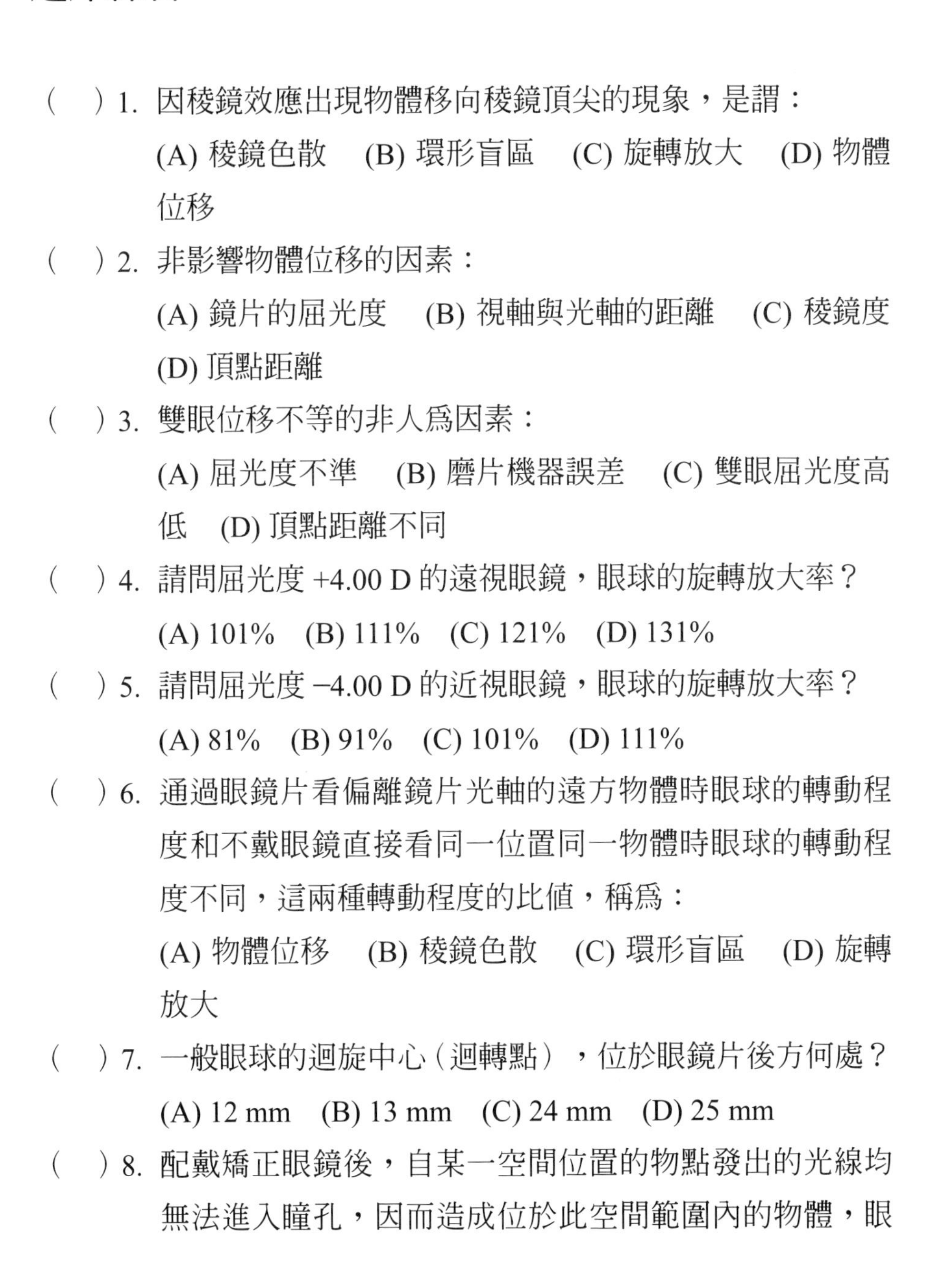

(　) 1. 因稜鏡效應出現物體移向稜鏡頂尖的現象，是謂：
(A) 稜鏡色散　(B) 環形盲區　(C) 旋轉放大　(D) 物體位移

(　) 2. 非影響物體位移的因素：
(A) 鏡片的屈光度　(B) 視軸與光軸的距離　(C) 稜鏡度　(D) 頂點距離

(　) 3. 雙眼位移不等的非人爲因素：
(A) 屈光度不準　(B) 磨片機器誤差　(C) 雙眼屈光度高低　(D) 頂點距離不同

(　) 4. 請問屈光度 +4.00 D 的遠視眼鏡，眼球的旋轉放大率？
(A) 101%　(B) 111%　(C) 121%　(D) 131%

(　) 5. 請問屈光度 −4.00 D 的近視眼鏡，眼球的旋轉放大率？
(A) 81%　(B) 91%　(C) 101%　(D) 111%

(　) 6. 通過眼鏡片看偏離鏡片光軸的遠方物體時眼球的轉動程度和不戴眼鏡直接看同一位置同一物體時眼球的轉動程度不同，這兩種轉動程度的比值，稱爲：
(A) 物體位移　(B) 稜鏡色散　(C) 環形盲區　(D) 旋轉放大

(　) 7. 一般眼球的迴旋中心（迴轉點），位於眼鏡片後方何處？
(A) 12 mm　(B) 13 mm　(C) 24 mm　(D) 25 mm

(　) 8. 配戴矯正眼鏡後，自某一空間位置的物點發出的光線均無法進入瞳孔，因而造成位於此空間範圍內的物體，眼睛看不見，類似消失。此現象稱爲：

(A) 物體位移 (B) 盲區作用 (C) 旋轉放大 (D) 高度屈光度參差

( ) 9. 眼用眼鏡產生像緣著色，造成的因素可能是：

(A) 稜鏡色散 (B) 環形盲區 (C) 旋轉放大 (D) 物體位移

( )10. 眼鏡稜鏡色散產生像緣著色現象，超過幾個稜鏡度比較明顯？

(A) 2Δ (B) 4Δ (C) 6Δ (D) 8Δ

( )11. 眼鏡稜鏡色散產生的色彩立體感，超過幾個稜鏡作用便很明顯？

(A) 2Δ (B) 4Δ (C) 6Δ (D) 8Δ

( )12. 最容易感覺環形盲區存在的距離爲何？

(A) 1～3 mm (B) 10～30 mm (C) 100～300 cm (D) 300～600 cm

( )13. 下列何者並非戴用裝配良好隱形眼鏡矯正的益處？

(A) 物像位移 (B) 旋轉放大 (C) 頂點距離 (D) 環形盲區

( )14. 何者非常見的眼鏡稜鏡效應：

(A) 物體位移 (B) 旋轉放大 (C) 雙眼位移不等 (D) 鏡片屈光度準確

( )15. 雙眼出現複視或視覺疲勞的症狀，下列最可能的因素是：

(A) 雙眼物體位移 0.25Δ (B) 雙眼旋轉放大率 105% (C) 雙眼位移不等 (D) 雙眼 0.5 mm 光偏心

( )16. 處方 +4.00 − 0.50×180 的眼鏡，PD 66mm，裝配後檢查

發現 PD 63mm，則下列敘訴何者爲眞？
(A) 迴轉角小於偏向角　(B) 眼球向內迴轉引起輻輳內聚
(C) 眼球迴轉角等於偏向角　(D) 眼球向外迴轉引起輻輳開散

(　)17. 處方 −5.00 D 眼鏡，PD 64mm，裝配後檢查發現 PD 66mm，則下列敘訴何者爲眞？
(A) 迴轉角大於偏向角　(B) 眼球向內迴轉引起輻輳內聚
(C) 眼球迴轉角等於偏向角　(D) 眼球向外迴轉引起輻輳開散

(　)18. 雙眼能容忍的垂直方向光偏心最多爲何？
(A) 0.125Δ　(B) 0.25Δ　(C) 0.50Δ　(D) 0.75Δ

(　)19. 眼用眼鏡雙眼容許的開散輻輳爲：
(A) 0.125Δ～0.75Δ　(B) 0.25Δ～0.5Δ　(C) 0.25Δ～1.0Δ
(D) 0.5Δ～0.75Δ

(　)20. 眼用眼鏡雙眼容許的內聚輻輳爲：
(A) 0.125Δ～0.25Δ　(B) 0.25Δ～0.5Δ　(C) 0.5Δ～0.75Δ
(D) 0.5Δ～1.0Δ

(　)21. 處方 −4.00−0.50 x 90 的眼鏡，PD 63mm，裝配後檢查發現 PD 65mm，則下列敘訴何者爲眞？
(A) 迴轉角小於偏向角　(B) 迴轉角大於偏向角　(C) 眼球迴轉角等於偏向角　(D) 眼球向內迴轉引起輻輳內聚

(　)22. 處方 +3.00 D 眼鏡，PD 63mm，裝配後檢查發現 PD 65mm，則下列敘訴何者爲眞？
(A) 迴轉角小於偏向角　(B) 迴轉角大於偏向角　(C) 眼球迴轉角等於偏向角　(D) 眼球向外迴轉引起輻輳開散

(　　)23. 一處方 −1.25 + 2.75×35，PD 68 mm，Add 1.50，請問其 40 cm PD 爲何？（鏡片到眼球迴轉中心距離爲 25mm）
(A) 62 mm　(B) 63 mm　(C) 64 mm　(D) 65 mm

(　　)24. 要用 −6.50 鏡片造成 5ΔBD 稜鏡效應，該透鏡的光軸中心（OC）必須偏向：
(A) 上移 13mm　(B) 下移 13mm　(C) 下移 7.7mm　(D) 上移 7.7mm

(　　)25. 若一屈光力爲 +2.00DS / +2.00DC×090 之右眼鏡片，求在光心上方 5mm 且偏內 5mm 處的稜鏡效應？
(A) 1ΔB360 / 2ΔB090　(B) 1ΔB180 / 2ΔB270
(C) 2ΔB360 / 1ΔB090　(D) 2ΔB180 / 1ΔB270

(　　)26. 需要左眼鏡片 +8.00D 的視軸處，產生 2ΔBU / 1ΔBO 的效果，求光偏心？
(A) 上移 1.25mm / 外移 2.5mm　(B) 下移 1.25mm / 內移 2.5mm　(C) 上移 2.5mm / 外移 1.25mm　(D) 下移 2.5mm / 內移 1.25mm

(　　)27. 某人的右眼鏡片度數爲 -7.00DS，若向外偏移 3 mm，向上偏移 4mm，其產生的水平稜鏡效應爲：
(A) 2.10ΔBU　(B) 2.10ΔBI　(C) 2.10ΔBO　(D) 2.10ΔBD

(　　)28. 某人的左眼鏡片度數爲 -7.00 DS，若向外偏移 3 mm，向上偏移 4mm，其產生的垂直稜鏡效應爲：
(A) 2.80ΔBD　(B) 2.80ΔBU　(C) 2.80ΔBO　(D) 2.80ΔBI

(　　)29. 某人的右眼鏡片度數爲 -7.00DS，在 127° 柱軸方向，光心向上及向外偏移 5 mm，所產生的稜鏡效應和基底方向爲：

(A) 4.95ΔB127　(B) 3.50ΔB127　(C) 3.50ΔB217

(D) 4.95ΔB307

題庫解答

（D） 1. 解：稜鏡效應使物體移向稜鏡頂尖的現象，是謂物體位移。

（D） 2. 解：頂點距離與稜鏡效應無關，只與視場或有效屈光度有關。

（C） 3. 解：唯一非人為因素的是雙眼屈光度高低不同。其餘皆可人為修正。

（B） 4. 解：眼球旋轉放大率 $M_R = 40 / (40 - D) \times 100\% = 40 / (40 - 4) \times 100\% = 111\%$。

（B） 5. 解：眼球旋轉放大率 $M_R = 40 / (40 - D) \times 100\% = 40 / (40 - (-4)) \times 100\% = 91\%$。

（D） 6. 解：戴眼鏡與不戴眼鏡注視遠方時，兩者眼球轉動程度的比值，稱為旋轉放大。

（D） 7. 解：普遍認為眼球迴轉點位於眼鏡片後方 25 mm。另有一說是 27 mm。而角膜距迴轉點為 15 mm。

（B） 8. 解：有度數之眼鏡，才會形成稜鏡效應，也才有眼鏡之盲區作用。

（A） 9. 解：像緣著色是因為鏡片的稜鏡色散。

（D）10. 解：眼鏡超過 8Δ 稜鏡度，比較會產生像緣著色。

（C）11. 解：眼鏡超過 6Δ 稜鏡度，比較會產生色彩立體感。

（C）12. 解：看 1～3 m 中距離物時，環形盲區最容易被感知。

（C）13. 解：頂點距離與配戴眼鏡有關，實際上與隱形眼鏡矯正或裝配良好無關。

（D）14. 解：鏡片屈光度準確與否無關眼鏡稜鏡效應，鏡片光學中心沒對準才有關。

（C）15. 解：最可能的因素為雙眼位移不等。其餘因素影響較小甚至可以適應。

（D）16. 解：此處方之水平屈光度為 +4.00 D，因瞳孔距離大於光心距離，產生基底朝內的稜鏡效應，眼球向外迴轉，引起輻輳開散運動。

（D）17. 解：此處方之水平屈光度為 −5.00 D，因瞳孔距離小於光心距離，產生基底朝內的稜鏡效應，眼球向外迴轉，引起輻輳開散運動。

（B）18. 解：雙眼能容忍的垂直方向光偏心不得超出 0.25Δ。

（B）19. 解：眼用眼鏡雙眼容許的開散輻輳為 $0.25\Delta \sim 0.5\Delta$。

（D）20. 解：眼用眼鏡雙眼容許的內聚輻輳為 $0.5\Delta \sim 1.0\Delta$。

（A）21. 解：此處方之水平屈光度為 −4.50 D，因為偏心產生迴轉角小於偏向角。

（B）22. 解：此處方之水平屈光度為 +3.00 D，因為偏心產生迴轉角大於偏向角。

（C）23. 解：近用瞳距 $NPD = 68 \times (400 - 12 / 400 + 13) = 63.88$ mm ≒ 64 mm。

（D）24. 解：$P = C \times F$，故 $C = \frac{5}{6.50} = 0.769\text{cm} \fallingdotseq 7.7$ mm。BD 稜鏡光心要上移。

（D）25. 解：水平屈光度為 +4.00D，垂直屈光度為 +2.00D，

水平 $P = C \times F = 0.5 \times 4 = 2\Delta$。BO（B180）。

垂直 $P = C \times F = 0.5 \times 2 = 1\Delta$。BD（B270）。

（C）26. 解：垂直 $P = C \times F$，$C = \frac{2}{8.00} = 0.25cm = 2.5\ mm$。BU 稜鏡光心要上移。

水平 $P = C \times F$，$C = \frac{1}{8.00} = 0.125cm = 1.25\ mm$。BO 稜鏡光心要外移。

（B）27. 解：水平 $P = C \times F = 0.3 \times 7 = 2.1\Delta$。右眼近視光心外移為 BI。

（A）28. 解：垂直 $P = C \times F = 0.4 \times 7 = 2.8\Delta$。左眼近視光心上移為 BD。

（D）29. 解：右眼近視光心向上向外偏移，形成稜鏡基底向下向內，故基底方向在第四象限 127°+180° = 307° 處

水平稜鏡 $P_H = C \times F = 0.5 \times 7 = 3.5\Delta$。（BD）

垂直稜鏡 $P_V = C \times F = 0.5 \times 7 = 3.5\Delta$。（BI）

$P = \sqrt{P_H^2 + P_V^2} = \sqrt{(3.5)^2 + (3.5)^2}$

$= 4.9497\Delta$。

第8章 眼鏡的有效屈光力與放大率等

第一節　眼鏡的有效屈光力（有效鏡度）

鏡片的矯正原理是使鏡片的第二焦點落在眼球的遠點上，使遠處的光線，能在無調節狀態下，聚焦在視網膜的黃斑部，而獲得清晰的影像。

頂點距離除造成屈光度不同外，也會影響視網膜上成像的放大率。

眼用鏡片將平行光線聚焦在視網膜黃斑部，如果鏡片的位置改變，成像焦點也會隨之改變。

如要維持焦點距離不變，就必須改變鏡片的屈光力，使其維持原先的成像位置。距離不同的鏡片，卻有相同的屈光力，是爲有效屈光力（effective power）。

對正鏡片而言，鏡片靠近眼球（降低頂點距離），遠視矯正不足，則需增加度數；鏡片遠離眼球（增加頂點距離），遠視矯正過度，則需減少度數，以維持有效屈光力。（負鏡片反之）

如下圖，若鏡片由A點移至B點，則鏡片有效屈光力的公式：

$$F_B = \frac{F_A}{1 - d \times F_A} \quad (d = f_A - f_B)$$

F_A：鏡片原來位置的後頂點屈光力

F_B：鏡片後來位置的後頂點有效屈光力

f_A：鏡片原來位置的後頂點焦距

f_B：鏡片後來位置的後頂點有效焦距

d（M）：A 點與 B 點的距離，若鏡片移向眼睛取正值，遠離眼睛取負值

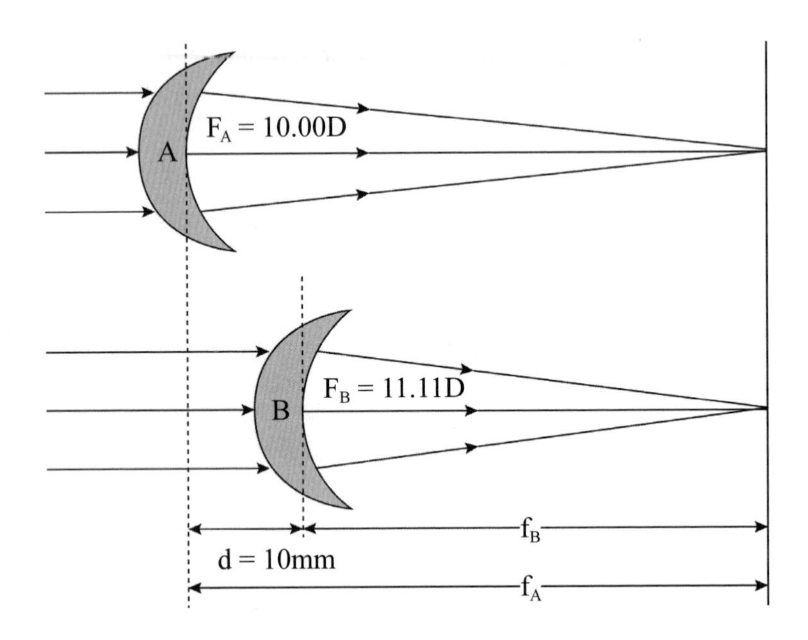

舉例：

某人使用試鏡架時，若試鏡片的後頂點 *A* 至角膜前緣的距離爲 10mm，當試鏡片的後頂點屈光力爲 −8.00DS 時恰能完全矯正視力，但若最後配鏡時鏡片的後頂點 *B* 至角膜前緣的距離爲 15mm，如下圖，求配鏡的後頂點有效屈光力？

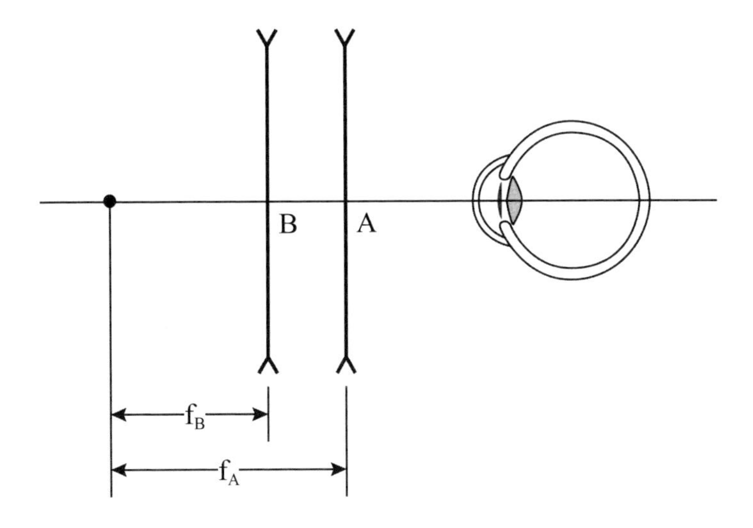

解答：

$f_A = 1 / F_A = 1 / (-8) = -0.125\text{m} = -125\ \text{mm}$

$f_B = f_A - d = -125 - (-5) = -120\ \text{mm}$

$\therefore F_B = 1 / f_B = 1 / -0.12 = -8.33\ \text{D}$

也可以用有效屈光力公式解釋：

$$F_B = \frac{F_A}{1 - d \cdot F_A} = \frac{-8}{1-(-0.005)\times(-8)} = -8.33\text{D}$$

對於散光眼，遠處物體上的每一點通過眼睛的屈光系統，均將產生兩條焦線，不論散光的性質如何，視網膜相對眼球也有兩個共軛遠點，即矯正鏡片也有兩個像方焦點與這兩個遠點重合。

隨著鏡片在眼前距離的移動，必須考慮鏡片兩主經線上的有效屈光力變化，通常分別求兩主經線上的有效屈光力，再合成新的球柱面處方。

舉例：

有一眼鏡片處方爲 +8.00 DS / −2.00 DC×180，頂點距離爲

10 mm 時恰可完全矯正，若最後配鏡時的頂點距離爲 14 mm，求鏡片的後頂點有效屈光力應爲多少？

解答：

$d = 10 - 14 = -4\ \text{mm} = -0.004\ \text{m}$

原處方可以改寫爲：+8.00 DC×90 / +6.00 DC×180

$$F_{e1} = \frac{F_1}{1 - d \cdot F_1} = \frac{8}{1 + 0.004 \times 8} = 7.75\ \text{D}$$

$$F_{e2} = \frac{F_2}{1 - d \cdot F_2} = \frac{6}{1 + 0.004 \times 6} = 5.86\ \text{D}$$

新處方爲：+7.75 DC×90 / + 5.86 DC×180

或可以爲：+7.75 DS / − 1.89 DC×180

上例處方爲複性遠視性散光，當鏡片再遠離眼睛 4mm 時，球面屈光度需降低 0.25 D，柱面屈光度需降低 0.11 D，才能維持移動後鏡片的有效屈光力。

當鏡片靠近眼睛時，反需增加球面及柱面的有效屈光力。

若是複性近視性散光，鏡片遠離眼睛，則應增加球面和柱面的有效屈光力，鏡片靠近眼睛時，則需減少球面和柱面的有效屈光力。

舉例：

顧客配戴的眼鏡度數 −8.00，若其眼鏡後表面距離眼球 10 mm，應改配多少有效屈光力的隱形眼鏡？

答：

$$F_B = \frac{F_A}{1 - d \cdot F_A}$$

$$F_B = \frac{-8.00}{1 - (+0.010) \cdot (-8.00)} = \frac{-8}{1.08} = -7.41\ \text{D}$$

因此隱形眼鏡的有效屈光力爲 −7.41 D，而實際隱形眼鏡的處方選配應爲 −7.25 D（換句話說，產生 +0.59 D 的正添加度數）。

第二節　光學放大率

物體經透鏡成像後，成像與原物的大小之比稱爲放大率。

球面折射系統，放大率分成：橫向放大率、軸向放大率、角放大率三種。

軸向放大率、角放大率與眼鏡相關較小，眼鏡光學主要談橫向放大率。

1. 橫向放大率（α）：

橫向放大率是像高與物高的比值，隨著物體位置而定，一個橫向放大率只對應一個物體的位置，如下圖：

$$\text{橫向放大率}\ \alpha=\frac{A'B'}{AB}=\frac{q}{p}=\frac{f}{x}=\frac{x'}{f'}$$

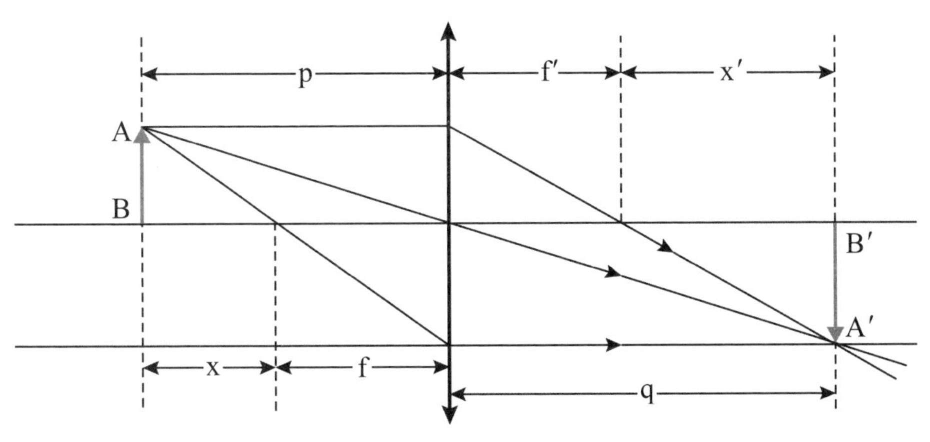

透鏡橫向放大率

2. 軸向放大率（β）：

物體沿光軸移動 dx，則成像也相應沿光軸移動 dx'，dx' 與 dx 的比值便是軸向放大率，或稱深度比，如下圖：

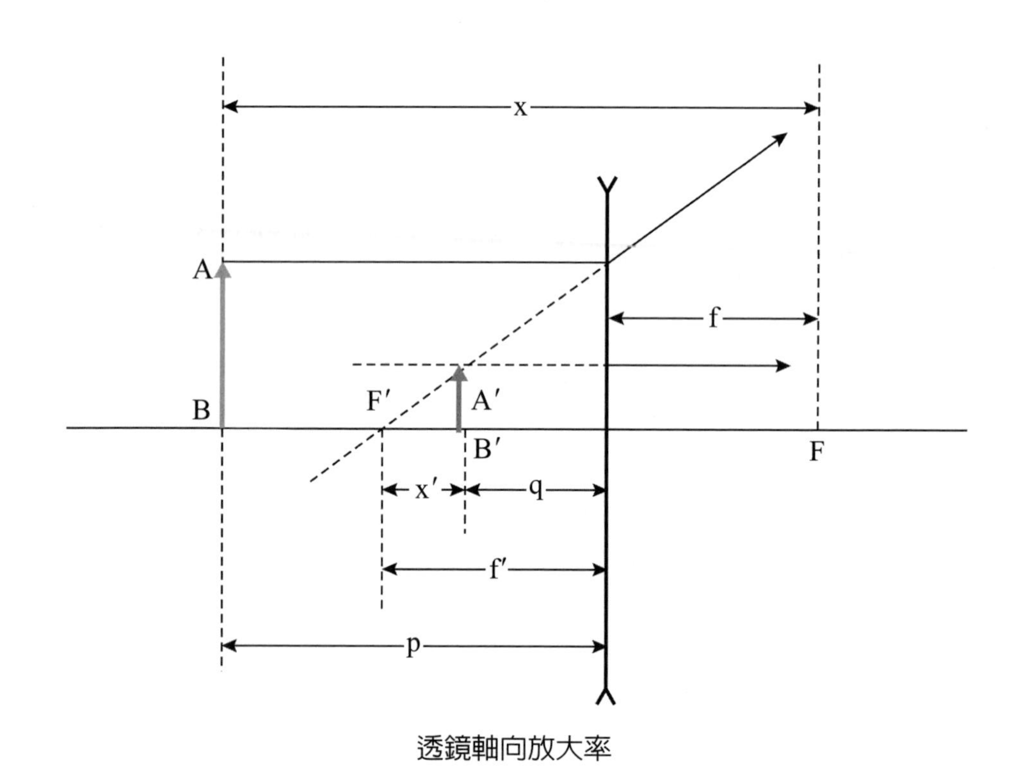

透鏡軸向放大率

$$\beta=\frac{dx'}{dx}=-\frac{x'}{x}=\left(\frac{x'}{f'}\right)\Big/\left(-\frac{f}{x}\right)=\alpha^2$$

軸向放大率只與共軛點的位置有關，軸向放大率等於橫向放大率的平方，表示對於有軸向長度的物體，其軸向和垂軸放大比率不同，但當軸向放大率等於 +1 或 −1 時例外。

3. 角放大率（γ）：

當物體位於無窮遠時，物像大小尺寸之比值便是角放大率。

角放大率也爲共軛光線的像方孔徑角與物方孔徑角之比值。

$$\gamma=\frac{\tan\omega'}{\tan\omega}=\frac{p}{q}=\frac{1}{\alpha}$$

即像在出射光瞳中心的夾角和物在入射光瞳中心夾角的正切比，如下圖：

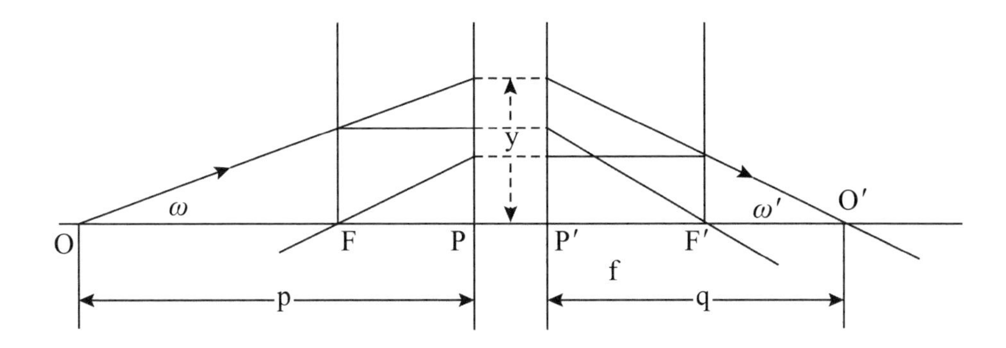

角放大率只與共軛點的位置有關，與共軛光線和光軸的夾角 ω 和 ω′ 的大小無關，角放大率是橫向放大率的倒數。

理想的光學系統中，共軛面上三種放大率的關係爲：

$$\beta=\alpha^2，\gamma=1/\alpha，\alpha=\beta\times\gamma$$

主要的橫向放大率 = 軸向放大率 × 角放大率

$$\text{橫向放大率（M）}=\frac{\text{像距}}{\text{物距}}=\frac{\text{像高}}{\text{物高}}=\frac{\text{物側聚散度}}{\text{像側聚散度}}$$

M > 0，像正立

M < 0，像倒立

|M| > 1，像放大

|M| < 1，像縮小

眼用鏡片的屈光力與型式都會影響視網膜的成像大小。

聚焦（凸）鏡片使視角放大，發散（凹）鏡片使視角縮小。

眼鏡放大率

戴眼鏡與未戴眼鏡，注視遠方同一物體，影像大小的比值，稱爲眼鏡放大率。

因鏡片的後頂點屈光力造成視網膜的成像不等，稱爲屈光力放大率（屈光度放大率）。

因鏡片的前表面屈光力、厚度與折射率產生的成像不等，稱爲型式放大率（形狀放大率）。眼鏡放大率（M_t）= 屈光力放大率（M_p）× 型式放大率（M_s）。

$$M_t = M_p \times M_s = \left(\frac{1}{1 - dF'_v}\right)\left(\frac{1}{1 - \left(\frac{t}{n}\right)F_a}\right)$$

d：眼鏡後頂點到眼球第一主平面距離（M）（有時簡略約等於頂點距離）

（實際上第一主平面位於角膜後方 1.348mm = 0.001348 M）

F'_v：鏡片後頂點屈光力（D）

F_a：鏡片前表面屈光力（D）

n：鏡片折射率

t：鏡片中心厚度（M）

舉例：

1. 一近視眼後頂點屈光度爲 −10.00DS 的眼鏡，若眼鏡位置在角膜前 14 mm 處，求其產生多少屈光力放大率？

解答：

$$d = 14\text{ mm} + 1.348\text{ mm} = 15.348\text{ mm}$$

$$M_p = \frac{1}{1 - dF_v'} = \frac{1}{1 - [0.015348 \times (-10)]} = 0.87$$

2. 有一遠視眼戴上後頂點屈光度爲 +8.00 DS 的框架眼鏡，若眼鏡位置在角膜前 14 mm 處，求其產生多少屈光力放大率？

解答：

$$d = 14\text{ mm} + 1.348\text{ mm} = 15.348\text{ mm}$$

$$M_p = \frac{1}{1 - (0.015348 \times 8)} = 1.14$$

鏡片後頂點屈折力（F'_v）之眼鏡放大率表（$d = 15$mm）：

後頂點屈折力	屈光力放大率	型式放大率	眼鏡放大率	放大率	
F_v'	M_p	M_s	M_t	百分比	性質
+12	1.22	1.08	1.32	32%	放大
+10	1.18	1.06	1.25	25%	
+8	1.14	1.04	1.18	18%	
+6	1.10	1.03	1.13	13%	
+4	1.06	1.02	1.09	9%	
+2	1.03	1.01	1.04	4%	
+0	1.00	1.01	1.01	1%	

後項點屈折力	屈光力放大率	型式放大率	眼鏡放大率	放大率	
F_v'	M_p	M_s	M_t	百分比	性質
−2	0.97	1.00	0.97	3%	縮小
−4	0.94	1.00	0.94	6%	
−6	0.92	1.00	0.92	8%	
−8	0.89	1.00	0.89	11%	
−10	0.87	1.00	0.87	13%	
−12	0.85	1.00	0.85	15%	
−14	0.83	1.00	0.83	17%	
−16	0.81	1.00	0.81	19%	

第三節　鏡架的傾斜角（前傾角）

鏡架鏡片的位置可以改變鏡片對眼球光學系統的效果。

除了頂點距離外，鏡架的傾斜角 α（pantoscopic angle, Tilt）和面彎角（WRAP angle），也會影響鏡片的有效屈光度。

眼鏡傾斜角產生實際度數（球面和散光）的改變，只有在鏡片的光軸無法通過眼球迴旋中心時產生。

若鏡片傾斜，光束將斜向入射而產生像差，譬如斜向散光造成的屈光誤差（球面及柱面），會使視力模糊。

屈光誤差產生的球面度數會使有效屈光度增加，而柱面度數將誘發和鏡片符號相同（+ 或 −）的散光，而散光軸將和鏡片傾斜方向平行（通常取 180°）。

眼鏡的傾斜角是小角度，使光線的入射角小，若鏡片的球面屈

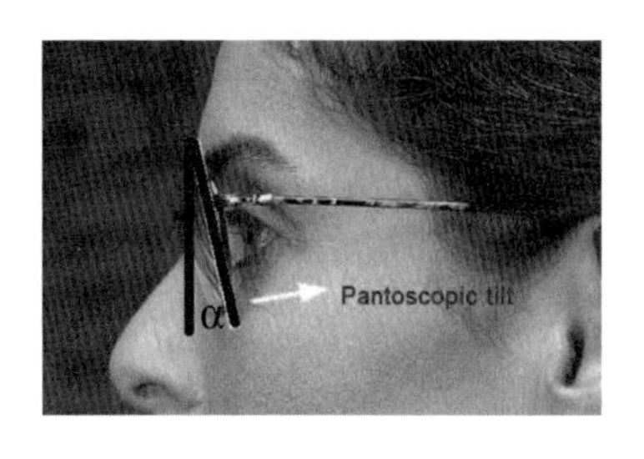

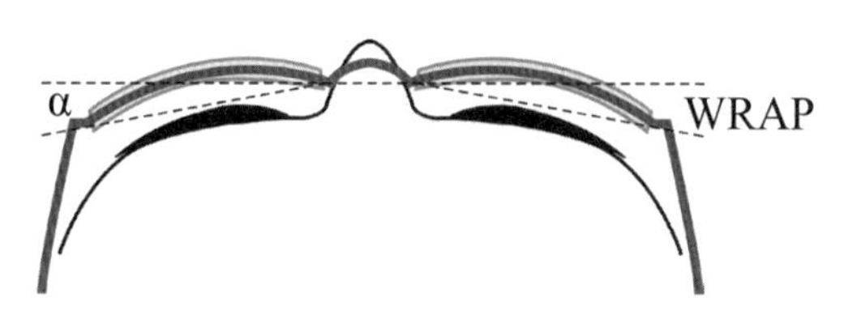

光力爲 F_s，則入射角（α）入射光學中心的光線，將會誘發新的有效球面度 F_{ns}，計算公式如下：

$$F_{ns}=\left(1+\frac{\sin^2\alpha}{2n}\right)\times F_s$$

F_{ns}：誘發的球面度數（180° 方向）

F_s：原球面度數

n：鏡片折射率

α：鏡架傾斜角

鏡架的傾斜也會誘發新的散光度數，計算公式如下：

$$C=F_{ns}\times\tan^2\alpha\text{（柱軸在 180° 方向）}$$

高屈光度鏡片及面彎大（包覆式眼鏡）或傾斜角較大的鏡架，裝配時不能忽略頂點距離的影響。

如果是面彎角造成的誘發，則 F_{ns} 在 90° 方向，而且誘發的散光柱軸也在 90° 方向，此與傾斜角的誘發有所不同。

舉例：

患者配戴 −4.00 D 的鏡片，鏡片折射率爲 1.5，若是傾斜角 15 度，中心厚度爲 2.0 mm，求鏡片的有效屈光力？

解答：

$$F_{ns}=\left(1+\frac{\sin^2 15}{2\times 1.5}\right)\times(-4.00)=-4.09\ \mathrm{D}$$

$$C=-4.09\times\tan^2 15=-0.29\mathrm{DC}\times 180$$

鏡片傾斜後新的有效屈光力爲 −4.09 − 0.29×180。誘發出新的球面與柱面度數。

鏡架的傾斜更會誘發稜鏡效應，計算公式如下：

$$\Delta=100\tan\alpha\left(\frac{t}{n}\right)F_1$$

Δ：稜鏡效應

α：鏡架傾斜角（或入射光與光軸的夾角）

t：鏡片中心厚度，單位爲公尺（m）

n：鏡片折射率

F_1：鏡片前表面的屈光力（D）

舉例：

患者配戴 −4.00 的鏡片，鏡片折射率爲 1.6，前基弧 F_1 = +4.00DS，中心厚度爲 2.0 mm，若傾斜角 15 度，求誘發的稜鏡效應？

解答：

$$\Delta=100\tan\alpha\left(\frac{t}{n}\right)F_1$$

$$\Delta=100\tan 15\left(\frac{0.002}{1.6}\right)4.00=0.13\Delta$$

當鏡片小角度傾斜造成視軸未對準光軸時產生的像差，可以改變鏡片的光心位置加以補償或消除，有一簡易公式計算：

$$O_C = L \, \mathrm{Sin} \, \alpha$$

O_C：光心下降距離（mm）

L：眼球迴旋中心至鏡片後頂點距離（mm）

α：鏡架傾斜角

因此如鏡架傾斜角每增加 2°，則調整光學中心下降 1 mm，來確保視軸通過鏡片的光學中心。（眼球迴旋中心至角膜頂點距離舊有 25mm 新有 27mm 兩數據）

第四節　眼鏡的視場（視野）

眼球外側的視野大約90度，戴上配鏡後眼鏡的視野稱為視場。

鏡片的視場是由鏡片看到的視野範圍，通常以角度表示，就是透過鏡片看到的最大角度。

若戴一副空鏡架，視場範圍即是鏡架邊緣與眼球旋轉中心的夾角，如圖 (a)。

裝上鏡片後，經鏡片折射後的視場範圍會產生變化，變化的原因與稜鏡效應有關。

配戴正鏡片的人，透過鏡片邊緣產生的稜鏡效應，等同配戴基底朝內的稜鏡，影像將向外移，使光錐縮小，視場減少，如圖 (b)。

配戴負鏡片的人，透過鏡片邊緣產生的稜鏡效應，等同配戴基底朝外的稜鏡，影像將向內移，使光錐擴大，視場增加，如圖 (c)。

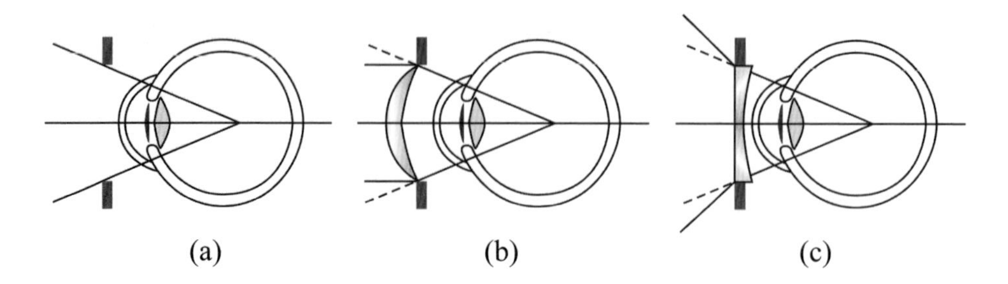

由此得知注視物體時，裝正鏡片鏡架相較於空鏡架視場張角減小，裝負鏡片鏡架相較於空鏡架視場張角增大。

空鏡架與眼球迴旋點的夾角稱作視覺視場。

鏡片的有效直徑與眼球迴旋點共軛遠點的夾角稱爲實際視場。

視覺視場僅與鏡架的大小和頂點距離有關，實際視場（2Φ）除與鏡片的頂點距離有關外，也受鏡片半徑（y）和鏡片屈光力（F）影響，鏡片半徑越大或鏡片屈光力越高，實際視場越大。

戴近視眼鏡增加實際視場，戴遠視眼鏡縮減實際視場，尤其是高度遠視眼，可以縮短頂點距離或改變鏡片設計來增加實際視場。

若再考慮像差，則增加或縮減實際視場之比例會更大。

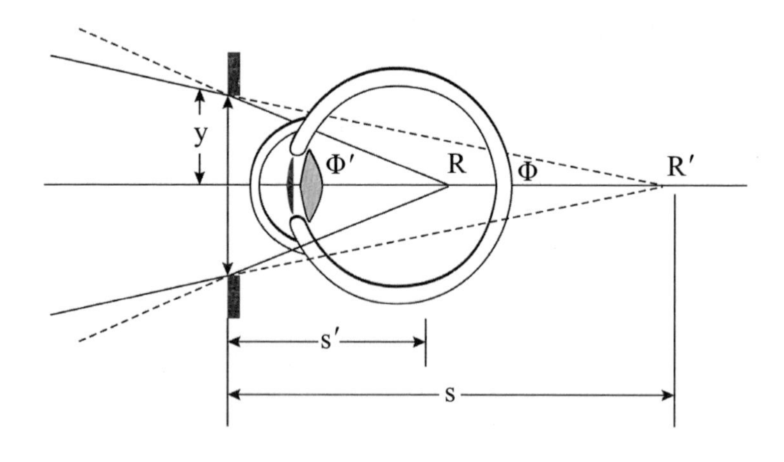

鏡架至眼球迴旋中心共軛遠點 R′ 的夾角爲 Φ。

鏡架至眼球迴旋中心 R 的夾角爲 Φ′。

則實際視場 = 2Φ，視覺視場 = 2Φ′。

假設鏡片半徑 = y(mm)、鏡片至眼球迴旋中心 R 的距離 = s′。

鏡片至眼球迴旋中心共軛遠點 R′ 的距離爲 s。

視場公式：

$$\text{視覺視場：}\tan\Phi' = \frac{y}{s'}$$

$$\text{實際視場：}\tan\Phi = \frac{y}{s}$$

$$\tan\Phi = \frac{y \times s}{1000} = \frac{y(s' - F)}{1000}$$

因 s 位置之聚散度 = s′ − F，若 s′ 平均值 25mm（或 27mm），則 s′ 位置之聚散度 = +40.00D（+37.00D），得：

$$\tan\Phi = \frac{y\,〔40\,（\text{或}\ 37）- F〕}{1000}$$

舉例：

若鏡片直徑寬 45 mm，鏡片距離眼球迴旋點距離爲 2.5 cm，試算 +5.00D 與 −5.00D 兩種矯正鏡片，實際視場和視覺視場爲何？

解答：

先求 +5.00D 鏡片的 Φ

$\tan\Phi = \dfrac{Y(40 - F)}{1000} = \dfrac{22.5(35)}{1000} = 0.788$，故 Φ = 38°12'

實際視場 = 2Φ = 2(38°12') = 76°24'

再求 −5.00D 鏡片的 Φ

$\tan\Phi = \frac{Y(40 - F)}{1000} = \frac{22.5(45)}{1000} = 1.012$，故 $\Phi = 45°21'$

實際視場 $= 2\Phi = 2(45°21') = 90°42'$

兩者的視覺視場 $= 2\Phi'$，而 $\Phi' = \frac{Y(40)}{1000} = \frac{22.5(40)}{1000} = 0.9$，故 $\Phi' = 42°$

可得兩者的視覺視場 $= 2\Phi' = 84°$

因此 +5.00D 鏡片的實際視場縮減 7°36'。

−5.00D 鏡片的實際視場增加 6°42'。

題庫練習

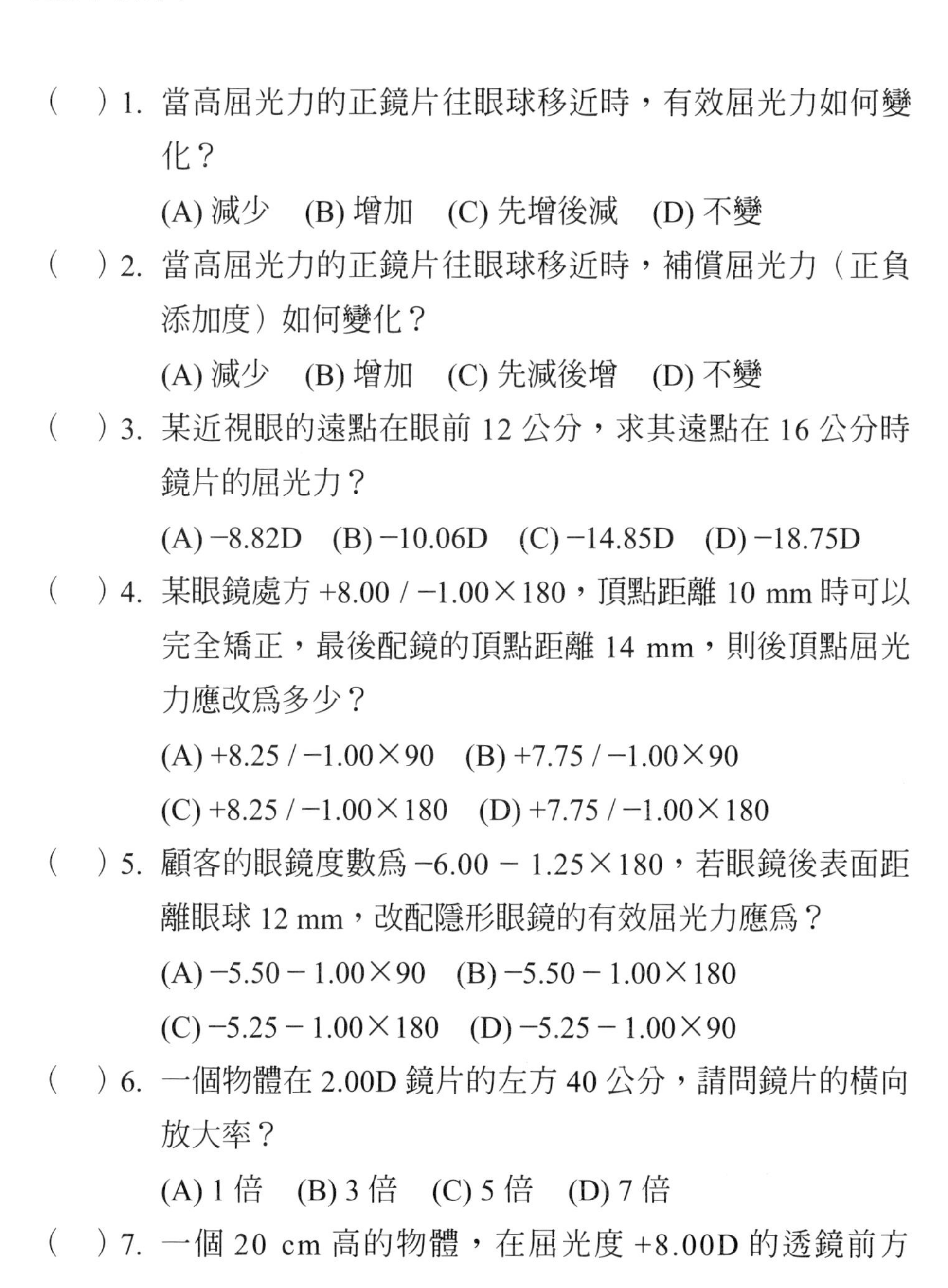

(　) 1. 當高屈光力的正鏡片往眼球移近時，有效屈光力如何變化？

(A) 減少　(B) 增加　(C) 先增後減　(D) 不變

(　) 2. 當高屈光力的正鏡片往眼球移近時，補償屈光力（正負添加度）如何變化？

(A) 減少　(B) 增加　(C) 先減後增　(D) 不變

(　) 3. 某近視眼的遠點在眼前 12 公分，求其遠點在 16 公分時鏡片的屈光力？

(A) −8.82D　(B) −10.06D　(C) −14.85D　(D) −18.75D

(　) 4. 某眼鏡處方 +8.00 / −1.00×180，頂點距離 10 mm 時可以完全矯正，最後配鏡的頂點距離 14 mm，則後頂點屈光力應改爲多少？

(A) +8.25 / −1.00×90　(B) +7.75 / −1.00×90

(C) +8.25 / −1.00×180　(D) +7.75 / −1.00×180

(　) 5. 顧客的眼鏡度數爲 −6.00 − 1.25×180，若眼鏡後表面距離眼球 12 mm，改配隱形眼鏡的有效屈光力應爲？

(A) −5.50 − 1.00×90　(B) −5.50 − 1.00×180

(C) −5.25 − 1.00×180　(D) −5.25 − 1.00×90

(　) 6. 一個物體在 2.00D 鏡片的左方 40 公分，請問鏡片的橫向放大率？

(A) 1 倍　(B) 3 倍　(C) 5 倍　(D) 7 倍

(　) 7. 一個 20 cm 高的物體，在屈光度 +8.00D 的透鏡前方

40cm 處。其橫向放大倍率爲何？

(A) 0.45 倍　(B) −0.45 倍　(C) 1 倍　(D) −1 倍

(　) 8. 若球面鏡的放大率爲 3，一個高 20 cm 的物體放在鏡前，像高應爲多少？

(A) 20cm　(B) 40cm　(C) 60cm　(D) 80cm

(　) 9. 一鏡片的後頂點屈光力 6.00 D，前表面屈光力 4.00 D，頂點距離爲 14mm，求鏡片的屈光力放大率？

(A) 0.92　(B) 1.09　(C) 1.52　(D) 1.76

(　)10. 折射率 1.5 鏡片的後頂點屈光力爲 8.00 D，前表面屈光力爲 6.00 D，中心厚度 3 mm，頂點距離 14 mm，求鏡片的型式放大率？

(A) 1.00　(B) 1.01　(C) 1.02　(D) 1.03

(　)11. 折射率 1.7 鏡片的後頂點屈光力爲 −8.00 D，前表面屈光力爲 6.00 D，中心厚度 2 mm，頂點距離 15 mm，求鏡片的總放大率？

(A) 0.85　(B) 0.90　(C) 0.95　(D) 1.00

(　)12. 下列何者爲眼鏡光學探討的重點？

(A) 放大率　(B) 橫向放大率　(C) 軸向放大率　(D) 角放大率

(　)13. 像高與物高比值的倒數，稱爲？

(A) 放大率　(B) 橫向放大率　(C) 軸向放大率　(D) 角放大率

(　)14. 數學式：$\frac{\text{像側聚散度}}{\text{物側聚散度}}$，稱爲？

(A) 放大率　(B) 橫向放大率　(C) 軸向放大率　(D) 角

放大率

(　　)15. 橫向放大率 M 小於 0，成像的狀態爲何？

(A) 像倒立　(B) 像放大　(C) 像正立　(D) 像縮小

(　　)16. 橫向放大率 |M| 大於 1，成像的狀態爲何？

(A) 像倒立　(B) 像放大　(C) 像正立　(D) 像縮小

(　　)17. 關於橫向放大率的敘訴，何者爲非？

(A) 橫向放大率 = 軸向放大率開根號　(B) 橫向放大率 = 軸向放大率 × 角放大率　(C) 橫向放大率 × 角放大率 = 1　(D) 橫向放大率是像高與物高的比值，亦是物距與像距的比值

(　　)18. 因爲鏡片屈光力變化造成視網膜的成像不一，稱爲：

(A) 橫向放大率　(B) 型式放大率　(C) 軸向放大率　(D) 屈光力放大率

(　　)19. 不影響鏡片有效屈光度的因素爲：

(A) 鏡架面彎　(B) 鏡架傾斜角　(C) 頂點距離　(D) PD 不準

(　　)20. 患者配戴 −6.00 的鏡片，鏡片折射率爲 1.6，中心厚度爲 2 mm，若是傾斜角 14 度，求鏡片的有效屈光力？

(A) −6.00 − 0.18×180　(B) −6.11 − 0.28×180　(C) −6.11 − 0.38×180　(D) −6.00 − 0.48×180

(　　)21. 眼鏡的傾斜角過大，不可能會額外產生：

(A) 球面度數　(B) 水平軸向散光　(C) 稜鏡效應　(D) 垂直軸向散光

(　　)22. 患者配戴 −4.00 的鏡片，鏡片折射率爲 1.5，前基弧 F_1 = +5.00DS，中心厚度爲 2 mm，若傾斜角 12 度，求誘發的

稜鏡效應？

(A) 0.10 Δ (B) 0.12 Δ (C) 0.14 Δ (D) 0.16 Δ

( )23. 鏡片傾斜角增加 3°，則光學中心應如何下降調整？

(A) 0.5 mm (B) 1.0 mm (C) 1.5 mm (D) 2.5 mm

( )24. 下列敘訴何者爲非？

(A) 配戴負鏡片，產生基底朝外的稜鏡，增加視場 (B) 未配鏡片的視野稱爲視場 (C) 透過正鏡片觀看物體相對於空鏡框看物體的張角減小 (D) 配戴正鏡片，產生基底朝內的稜鏡，減少視場

( )25. 下列敘訴何者爲非？

(A) 空鏡架與眼球迴旋點的夾角稱作視覺視場 (B) 鏡片的有效直徑與眼球迴旋點共軛遠點的夾角稱爲實際視場

(C) 鏡片半徑越大或鏡片屈光力越高，實際視場越大

(D) 若再考慮像差，則增加或縮減視覺視場之比例會更大

題庫解答

（A） 1. 解：正鏡片往眼球移近時，有效屈光力會減少。

（B） 2. 解：正鏡片往眼球移近時，有效屈光力會減少。因此要增加屈光力作補償。

（C） 3. 解：$F=\frac{\text{遠點距離}}{1-(d\times\text{遠點距離})}=\frac{-12}{1-(-0.016\times-12)}=-14.85\text{ D}$。

（D） 4. 解：$d=f_A-f_B=10-14=-4\text{ mm}=-0.004\text{ M}$

眼鏡處方改為：+8.00 DC×90 / +7.00 DC×180

$$F_{90}=\frac{F_A}{1-d\times F_A}=\frac{8}{1-(-0.004)\times 8}=7.75\text{ D}$$

$$F_{180}=\frac{F_A}{1-d\times F_A}=\frac{7}{1-(-0.004)\times 7}=6.81\text{ D}$$

處方應改為：+7.75 DC×90 / +6.81 DC×180

最後合成處方：+7.75 / −0.94×180 ≒ +7.75 / −1.00×180。

（B） 5. 解：先將 −6.00 − 1.25×180 改寫成 −6.00 DC×090 / −7.25 DC×180

$$F_{90}=\frac{F_A}{1-d\times F_A}=\frac{-6}{1-(0.012)\times(-6)}=-5.60\text{ D}$$

$$F_{180}=\frac{F_A}{1-d\times F_A}=\frac{-7.25}{1-(0.012)\times(-7.25)}=-6.67\text{ D}$$

因此隱形眼鏡的有效處方為：−5.60 DC×090 / −6.67 DC×180

或可以寫成 −5.60 − 1.07×180，而實際隱形眼鏡的選擇處方為 −5.50 − 1.00×180。

（C） 6. 解：像側聚散度 $V=U+F=\frac{1}{-0.4}+2=-0.50\text{D}$

$$像距=\frac{1}{像側聚散度}=\frac{1}{-0.50}=-2M=-200\text{ cm}$$

$$橫向放大率=\frac{像距}{物距}=\frac{-200}{-40}=5\text{ 倍（正立）。}$$

（B）7. 解：像側聚散度 $V=U+F=\frac{1}{-0.4}+8=5.50\text{ D}$

$$像距=\frac{1}{5.50}\fallingdotseq 0.18\text{ M}\fallingdotseq 18\text{ cm}$$

$$橫向放大率=\frac{像距}{物距}=\frac{18}{-40}=-0.45\text{ 倍（倒立）。}$$

（C）8. 解：橫向放大率 $M=\frac{像高}{物高}$，像高 = 橫向放大率 × 物高 = $3\times0.2=0.6$ M。

（B）9. 解：鏡片的屈光力放大率 $M_p=\frac{1}{1-dFv'}=\frac{1}{1-(0.014)6}=1.09$。

（B）10. 解：鏡片的形式放大率 $M_s=\frac{1}{1-(t/n)Fa}=\frac{1}{1-(0.003/1.5)6}$ $=1.01$。

（C）11. 解：$M_t=M_p\times M_s=\left(\frac{1}{1-dF_v'}\right)\left(\frac{1}{1-(t/n)Fa}\right)$

$$=\left(\frac{1}{1-(0.015)(-8)}\right)\left(\frac{1}{1-(0.002/1.7)6}\right)=(0.893)(1.007)$$

故眼鏡的總放大率 $=0.899\fallingdotseq 0.90$。

（B）12. 解：眼鏡光學主要談橫向放大率。

（D）13. 解：橫向放大率（α）是像高與物高的比值，角放大率是橫向放大率的倒數。

（D）14. 解：橫向放大率 $=\frac{物側聚散度}{像側聚散度}$，因此這數學式亦是角放大率。

（A）15. 解：橫向放大率 $M<0$，像倒立。

（B）16. 解：橫向放大率 $|M|>1$，像放大。

（D）17. 解：橫向放大率是像高與物高的比值，也是像距與物距的比值。

（D）18. 解：因透鏡的屈光力變化造成視網膜的成像不一，稱為屈光力放大率。

（D）19. 解：頂點距離、鏡架傾斜角和面彎，皆會影響鏡片的有效屈光度。PD 不準只會誘發稜鏡效應，不會影響鏡片有效屈光度。

（C）20. 解：誘發的球面度數：

$$F_{ns} = \left(1 + \frac{\sin^2 \alpha}{2n}\right) \times F_s = \left(1 + \frac{\sin^2 14}{2\,(1.6)}\right) \times (-6) = -6.11\ D$$

誘發的散光度數：

$$C = F_{ns} \times \tan^2\alpha = (-6.11) \times \tan^2 14 = -0.38\ DC \times 180$$

鏡片傾斜後新的有效屈光力：$-6.11 - 0.38 \times 180$。誘發出新的球面與柱面度數。

（D）21. 解：眼鏡的傾斜會誘發球面度數、稜鏡效應、軸向 180 的散光。

（C）22. 解：誘發的稜鏡效應 $= 100 \tan \alpha \left(\frac{t}{n}\right) F_1 = 100 \tan 12 \left(\frac{0.002}{1.5}\right) 5$ $= 0.14\Delta$。

（C）23. 解：鏡片傾斜角增加 2°，則調整光學中心下降 1 mm，增加 3° 則需下降 1.5 mm。

（B）24. 解：戴上配鏡後眼鏡的視野稱為視場。

（D）25. 解：若再考慮像差，則增加或縮減實際視場之比例會更大。

第9章 透鏡的型式與厚度

第一節　透鏡的中心厚度

透鏡的厚度與鏡片的屈光力有關，而決定屈光力的主要因素是透鏡的折射率和透鏡前後表面的曲率半徑。

因此當度數和材料固定時，透鏡的厚度便是由透鏡的曲率半徑（基弧）及透鏡直徑所決定。

爲了安全及方便裝配，必須要求透鏡的安全厚度。尤其是負透鏡的中心厚度。

透鏡的中心厚度爲防止透鏡破裂或變形，通常依材質改變。

透鏡的中心厚度一般在 1.0～2.0 mm 之間，通常 CR-39 樹脂鏡片不少於 2.0 mm，玻璃鏡片不少於 1.0 mm。

第二節　球面透鏡的垂度（矢高，矢深）

要控制透鏡的厚度，只需控制邊緣厚度即可。多數透鏡的主子午線（主經線）是圓弧，所以透鏡的厚度，可透過計算垂度或矢高（Sag）得到。如下圖：

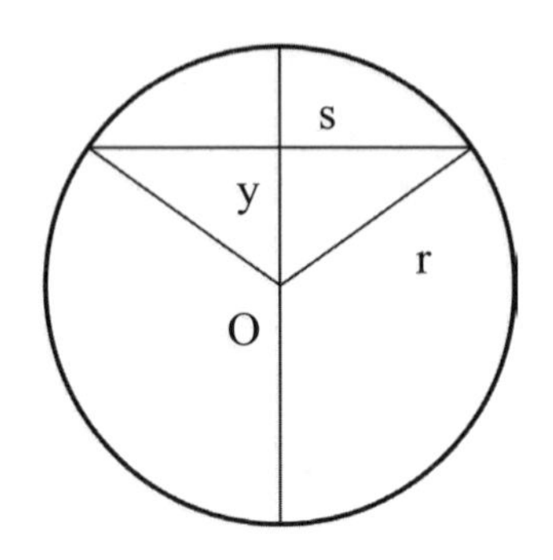

垂度的計算分精確值與近似值兩種，取決于已知的參數。

精確值計算公式：

$$S = r - \sqrt{r^2 - y^2}$$

s：矢高（指針高低差）（mm）

r：曲率半徑（mm）

y：鏡片的半徑$\left(\frac{\Phi}{2}\right)$（mm）

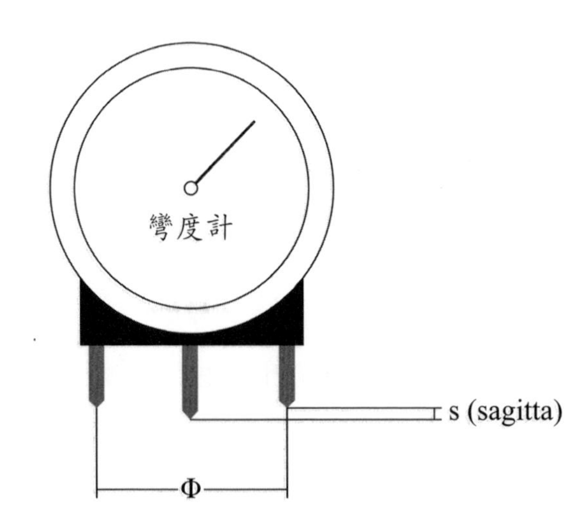

近似值計算公式：

$$s=\frac{y^2\times F}{2(n-1)}=\frac{y^2\times F}{2r}$$

s：矢高（指針高低差）（M），r：曲率半徑（M），y：鏡片的半徑或指針兩固定腳距離（M），F：鏡片屈光力（D），n：鏡片折射率，要特別注意近似值單位。

若垂度與鏡片直徑，皆遠小於鏡片的曲率半徑，才適用近似值公式，否則誤差較大。因此盡可能以精確值公式計算垂度。

由上述公式可得知透鏡的矢高（s）與折射率、鏡片半徑、屈光力相關。

舉例：

一片 +10.00D 的平凸鏡片，折射率爲 1.50，鏡片的直徑 $\varphi = 60$ mm，請問此鏡片之垂度值爲多少？

解答：

$$r=\frac{n-1}{F}=\frac{1.5-1}{10}\times 1000=50\text{mm}$$

$$s=r-\sqrt{r^2-y^2}=50-\sqrt{50^2-\left(\frac{60}{2}\right)^2}$$

$$=50-40=10\text{mm}$$

則求出垂度 s 的近似值爲：

$$s=\frac{y^2\times F}{2(n-1)}=\frac{0.03^2\times 10}{2(1.5-1)}\times 1000=9\text{mm}$$

由以上結果可知垂度 s 的近似值與實際值誤差很大，所以 r 若沒有

遠大於 s 値，則垂度的計算還是要用精確值計算公式，所得結果較爲正確。

正透鏡的折射率與直徑固定時，矢高與透鏡的屈光力成正比，意指透鏡的度數越高，中心厚度越厚。若正透鏡屈光力及折射率固定，則矢高也與透鏡的直徑成正比。

若知矢高（S）（mm），折射率（n），鏡片半徑（y）（mm），或曲率半徑（r）（mm），也可計算出透鏡的表面屈光力（F）：

$$F = \frac{1000(n-1)}{r} = \frac{2000(n-1)S}{y^2} \text{ (D)}$$

因此遠視鏡片直徑越大者中心厚度越厚，近視鏡片直徑越大者邊緣厚度越厚。因此，當鏡片的基弧越彎，總屈光力 F 不變時，整體厚度也會越厚。

第三節　球面透鏡的厚度

任何透鏡的厚度都可用垂度公式，求出曲面的垂度或環曲面的兩個垂度，再加上透鏡規定的最小厚度，即爲透鏡的實際厚度。

若是正透鏡，最小厚度在透鏡的邊緣，以 e 表示邊緣厚度，若是負透鏡，最小厚度在透鏡的光心，以 t 表示中心厚度。

不同形式正透鏡的中心厚度與邊緣厚度的關係圖表：

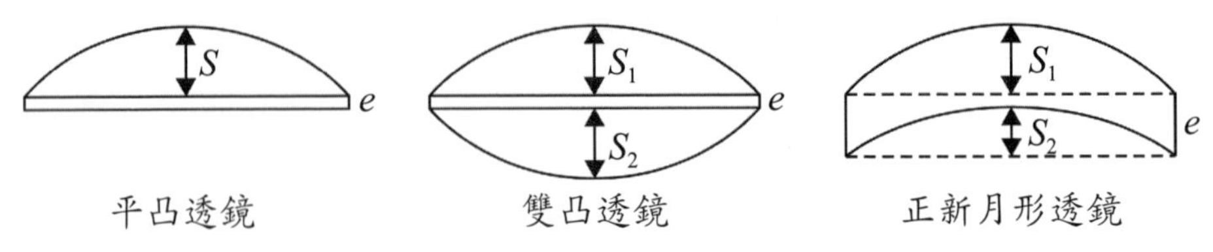

類型	平凸透鏡	雙凸透鏡	正新月形透鏡
中心厚度	$t=s+e$	$t=s_1+s_2+e$	$t=s_1-s_2+e$
邊緣厚度	$e=t-s$	$e=t-(s_1+s_2)$	$e=t-(s_1-s_2)$

不同形式負透鏡的中心厚度與邊緣厚度的關係圖表：

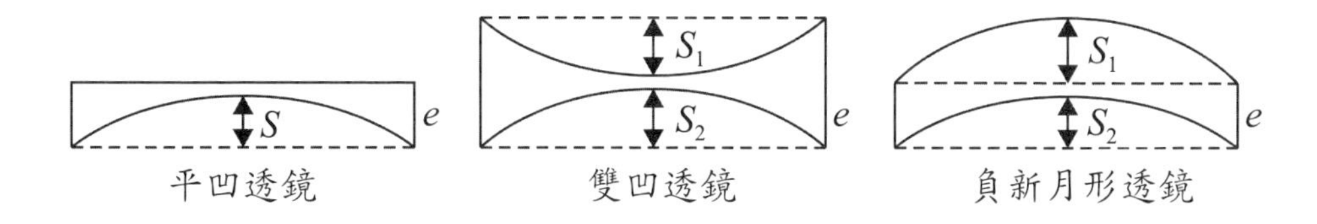

類型	平凹透鏡	雙凹透鏡	負新月形透鏡
中心厚度	$t=e-s$	$t=e-s_1-s_2$	$t=e+s_1-s_2$
邊緣厚度	$e=t+s$	$e=t+s_1+s_2$	$e=t-s_1+s_2$

舉例：

1. 試算 +10.00 DS 的新月形鏡片（n = 1.523）的邊緣厚度。已知前後表面屈光力爲 +14.00 DS 和 −4.00 DS，透鏡的直徑 70 mm，中心厚度 25 mm。

解答：

(1) 先求兩球面的曲率半徑：

$$r_1=\frac{n-1}{F_1}=\frac{1.5-1}{14}\times 1000=35.71\,\text{mm}$$

$$r_2=\frac{1-n}{F_2}=\frac{1-1.5}{-4}\times 1000=125\,\text{mm}$$

(2) 再求兩球面的垂度：

$$s_1=r_1-\sqrt{r_1^2-y^2}=35.71-\sqrt{35.71^2-\left(\frac{70}{2}\right)^2}=28.62\,\text{mm}$$

$$s_2 = r_2 - \sqrt{r_2^2 - y^2} = 125 - \sqrt{125^2 - \left(\frac{70}{2}\right)^2} = 5\text{ mm}$$

$\therefore$邊緣厚度 $e = t - (s_1 - s_2) = 25 - 28.62 + 5 = 1.38\text{ mm}$

2. 一負新月形鏡片（$n = 1.5$），已知前表面的屈光力為 +8.00 DS，後表面屈光力 −10.00 DS，直徑 70 mm，邊緣厚度為 6 mm，試算此鏡片的中心厚度？

解答：

(1) 先求兩球面的曲率半徑：

$$r_1 = \frac{n-1}{F_1} = \frac{1.5-1}{8} \times 1000 = 62.5\text{ mm}$$

$$r_2 = \frac{1-n}{F_2} = \frac{1-1.5}{-10} \times 1000 = 50\text{ mm}$$

(2) 再求兩球面的垂度：

$$s_1 = r_1 - \sqrt{r_1^2 - y^2} = 62.5 - \sqrt{62.5^2 - \left(\frac{70}{2}\right)^2} = 10.71\text{ mm}$$

$$s_2 = r_2 - \sqrt{r_2^2 - y^2} = 50 - \sqrt{50^2 - \left(\frac{70}{2}\right)^2} = 14.3\text{ mm}$$

$\therefore$中心厚度 $t = e + s_1 - s_2 = 6 + 10.71 - 14.3 = 2.41\text{ mm}$

第四節　柱面透鏡的厚度

柱面透鏡每個軸向的屈光力不同，各方向的厚度也不同，軸上無屈光力，而垂軸方向屈光力最強。柱面或環曲面透鏡的正柱軸代表厚度最厚的方向。

柱面透鏡的軸向圖如下：

1. 軸在垂直方向（90°）的正柱面透鏡，最大的厚度在軸向（90°）兩端，最小的厚度在垂軸方向（180°）。
2. 軸在垂直方向（90°）的負柱面透鏡，最小的厚度在軸向（90°）兩端，最大的厚度在垂軸方向（180°）。

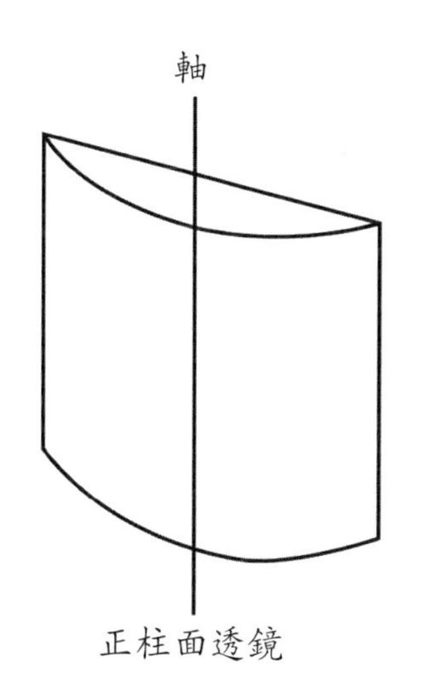

正柱面透鏡

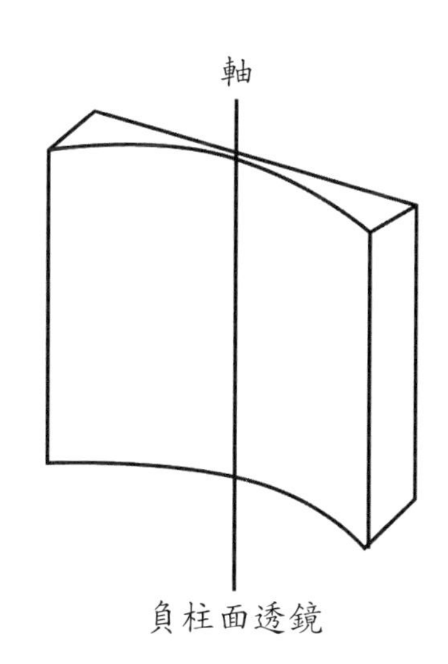

負柱面透鏡

一正柱面透鏡的處方爲 +2.00DC×090，則表示度數位於 180° 方向，最厚邊與軸平行，也就是 90° 方向。

若正柱面透鏡的軸向爲 120°，則表示最厚邊平行 120° 軸向，相同負柱面透鏡的話則在 60° 最厚。

因此 −3.00DC × 180 的負柱面透鏡，則在水平方向無屈光力，厚度最薄，垂直方向的屈光力最大，厚度最厚。

柱面透鏡的厚度，計算方式和球面透鏡相同，只要求出柱面透鏡的斜向屈光力，就可利用球面透鏡的矢深公式來計算厚度。

舉例：

一片 +3.00 DS/+3.00 DC×60 平凸球柱鏡片，鏡片直徑爲 40

mm，$n = 1.523$，薄邊厚度為 2 mm，試算其最大的邊厚為多少？

解答：

此透鏡的兩個屈光力改寫為：

+3.00 DC×150 / +6.00 DC×60

最薄邊位於 150° 軸向的頂端，最厚邊則位於 60° 軸向的頂端。

(1) +6.00 D 上的垂度（150° 軸向上）

$$r_1 = \frac{n-1}{F_1} = \frac{1.523-1}{6} \times 1000 = 87.17 \text{ mm}$$

$$s_1 = r_1 - \sqrt{r_1^2 - y^2} = 87.17 - \sqrt{87.17^2 - \left(\frac{40}{2}\right)^2} = 2.33 \text{ mm}$$

(2) 中心厚度 =（邊緣厚度）+（150° 軸向垂度）

= 2 mm + 2.23 mm = 4.33 mm

(3) +3.00 D 上的垂度（60° 軸向上）

$$r_1 = \frac{n-1}{F_1} = \frac{1.523-1}{3} \times 1000 = 174.33 \text{ mm}$$

$$s_1 = r_1 - \sqrt{r_1^2 - y^2} = 174.33 - \sqrt{174.33^2 - \left(\frac{40}{2}\right)^2} = 1.15 \text{ mm}$$

(4) 最大的邊厚 =（中心厚度）−（60° 軸向垂度）

= 4.33 mm − 1.15 mm = 3.18 mm

第五節　柱面透鏡的斜向厚度

柱面透鏡的斜向屈光力靠近柱軸較小，與柱軸垂直較大。與柱軸夾角的斜向軸某點的厚度，只和該點與柱軸的垂直距離有關。計算時，不需考慮斜向軸的柱面屈光力或曲率半徑。

下圖爲柱軸在垂直方向的正柱面透鏡。在柱軸（90°）方向的曲率爲零，水平方向（屈光力方向）CPD 爲一圓弧，沿斜軸方向 EPF 的曲率爲橢圓。

B 點的厚度，等於中心厚度減去橢圓弧（EPF）在直徑 2QB 透鏡的垂度，換句話說上，B 點的厚度等於中心厚度減去圓弧（CPD）在直徑 2AB 透鏡的垂度。

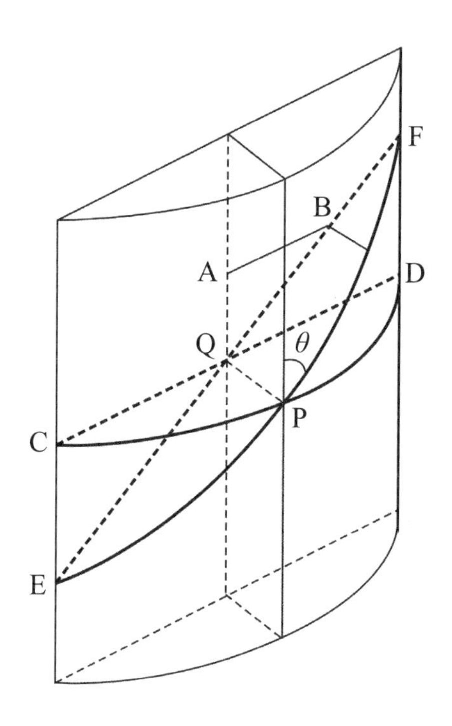

柱面透鏡的斜向屈光力計算式：

$$S = r - \sqrt{r^2 - y^2 \sin^2\theta}$$

r：曲率半徑（mm），θ：柱軸與斜向軸之夾角，y：透鏡半徑（mm）。

舉例：

計算 +10.00 DC×90 平柱面鏡片在 60° 軸向的邊緣厚度。設此鏡片直徑爲 60mm，$n = 1.523$，最薄邊厚度爲 1 mm。

解答：

(1) 垂軸的曲率半徑：

$$r = \frac{n-1}{F} = \frac{1.523-1}{10} \times 1000 = 52.3 \text{ mm}$$

(2) 垂軸的垂度：

$$s = r - \sqrt{r^2 - y^2} = 52.3 - \sqrt{52.3^2 - 30^2} = 9.46 \text{ mm}$$

(3) 透鏡的中心厚度：

中心厚度 =（垂軸的垂度）+（薄邊厚度）

= 9.46 + 1 = 10.46 mn

即在 90° 軸向的邊厚亦爲 10.46 mm

(4) 60° 軸向的邊緣厚度：

60° 軸向與柱軸的夾角爲 30°

故 $\theta = 30°$ 方向的柱面垂度

$$s = r - \sqrt{r^2 - y^2 \sin^2\theta}$$

$$= 52.3 - \sqrt{52.3^2 - 30^2 \sin^2 30}$$

$$= 52.3 - 50.1 = 2.2 \text{ mm}$$

∴ 60° 軸向的邊厚 =（中心厚度）−（60° 軸向的柱面垂度）

= 10.46 − 2.2

= 8.26 mm

第六節　鏡片表面曲率的測量

測量鏡片的表面曲率，可使用的工具有：

- 垂度計（彎度計；Sag Gauges）。
- 鏡片驗度儀（Lens Measurers）。
- 鏡片鐘（球面計；Lens Clock）。

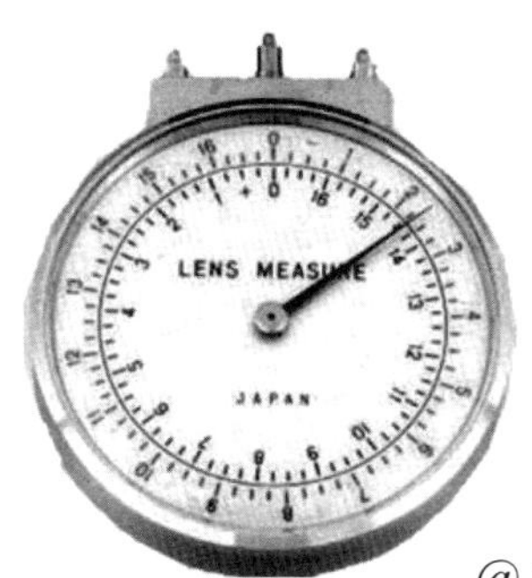

@ 2017 Pioneer International

垂度計常用來測量鏡片的屈光力，雖然測量精度不高（0.25D），但因體積小、容易於攜帶，使用上非常簡便。

垂度計

紅色刻度（＋）指表面屈光度正値，測量鏡片的凸面。

黑色刻度（－）指表面屈光度負値，測量鏡片的凹面。

垂度計的測量原理是測量鏡片的矢高（S），測量結果是屈光度（D）。

垂度計通常以冕牌（皇冠）玻璃鏡片（n = 1.523）爲標準。

若測量折射率非 1.523 鏡片，垂度計讀取之屈光力（F_S），則需經過換算，才能得到真實的屈光力（F_n），轉換公式為：

$$F_n = \frac{(n-1)}{0.523} F_s$$

$$轉換因子為：\frac{(n-1)}{0.523}$$

舉例：

使用 $n = 1.523$ 的鏡片彎度計測量 $n = 1.49$ 的 CR39 鏡片，得到讀數為 +5.00 D，求此鏡片的真實屈光力？

解答：

$$F_n = \frac{(n-1)F_s}{0.523} = \frac{(1.49-1) \times 5.00}{0.523} = +4.68\text{ D}$$

若假設以兩指針固定腳距離為 20 mm 的垂度計，測量冕牌玻璃鏡片（n = 1.523），可得到垂度計讀取的屈光力（F_s）與矢高（S）關係為：

$$F_s = 10.46\ S$$

題庫練習

(　)1. 什麼參數與透鏡的厚度無關？
(A) 曲率半徑　(B) 透鏡型式　(C) 折射率　(D) 屈光力

(　)2. 通常 CR-39 樹脂鏡片的中心安全厚度為何？
(A) 不少於 0.5 mm　(B) 不少於 1.0 mm　(C) 不少於 1.5 mm　(D) 不少於 2.0 mm

(　)3. 通常玻璃鏡片的中心安全厚度為何？
(A) 不少於 0.5 mm　(B) 不少於 1.0 mm　(C) 不少於 1.5 mm　(D) 不少於 2.0 mm

(　)4. 對於正透鏡垂度的敘訴何者為非？
(A) 當折射率與直徑固定時，矢高與透鏡的屈光力成正比
(B) 正透鏡的度數越高，中心厚度越厚
(C) 若透鏡屈光力及折射率固定，則矢高與透鏡的直徑成反比
(D) 當度數和材料固定時，透鏡的厚度由透鏡的基弧及直徑決定

(　)5. 一柱面透鏡的處方 +2.00DC×090，則不表示：
(A) 最大厚度與軸度平行　(B) 度數位於水平方向
(C) 垂直方向曲率最小　(D) 水平方向最薄

(　)6. 一塊 +8.00 DC 折射率 1.6 的鏡片，若鏡片直徑 60mm，則鏡片矢高為何？
(A) 8.00 mm　(B) 8.10 mm　(C) 8.20 mm　(D) 8.30 mm

(　)7. 下列有關透鏡斜向屈光力的敘訴何者為非？

(A) 斜向屈光力的軸向由右往左起算

(B) 不需考慮斜向軸的柱面屈光力

(C) 與斜向軸的曲率半徑無關

(D) 斜向屈光力靠近柱軸較小，與柱軸垂直較大

( ) 8. 下列垂度計的敘訴何者爲非？

(A) 測量精度約 0.50 D (B) 用來測量鏡片度數 (C) 不比鏡片驗度儀精準 (D) 實際測量表面曲率

( ) 9. 關於彎度計的敘訴何者爲非？

(A) 原理是測量鏡片的矢深 (B) 實際是測量表面曲率

(C) 所有鏡片測量值需轉換因子換算 (D) 設計時以折射率 1.523 爲標準

( )10. 一折射率 1.6 的透鏡，矢高 2 mm，鏡片半徑 40 mm，求其表面屈光力？

(A) 1.50 D (B) 2.00 D (C) 3.00 D (D) 6.00 D

( )11. 一折射率 1.61 的鏡片，彎度計讀取之屈光力值與眞實屈光度的轉換因子爲何？

(A) 0.952 (B) 1.050 (C) 1.166 (D) 1.338

( )12. 一折射率 1.60 安全厚度 2 mm 的樹脂鏡片，前表面屈光力 +4.00 D，後表面屈光力 −6.00 D，若鏡片直徑 70 mm，請問鏡片邊緣厚度爲何？

(A) 3.86 mm (B) 4.19 mm (C) 5.12 mm (D) 6.08mm

( )13. 已知某鏡片的轉換因子爲 1.338，且知鏡片的眞實度數爲 +7.52 D，請求該鏡片的表面屈光度？

(A) 5.00 D (B) 5.60 D (C) 5.80 D (D) 6.00 D

( )14. 一鏡片表面的曲率半徑爲 87 mm，鏡片直徑爲 60 mm，

其前表面的矢狀切面深度爲何？

(A) 5.34 mm　(B) 5.28 mm　(C) 5.14 mm　(D) 5.08 mm

(　)15. 一鏡片表面的曲率半徑爲 83.7mm，鏡片直徑爲 65mm，後表面呈平面，邊緣厚度爲 1.0mm，請問鏡片的中心厚度（t）爲何？

(A) 5.2 mm　(B) 6.57m　(C) 7.57mm　(D) 8.2 mm

(　)16. 以固定腳距離爲 20 mm 的彎度計測量冕牌鏡片，若指針高低差 0.3 mm，則鏡片的表面屈光力爲何？

(A) 2.54 D　(B) 2.96 D　(C) 3.14 D　(D) 3.60 D

(　)17. 承上題，若彎度計測量的是折射率 1.6 鏡片，其他條件不變，則鏡片的表面屈光力爲何？

(A) 2.54 D　(B) 2.96 D　(C) 3.14 D　(D) 3.60 D

(　)18. 有一 +6.00 D 折射率 1.7 的鏡片，鏡片直徑爲 65 mm，問其垂度近似値爲何？

(A) 3.53 mm　(B) 3.98mm　(C) 4.53mm　(D) 4.86mm

(　)19. 有一曲率半徑爲 70mm 的鏡片，若鏡片直徑爲 50mm，問其垂度近似値爲何？

(A) 7.5 mm　(B) 7.9 mm　(C) 8.2 mm　(D) 8.9 mm

題庫解答

（B）1. 解：透鏡的厚度與透鏡的屈光力有關，而決定屈光力的主要因素是透鏡的折射率和透鏡前後表面的曲率半徑。透鏡型式只與最厚的位置相關。

（D）2. 解：CR-39 樹脂鏡片的中心安全厚度不少於 2.0 mm。

（B）3. 解：玻璃鏡片的中心安全厚度不少於 1.0 mm。

（C）4. 解：若透鏡屈光力及折射率固定，則矢高與透鏡的直徑或半徑成正比。

（D）5. 解：處方 +2.00DC×090，表示水平方向最厚。

（C）6. 解：$S=\dfrac{(35)^2\times 8}{2(1.6-1)}=8.2\text{mm}$。

（A）7. 解：斜向軸的軸度為與柱軸的夾角。

（A）8. 解：垂度計量精度不高（0.25D）。

（C）9. 解：除冕牌（皇冠）玻璃鏡片之外的鏡片，才需經轉換因子換算。

（A）10. 解：$F=\dfrac{2000(n-1)S}{y^2}=\dfrac{2000(1.6-1)2}{1600}=2400/1600=1.50(D)$。

（C）11. 解：轉換因子$=\dfrac{(n-1)}{0.523}=\dfrac{(1.61-1)}{0.523}=1.166$。

（B）12. 解：前表面曲率半徑

$$r=\frac{n-1}{F}=\frac{1.6-1}{4}=0.15M=150mm$$

後表面曲率半徑

$$r=\frac{1-n}{F}=\frac{1-1.6}{-6}=0.10M=100mm$$

前表面矢深

$S_1 = r - \sqrt{r^2 - y^2} = 150 - \sqrt{(150)^2 - (35)^2} = 4.14\text{mm}$

後表面矢深

$S_2 = r - \sqrt{r^2 - y^2} = 100 - \sqrt{(100)^2 - (35)^2} = 6.33\text{mm}$

因此 $e = t - S_1 + S_2 = 2 - 4.14 + 6.33 = 4.19\text{mm}$。

（B）13. 解：因$F_n = \frac{(n-1)}{0.523} F_S$，知$F_n = 1.338 \times F_S$

故$F_S = 7.52 / 1.338 = 5.62\text{ D} \fallingdotseq 5.60\text{ D}$。

（A）14. 解：$S = r - \sqrt{r^2 - y^2} = 87 - \sqrt{(87)^2 - (30)^2} = 5.34\text{mm}$。

（C）15. 解：$S = r - \sqrt{r^2 - y^2} = 83.7 - \sqrt{(83.7)^2 - (32.5)^2} = 6.57\text{mm}$

平凸鏡片的中心厚度 $t = s + e = 6.57\text{ mm} + 1.0\text{ mm} = 7.57\text{ mm}$。

（C）16. 解：$F_s = 10.46\ S = 10.46 \times 0.3 = 3.14\text{ D}$。

（D）17. 解：$F_s = 3.14\text{D}$

$$F_n = \frac{(n-1) \times F_S}{0.523} = \frac{(1.6-1) \times 3.14}{0.523} = 3.60\text{ D}$$。

（C）18. 解：因為$F = \frac{2000(n-1)S}{y^2}$，

故$S = \frac{(32.5)^2 \times 6}{2000(1.7-1)} = \frac{6337.5}{1400} \fallingdotseq 4.53\text{ mm}$。

（D）19. 解：近似值計算公式：

$$S = \frac{y^2}{2r} = \frac{\left(\frac{0.05}{2}\right)^2}{2(0.035)} = 0.0089\text{ M} = 8.9\text{ mm}$$。

第10章 眼球屈光不正與矯正原理

第一節　屈光不正

正常人的眼睛稱爲正視眼（emmetropia），是在無調節作用下，遠處光線的焦點位於視網膜上，如下圖。

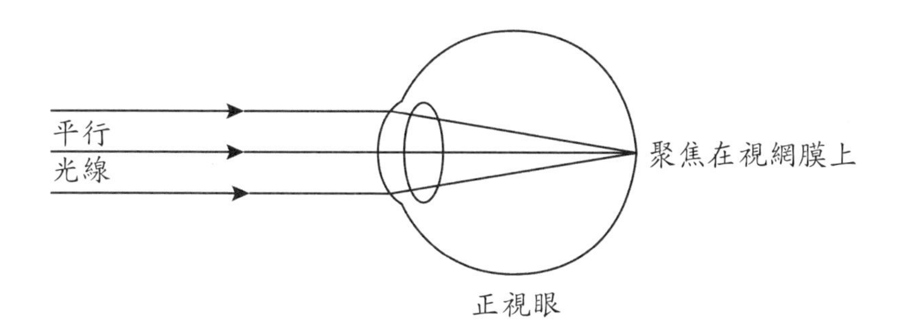

正視眼

而屈光不正（refractive error）又稱非正視眼，代表的是眼睛在無調節作用下，無法將遠處（6 公尺或 20 呎）以外距離的物體清楚成像在視網膜上。

非正視眼分三種類型

1. 遠視（hyperopia）—後主焦點在視網膜後方的有限距離上。
2. 近視（myopia）—後主焦點在視網膜前方的有限距離上。
3. 亂視（astigmatism）—各徑線的屈光力不等，產生不同的焦點，導致散光般的視覺複影。

第二節　近視

近視（myopia），是在無調節作用下，焦點位於視網膜前，可能是眼球的屈光度過高，或是眼睛軸長太長，如下圖。

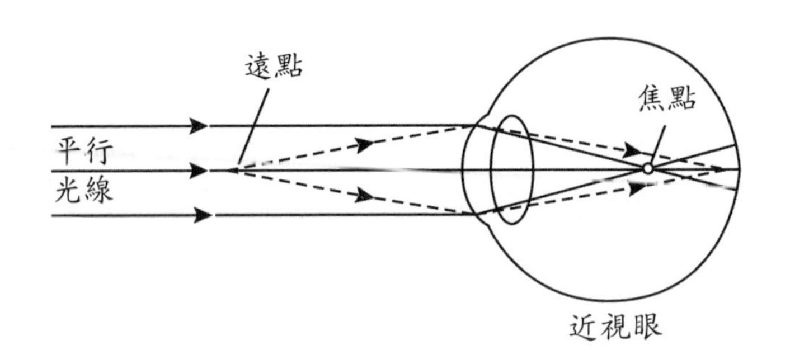

近視依成因分類

1. 軸性近視（axial myopia）—眼球的前後直徑較長，且無角膜或水晶體異常，稱為軸性近視。

   造成軸性近視代表性的看法：

   (1) 生理異常說：

   小孩入學前，眼睛應從遠視眼趨向正視眼，但如眼球過度發育增長，就會變成近視。近視度數，統計每年平均約增加 0.63 D，在 15～20 歲青春期，增加的速度趨緩，20～25 歲後停止。

   (2) 病理異常說：

   - 鞏膜較柔弱，受眼內壓或靜脈壓作用而增長，形成近視。
   - 視網膜在出生後，過度發育，鞏膜受其推引增長，形成近視。

- 大量近距離作業，調節過度，造成屈光力增強，形成近視。
- 正視眼，歷經久病，身體虛弱，形成近視。
- 新陳代謝障礙，如鈣缺乏等，形成近視。

2. 曲率性近視（curvature myopia）
   (1) 角膜或水晶體的任何一面彎曲度增加，如圓錐角膜（keratoconus）、角膜擴張（keratectasis）。
   (2) 水晶體調節痙攣時，懸韌帶弛緩或斷裂，水晶體的彎曲度增加，造成痙攣性近視（spasmodic myopia）。
3. 折射性近視（index myopia）
   (1) 患糖尿病，水晶體皮質屈光率改變。
   (2) 初期白內障皮質膨脹而屈光率改變。
   (3) 水晶體核硬化導致屈光率增加。

近視依輕重程度分類

1. 輕度近視：−3.00D 以下。
2. 中度近視：−3.00D～−6.00D。
3. 高度近視：−6.00D～−10.00D。
4. 深度近視：−10.00D～−15.00D。
5. 極度近視：−15.00D 以上。

假性近視

調節過度時，會形成人爲近視狀態，形式不一，就算遠視眼也可能出現近視狀態。

已經矯正之近視眼若調節過度，度數也會加深，遠點和近點都往眼球靠近，視力感覺模糊，如同近視，是謂假性近視（spurious myopia）。

假性近視，看書或近距離作業，無法持久且模糊，這時，只要閉眼稍略休息即可恢復。但調節過度持續太久，調節機能會變弱、頭痛、眼睛疲勞不適。

假性近視的治療

調節過度可有效治療，且預後良好。但屈光檢查時，需要全睫狀肌麻痺（full cycloplegia），嚴重者必須用阿托品（atropine）散瞳劑使睫狀肌完全休息，使之恢復。治療期間，禁止近距離作業。

第三節　遠視

遠視（hyperopia），是在無調節作用下，焦點位於視網膜之後，可能是眼球的屈光度過低，或是眼睛軸長過短，如下圖。

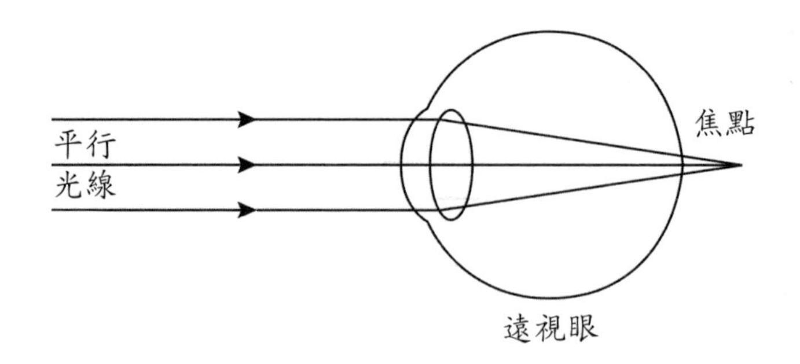

遠視眼

遠視依成因分類

1. 軸性遠視（Axial Hyperopia）—初生嬰兒，眼球前後徑短小，形成遠視眼，平均度數 + 2.50 D～ + 3.00 D。慢慢發育，眼球前後徑漸趨正常，成為正視眼。許多原始部落民族或低等肉食類動物都是軸性遠視，可能源於發育不良。

   軸性遠視，通常眼軸約短 2 mm，而眼軸短 1 mm，眼球屈光力約為 + 3.00 D。

   另有病理性原因，如眼窩腫瘍、炎症壓迫眼後極變平、眼球內新生物或滲出物將黃斑部視網膜往前推等。
2. 曲率性遠視（curvature hyperopia）：角膜先天性扁平或因外傷變平。

   曲率減少 1 mm，會產生遠視 + 6.00D。
3. 折射性遠視（index hyperopia）：因前房水、水晶體、玻璃體等的屈光率降低所造成。
4. 晶體性遠視（lentic hyperopia）：因水晶體先天異常或外傷造成水晶體脫臼造成。

   糖尿病引起遠視較近視多，原因是水晶體皮質的屈折率，因血糖濃度降低而增強，導致水晶體屈光力不增反減。另外，無晶體眼（aphakia），也因眼球屈光力大幅降低，而形成高度遠視。

遠視依輕重程度分類

1. 輕度遠視：+ 3.00 D 以下。
2. 中度遠視：+ 3.00 D～+ 6.00 D。
3. 高度遠視：+ 6.00 D～+ 10.00 D。

4. 深度遠視：+10.00 D～+15.00 D。
5. 極度遠視：+15.00 D 以上。

遠視眼依視力分類

1. 隱性遠視（latent H , Hl）：視力呈現正常的遠視。
2. 顯性遠視（manifest H , Hm）：視力呈現低於正常的遠視。
3. 全部遠視（total H , Ht）：實際全部的遠視。

$$Ht = Hl + Hm$$

顯性遠視分兩種

1. 隨意遠視（facultative H, Hf）

隱性遠視通常只有 +1.00 D 左右。

若遠視度數超過十 1.00 D，爲獲得清晰視力，睫狀肌努力收縮調節，而能補助矯正的遠視，稱爲隨意遠視，剩餘的遠視度數，再配戴遠視眼鏡。

2. 絕對遠視（absolute H, Ha）

若遠視的度數很重，努力調節也無法克服的遠視，稱爲絕對遠視。

第四節　亂視

亂視（astigmatism）又稱散光，具有兩個焦點（焦線），焦點可能位在視網膜前、中、後。因爲眼球兩軸度的屈光度不一樣，兩軸度相隔 90°，稱爲規則亂視。相差不是 90°，稱爲不規則亂視。

亂視依焦線位置分類

(A) 近視性複性亂視
(B) 近視性單性亂視
(C) 雜性（混合）亂視
(D) 遠視性單性亂視
(E) 遠視性複性亂視

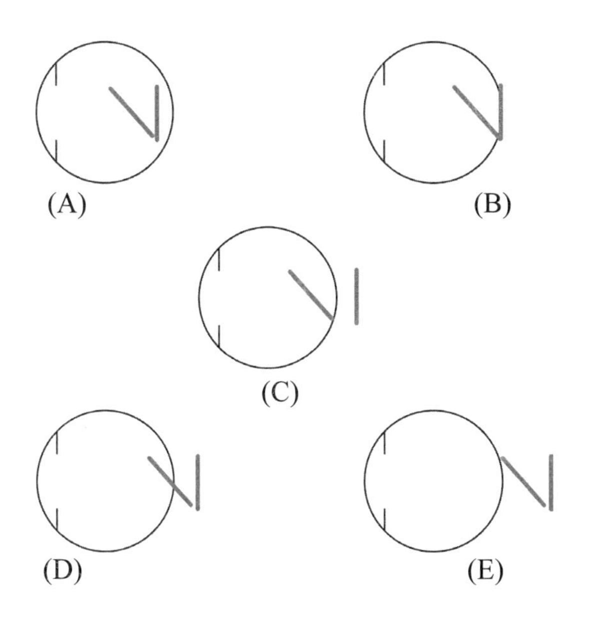

亂視依成因分類

1. 曲率性亂視（curvature astigmatism）
   (1) 角膜：
   - 先天性亂視：上眼瞼對角膜壓迫，造成垂直徑線之彎曲度大於水平徑線，約 0.25D ～ 0.50D，隨年齡增長可能逐漸反向改變。
   - 後天性亂視：角膜變形，如圓錐角膜、角膜炎、角膜外傷、角膜潰瘍、角膜血管翳（pannus）、角膜泡疹、角膜切開術、臉部腫瘍壓迫、外眼肌影響等。

   (2) 水晶體：
   先天異常居多，如小水晶體症、圓錐晶體、水晶體偏斜、水晶體不全等。
2. 折射性亂視（index astigmatism）：水晶體曲面的屈光率不等，多屬輕微程度。

亂視依類型分類

1. 規則亂視或稱正亂視（regular astigmatism）：眼睛屈光系統，最強主徑線與最弱主徑線垂直相交，可用散光眼鏡或散光隱行眼鏡矯正，分為：
   (1) 生理性亂視（physiological astigmatism）：依主徑線方向及屈光狀態分：
   - 順亂視（with the rule astigmatism）：垂直主徑線曲率大於水平主徑線的亂視，又稱直亂視（direct astigmatism）。屈光度平均差 0.5D ～ 0.75D。

兩條主經線位於垂直和水平方向的 ±30°。但最強屈光度在 90°±30°。

- 逆亂視（against the rule astigmatism）：水平主徑線曲率大於垂直主徑線的亂視，又稱倒亂視（Indirect astigmatism）。兩條主經線也位於垂直和水平方向的 ±30°。但最強屈光度在 180°±30°。

  亞洲人的眼睛，上眼瞼張力大且瞼裂較窄小，角膜有較大壓力，穩定度較差。年輕時，眼瞼緊容易形成順亂視，老年時，眼瞼變鬆，可能轉成逆亂視。

- 斜亂視（oblique astigmatism）：最強與最弱的兩主徑線互成垂直相交，但兩主徑線皆不在水平或垂直方向的亂視，稱爲斜亂視。

  兩條主經線分別位於 45°（±14°）和 135°（±14°）方向。

(2) 單性亂視（simple astigmatism）：一主徑線的焦線在視網膜上，另一主徑線的焦線在視網膜前方或後方，又分近視性單性亂視與遠視性單性亂視。

(3) 複性亂視（compound astigmatism）：兩主徑線的焦線都不在視網膜上，兩條焦線都在視網膜前方，稱爲近視性複性亂視，兩條焦線都在視網膜後方，稱爲複性遠視性亂視。

(4) 雜性亂視（mixed astigmatism）：兩條焦線都不在視網膜上，一條焦線在前一條焦線在後。又稱混合亂視。

2. 不規則亂視或稱不正亂視（irregular astigmatism）：眼睛屈光系統紊亂，各徑線不規則也不垂直相交，如圓錐角膜、角膜炎症、潰瘍、外傷、角膜手術後疤痕等，只能用硬性隱形眼鏡矯正。

亂視的症狀

1. 視力：亂視眼看兩互相交叉垂直的十字線，其中一線明晰加長，另一線模糊加寬，圓形看成橢圓形，點狀生芒。
   亂視眼，如瞇眼減弱其中一條徑線的光線，也稍能提升明視效果。斜亂視者常歪頭視物。高度亂視眼，矯正後仍難達到正常的視力，稱爲亂視性弱視。
2. 眼睛疲勞：亂視眼爲求明視，不斷進行調節，終而產生眼睛疲勞、頭昏、頭疼、前額頭痛、眼睛酸痛、疲倦、神經衰弱等症狀，尤其程度較輕的亂視更甚，因爲高度亂視，盡力調節仍無法明視，所以便不會再努力調節，症狀反倒較輕。遠視性亂視，因爲需要更大的調節，症狀較明顯又嚴重。

亂視的對稱性

兩眼之強主徑線呈對稱性，即兩眼亂視處方的柱軸和等於180°。

因此，若右眼散光柱軸在45°，則左眼散光柱軸得知在135°，若右眼散光柱軸在120°，則左眼散光柱軸得知在60°。

例如：

眼鏡處方，右眼：−5.00DS − 1.25DC×160°

左眼：−6.00DS − 0.75DC 不知散光柱軸

則左眼散光柱軸 = 180° − 160° = 20°

殘餘亂視（殘餘散光）

亂視眼配戴散光隱形眼鏡（toric contact lens）矯正後仍存在的亂視，稱爲殘餘亂視（induced residual astigmatism, IRA）。殘餘散光的計算：

殘餘散光 = 總散光 − 角膜散光

殘餘亂視的肇因

1. 角膜表面曲率不均匀。
2. 水晶體前後表面曲率不一或水晶體傾斜。
3. 玻璃體變異。
4. 黃斑部中心窩扭曲。
5. 視覺傳導路徑異常。

其中角膜及水晶體肇因最常見。

角膜亂視的檢查儀器

1. 角膜弧度儀（keratometer）：測量角膜弧度之常見儀器。

2. 普拉西多角膜鏡（Placido's keratoscope）：反射角膜亂視的圓形線圈。

3. 檢眼計（ophthalmometer）：測量角膜弧度及角膜亂視。

第五節　屈光不正的矯正原理

矯正屈光不正眼，原理是以鏡片置於眼前，使鏡片的第二焦平面與眼睛的遠點平面重疊。

正視眼的遠點在眼前無限遠處，因此矯正鏡片的屈光度爲零（平光鏡片），其第二焦平面在無窮遠處與遠點重合，因此讓無窮遠處的影像成像在視網膜上（物像共軛關係）。

正視眼的遠點位置（∞）如下圖：

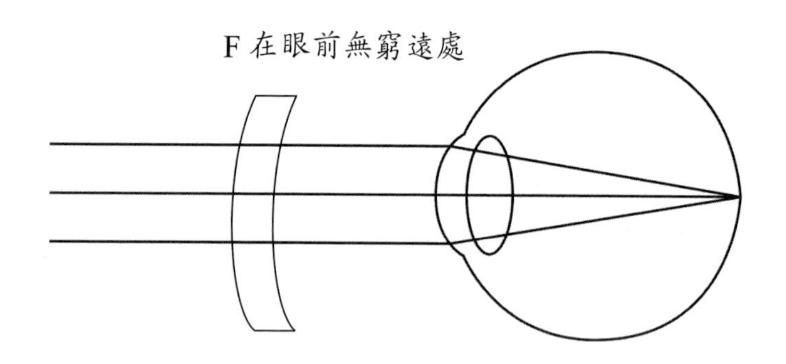

遠視眼的遠點在眼後的有限距離，理論上遠視眼看遠或看近都有問題，實際上，低度遠視的年輕人，經過眼睛調節，可能看得清楚。

但有 +3.00D 遠視的年輕人，若要看清眼前 0.5 公尺的物體，水晶體調節後，總共需要 +5.00D 的屈光度，才能看清楚物體。

因此將特定鏡片置於遠視眼前，使其第二焦點平面與眼睛的遠點平面重疊，在物像共軛關係下，完成視力矯正。

遠視眼的遠點位置（F）如下圖：

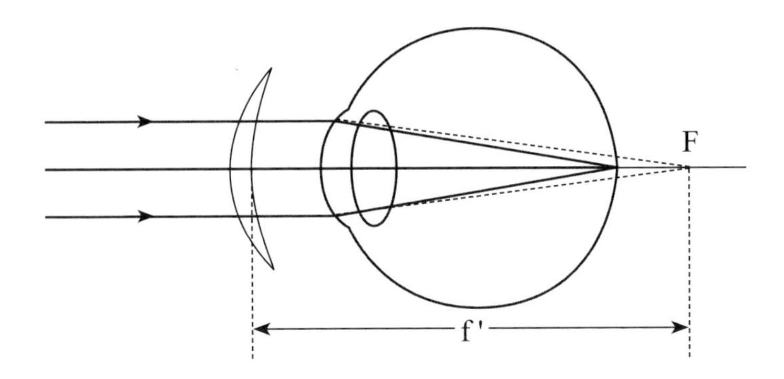

近視眼的遠點平面在眼前的有限距離，故對位於遠點平面及其內的物體，經調節作用後，都可以看清楚。近視眼的人看近沒有問題，只是遠點平面以外的物體看不清楚。

有 −2.00D 近視的人，其遠點平面約位於眼前 0.5 公尺，因此 0.5 公尺以外的物體看起來模糊，但 0.5 公尺內的物體都可以看得很清楚。

故將特定鏡片置於近視眼前，使其第二焦點平面與眼睛的遠點平面重疊，在物像共軛關係下，完成視力矯正。

近視眼的遠點位置（F）如下圖：

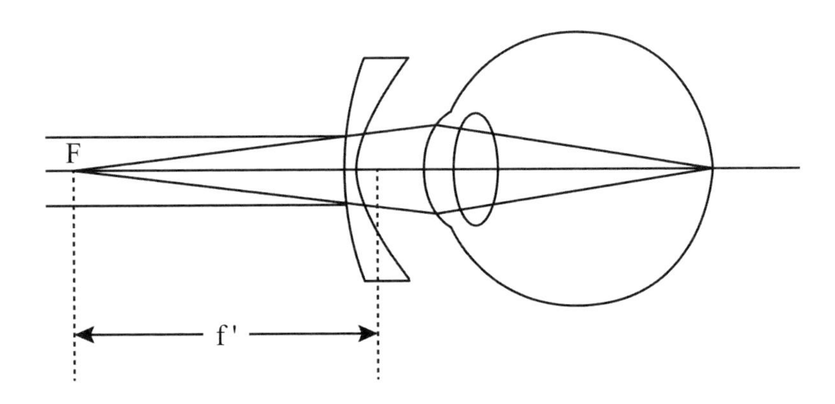

能使平行光線聚焦於同一位置之不同距離的眼用鏡片，是爲有效屈光度的矯正鏡片。而有效屈光度（F）的計算：

$$F=\frac{1}{(D+S)}$$

F：矯正鏡片的有效屈光度（D）

D：眼球遠點距角膜頂點的距離（M）

S：矯正鏡片距角膜頂點的距離（M）

換句話說，有屈光不正的人，選用角膜頂點距離不同的眼鏡時，需先計算有效屈光度，調整出新的鏡片屈光度，才能達到同一矯正效果。

舉例：

1. 如某人遠點在角膜頂點後 100 mm 處，若在眼前 14 mm 處戴正透鏡矯正，則其所需的正透鏡屈光力爲多少？

解答：

$$F=\frac{1}{(0.10+0.014)}=+8.77\text{D}$$

2. 某人遠點位於角膜頂點前 90 mm，如在眼前 12 mm 處戴凹透鏡矯正，則該矯正鏡片所需屈光力爲多少？

解答：

$$F=\frac{1}{(-0.09+0.012)}=-12.82\text{ D}$$

題庫練習

(　) 1. 若鏡片的後主焦點落在視網膜上，稱爲：

(A) 近視　(B) 正視　(C) 遠視　(D) 亂視

(　) 2. 關於軸性近視的說法，下列何者爲非？

(A) 小孩入學前，眼睛應從遠視眼趨向正視眼

(B) 青春期前，統計近視度數每年平均約增加 0.63D

(C) 大量近距離作業，調節過度，可能形成近視

(D) 眼球過度發育不足，就會變成近視

(　) 3. 關於眼球屈光介質有關近視的說法，下列何者爲非？

(A) 角膜或水晶體任一面的曲率增加

(B) 水晶體調節痙攣時，水晶體的曲率增加

(C) 糖尿病者，水晶體皮質屈光率改變

(D) 水晶體核硬化導致屈光率減少

(　) 4. 何謂高度近視？

(A) −3.00D 以下　(B) −3.00D～−6.00D　(C) −6.00D～−10.00D　(D) −10.00D～−15.00D

(　) 5. 下列關於假性近視的說法，何者爲非？

(A) 阿托品（Atropine）散瞳劑可使睫狀肌完全麻痺

(B) 假性近視是 25 歲以前才可能發生

(C) 調節過度時，會形成人爲假性近視狀態

(D) 檢查假性近視時，需要睫狀肌麻痺

(　) 6. 阿華是個早產兒，因此發育困難，他的眼睛軸長比正常人短 3 mm，他的眼睛狀態可能爲何？

(A) 可能有遠視度數約 3.00 D　(B) 屈光性遠視　(C) 水晶體努力調節便能克服　(D) 存在高度遠視

(　) 7. 角膜先天性扁平或因外傷變平，若曲率減少 0.5 mm，將形成哪種狀況？

(A) 產生近視 3.00 D　(B) 產生遠視 6.00 D　(C) 產生近視 6.00 D　(D) 產生遠視 3.00 D

(　) 8. 遠視眼依視力分類中，何謂視力正常的遠視？

(A) 絕對遠視　(B) 隨意遠視　(C) 隱性遠視　(D) 顯性遠視

(　) 9. 睫狀肌努力收縮調節，便能補助矯正的遠視，稱爲？

(A) 絕對遠視　(B) 隨意遠視　(C) 隱性遠視　(D) 顯性遠視

(　)10. 順散光的最強屈光度何在？

(A)180°±30°　(B)45°(±14°)　(C)90°±30°　(D)135°(±14°)

(　)11. 逆散光的散光軸向何在？

(A) 180°±30°　(B)45°(±14°)　(C)90°±30°　(D)135°(±14°)

(　)12. 若左眼處方：−2.50 − 1.25 × 80，請問其右眼的散光軸向可能在：

(A) 10°　(B) 100°　(C) 110°　(D) 120°

(　)13. 何種矯正方式，仍存在殘餘散光？

(A) 散光眼鏡　(B) 近視眼鏡　(C) 遠視眼鏡　(D) 隱形眼鏡

(　)14. 下列敘訴何者非殘餘散光的肇因？

(A) 水晶體傾斜　(B) 黃斑部中心窩扭曲　(C) 感光細胞異常　(D) 角膜曲率不均勻

(　)15. 下列有關屈光不正的敘訴，何者爲非？

(A) 正視的遠點在眼前無限遠處　(B) 近視的遠點在眼前有限遠處　(C) 散光的遠點在一在眼前有限遠處，另一在眼後有限遠處　(D) 矯正原理是使鏡片的第二焦平面與眼睛的遠點平面重疊

(　)16. 遠點在無窮遠處的眼睛，稱爲：

(A) 近視　(B) 遠視　(C) 散光　(D) 正視

(　)17. 遠點在眼前 30 公分處，稱爲：

(A) 近視　(B) 遠視　(C) 散光　(D) 正視

(　)18. 何謂眼睛遠點 ？

(A) 不戴矯正眼鏡需全調節時，眼球黃斑的共軛點

(B) 不戴矯正眼鏡且無調節時，眼球黃斑的共軛點

(C) 戴矯正眼鏡而且無調節時，眼球黃斑的共軛點

(D) 戴矯正眼鏡也需全調節時，眼球黃斑的共軛點

(　)19. 何謂眼睛近點？

(A) 不戴矯正眼鏡需全調節時，眼球黃斑的共軛點

(B) 不戴矯正眼鏡且無調節時，眼球黃斑的共軛點

(C) 戴矯正眼鏡而且無調節時，眼球黃斑的共軛點

(D) 戴矯正眼鏡也需全調節時，眼球黃斑的共軛點

(　)20. 眼睛測量出 −2.50DC×90/−3.50DC×180，稱爲：

(A) 近視眼　(B) 遠視眼　(C) 散光眼　(D) 正視眼

(　)21. 眼睛測量出 −3.50DC×90/−3.50DC×180，請問應配戴何種鏡片？

(A) 負球面鏡片　(B) 正球面鏡片　(C) 散光鏡片　(D) 平光鏡片

(　)22. 右眼處方：−3.00 DS − 1.00 DC×180，請問下列何者爲非？

(A) 右眼有近視 3.00D　(B) 右眼有散光 −1.00D　(C) 右眼用球柱面鏡片矯正　(D) 最大屈光力在水平方向

(　)23. 左眼處方：−2.00 DS +2.00 DC× 060，請問下列何者爲眞？

(A) 左眼有近視 2.00D　(B) 左眼有散光 2.00D　(C) 左眼用球柱面鏡片矯正　(D) 最大屈光力在 60 度方向

(　)24. 眼睛遠點在角膜後方 10 公分處，請問屈光不正度數爲何？

(A) 5.00D　(B) −5.00D　(C) −10.00D　(D) 10.00D

(　)25. 眼睛遠點在眼球迴轉點後方 12 公分處，請問屈光不正度數爲何？

(A) 7.50D　(B) −7.50D　(C) −8.25D　(D) 8.25D

(　)26. 某眼球的屈光力爲 58.00D，再外戴一副 3.00D 的近視鏡片，影像才能聚焦在視網膜，請問其總屈光力爲何？

(A) 61.00 D　(B) −61.00 D　(C) 55.00 D　(D) −55.00 D

(　)27. 某眼球的屈光力爲 58.00D，但眼軸長 2 cm，請問需增加多少屈光力來矯正？

(A) −6.50 D　(B) 6.50 D　(C) −8.50D　(D) 8.50D

(　)28. 某眼球的屈光力爲 58.00 D，但眼軸長 2.8 cm，請問需增加多少屈光力來矯正？

(A) −6.80D　(B) 6.80D　(C) −10.50 D　(D) 10.50 D

(　　)29. 眼睛的遠點在眼前 30 呎處，稱爲：

(A) 近視　(B) 遠視　(C) 散光　(D) 正視

(　　)30. 何謂全矯正的眼睛近點？

(A) 不戴矯正眼鏡需全調節時，眼球黃斑的共軛點

(B) 不戴矯正眼鏡且無調節時，眼球黃斑的共軛點

(C) 戴矯正眼鏡而且無調節時，眼球黃斑的共軛點

(D) 戴矯正眼鏡也需全調節時，眼球黃斑的共軛點

(　　)31. 何謂全矯正的眼睛遠點？

(A) 不戴矯正眼鏡需全調節時，眼球黃斑的共軛點

(B) 不戴矯正眼鏡且無調節時，眼球黃斑的共軛點

(C) 戴矯正眼鏡而且無調節時，眼球黃斑的共軛點

(D) 戴矯正眼鏡也需全調節時，眼球黃斑的共軛點

(　　)32. 戴眼鏡 4.00 D 的近視眼，請問其眼睛的遠點爲何？

(A) 眼前 20 cm　(B) 眼前 25 cm　(C) 眼後 20 cm　(D) 眼後 25 cm

(　　)33. 屈光力爲 3.00D 的遠視眼，新眼鏡較遠的角膜頂點爲 15 mm，矯正後眼睛的遠點爲何？

(A) −31.8 cm　(B) +31.8 cm　(C) +34.8 cm　(D) −34.8 cm

(　　)34. 戴眼鏡 6.00D 的近視眼，尙有 3.00D 的調節力，其矯正後的遠點爲何？

(A) 眼後 16.66 cm　(B) 眼後 33.33 cm　(C) 眼前 33.33 cm　(D) 眼前 16.66 cm

(　　)35. 戴眼鏡 6.00 D 的近視眼，尙有 3.00D 的調節力，其全矯正的近點爲何？

(A) +11.11 cm　(B) −11.11 cm　(C) +33.33 cm　(D)

−33.33 cm

(　)36. 屈光力爲 4.00D 的遠視眼，新眼鏡較近的角膜頂點爲 10 mm，矯正後眼睛的遠點爲何？

(A) −31.8 cm　(B) +31.8 cm　(C) +20.0 cm　(D) −20.0 cm

題庫解答

（B） 1. 解：正視眼的後主焦點落在視網膜上。

（D） 2. 解：眼球過度發育增長，才會變成近視。

（D） 3. 解：水晶體核硬化導致屈光率增加。

（C） 4. 解：高度近視：−6.00D～−10.00D。

（B） 5. 解：任何年齡皆可能發生假性近視，就算完全矯正的遠視眼也無法避免。

（D） 6. 解：軸性遠視，眼軸短 3 mm，眼球屈光力約為 + 9.00 D，高度遠視：+ 6.00 D～+ 10.00 D，水晶體努力調節無法克服。

（D） 7. 解：曲率性遠視，若曲率減少 1 mm，會產生遠視 +6.00 D。

（C） 8. 解：遠視眼依視力分類，隱性遠視指視力呈現正常的遠視。

（B） 9. 解：若遠視度數超過十 1.00D，睫狀肌努力收縮調節，而能補助矯正的遠視，稱為隨意遠視。

（C）10. 解：順散光，最強的屈光度在 90°±30°。

（C）11. 解：逆散光，最強屈光度在 180°±30°，因此散光軸向位於 90°±30°。

（B）12. 解：亂視的對稱性，即兩眼亂視處方的柱軸和等於 180°。

（D）13. 解：以散光隱形眼鏡矯正後仍存在的散光，稱為殘餘散光（IRA）。

（C）14. 解：感光細胞異常與視覺色覺相關，無關殘餘散光。

（C）15. 解：散光的遠點，尚有兩遠點皆在眼前或眼後，以及其中一遠點在視網膜等等。

（D）16. 解：正視眼的遠點在無窮遠處。

（A）17. 解：遠點在眼前的有限距離處，稱為近視。

（B）18. 解：眼睛遠點是不戴矯正眼鏡且無調節時，眼球黃斑的共軛點。

（A）19. 解：眼睛近點是不戴矯正眼鏡需全調節時，眼球黃斑的共軛點。

（C）20. 解：此眼睛的處方可轉換成：−2.50 − 1.00×180，具備兩種屈光度故稱為散光眼。

（A）21. 解：此眼睛的處方可轉換成：−3.50DS，應配戴近視球面鏡片，又稱負球面鏡片。

（D）22. 解：右眼用球柱面（散光）鏡片矯正，但最大屈光力在垂直方向。

（D）23. 解：左眼的處方可轉換成：PL −2.00×150，因此無近視，散光為 −2.00D，用平柱散光鏡片矯正，最大屈光力在 60 度方向。

（A）24. 解：遠點在角膜後方 $F=\frac{100}{10}=5.00D$，稱為遠視眼。

（A）25. 解：角膜到眼球迴轉點為 1.3 公分，故遠點在角膜後方 1.3 + 12 = 13.3 公分，$F=\frac{100}{13.3}=7.52\ D \fallingdotseq 7.50\ D$，稱為遠視眼。

（C）26. 解：總屈光力 = 58.00D + (−3.00D) = 55.00 D。

（D）27. 解：空氣中$F=\frac{1}{焦距\ (M)}$，但因為眼球內折射率常以 1.33

為準，故 $F=\frac{1.33}{焦距}=\frac{1.33}{0.02}=66.50\ D$，眼軸較短形成遠視眼，需增加屈光力 $= 66.50\ D-58.00D=8.50\ D$。

（C）28. 解：眼球內折射率常以 1.33 為準，故 $F=\frac{n}{焦距（M）}=\frac{1.33}{0.028}=47.5\ D$，形成近視眼，眼軸較長需增加屈光力 $= 47.5\ D-58.00D=-10.50\ D$。

（D）29. 解：正視眼的遠點在無窮遠處。對眼睛來說超過 6M 或 20 呎就算是無窮遠了。

（D）30. 解：全矯正的眼睛近點是戴矯正眼鏡也需全調節時，眼球黃斑的共軛點。

（C）31. 解：全矯正的眼睛遠點是戴矯正眼鏡而且無調節時，眼球黃斑的共軛點。

（B）32. 解：空氣中，鏡片焦距（M）$=\frac{1}{鏡片屈光度}=\frac{1}{-4.00}=-0.25\ M=-25\ cm$。（眼前）

（B）33. 解：鏡片有效屈光力

$$F_b=\frac{F_a}{1-d\times F_a}=\frac{3}{1-(0.015)\times 3}=3.14\ D，$$

空氣中，遠點（M）$=\frac{1}{矯正鏡片度數}=\frac{1}{3.14}=0.318\ M=31.8\ cm$。（眼後）

（D）34. 解：矯正後的遠點（M）

$$=\frac{1}{矯正鏡片度數}$$

$$=\frac{1}{-6.00}=-0.166M=-16.66\ cm。（眼前）$$

（B）35. 解：眼睛全矯正後的屈光度＝鏡片屈光度－調節幅度

$$= -6.00D - 3.00D$$

$$= -9.00D，$$

故全矯正後的近點（M）

$$= \frac{1}{\text{全矯正後的屈光度}}$$

$$= \frac{1}{-9.00} = -0.1111\ M = -11.11\ cm$$ 。（眼前）

（C）36. 解：鏡片有效屈光力

$$F_b = \frac{F_a}{1 - d \times F_a} = \frac{4}{1 - (-0.010) \times 4} = 3.85\ D，$$

空氣中，遠點（M）$= \frac{1}{\text{矯正鏡片度數}} = \frac{1}{3.85}$

$$= 0.2597\ M = 20.0\ cm$$ 。（眼後）

註：有效屈光力計算，如果 d 是指頂點距離，則頂點距離增加時，d 取正值，頂點距離減少時，d 取負值。

第11章　老花眼和特殊鏡片

第一節　眼睛的調節

調節的定義

平行光線進入休止狀態（resting state）的正常眼屈光系統，無窮遠的物體會在網膜上形成清晰影像。若將物體移向眼前的有限距離，則光線之聚散度改變，平行光線轉變爲發散光線，焦點於是往視網膜後方移動，成像在視網膜後方的共軛點上，因此視網膜看見的是朦朧的圓形影像，若欲獲得清晰影像，就要增加水晶體的屈光力，將焦點往前拉回到視網膜上。水晶體拉近焦點的動作，稱爲調節或調視（accommodation）。

調節機制

眼睛的調節機制，是由睫狀肌的收縮使水晶體的屈光力增加，將焦點從視網膜後面拉至視網膜上。

正常青年眼睛的全部屈光力，遠用視力約 60.00 D，近用視力約 70.00 D，後者會隨年齡的增加而減少。

水晶體是個纖維組織，被包在極大彈性的囊內。囊的厚度，在周邊赤道部最厚，極部最薄，以懸韌帶（suspensory ligament）固定在睫狀突（ciliary process）上。正常狀況下，囊與懸韌帶都是緊張的，水晶體調節時，懸韌帶放鬆，囊亦隨之弛緩。此時，弛緩的囊壓迫水晶體，使其由兩極最薄處凸出，後極部的改變比較有限，最大的變化在前極部。

水晶體受囊壓迫，厚度增加，直徑變短，前表面凸出，周邊變圓，並引起瞳孔縮小。

物理性與生理性調節

調節功能受到兩個因素影響，即水晶體的可塑性與睫狀體的機能。

水晶體的纖維硬化隨年齡增加，可塑性逐漸降低而無法充分變形，睫狀肌全力收縮也無法調節時，Fuchs 氏稱此爲物理性調節，可用屈光儀器測量。

反之，當睫狀肌衰弱或痲痺，水晶體可塑性雖在，但也不能調節時，稱爲生理性調節，可用肌屈光度儀器（水晶體每增加＋1.00D的屈光力時，所需要的睫狀肌收縮力）測量。

物理性調節到了中、老年期，水晶體逐漸變硬而失去可塑性，調節於是發生困難，引發老花眼（presbyopia），此時睫狀肌的收縮力可能仍屬良好。

生理性調節相反。各年齡層都可能發生睫狀肌生理性衰弱，導致調節機能減退，水晶體之可塑性雖強，但要克服此種缺陷，唯賴睫狀肌的過度用力，便容易產生眼睛的疲勞或痠痛。

調節域與調節幅度

眼睛休止狀態時，睫狀肌弛緩，視力能夠看清楚的最遠物體點，稱爲遠點（far point）。

而以最大努力的調節，視力能夠看清楚的最近物體點，稱爲近點（Near point），此時，睫狀肌有最大的收縮而眼睛的屈光力最強。

遠點與近點的距離，稱爲調節域（明視域）（region of accommodation）。

眼睛休止狀態之最小屈光力與全調節最大屈光力之間的差值，稱爲調節幅度（amplitude of accommodation）。

眼睛休止狀態時的屈光，稱爲靜態屈光（static refraction）。

啓動調節，眼球的屈光，稱爲動態屈光（dynamic refraction）。

調節伴隨現象

當物體從遠處，移至眼前某距離時，兩眼必須同時內轉，使兩眼之視軸朝向物體，稱爲輻輳或集視（convergence）。

注視的物體愈靠近眼睛，兩眼自主的內聚輻輳加大，調節亦加大，且瞳孔同時縮小。

輻輳由兩眼內直肌牽動，縮瞳由瞳孔括約肌收縮，調節由睫狀肌控制，這三種看近時協同運動的肌肉，由第 3 對大腦神經支配。

調節過度

長時間或大量的近距離作業是調節過度（excessive accommodation）的主因，尤其是在強光或光線不足地環境下工作、屈光不正、配戴不適當的矯正眼鏡。

另外，身體虛弱，神經質、鼻子或牙齒病症等因素也常造成調節過度。

假性近視（spurious myopia）便是調節過度的例子，因此必須先診治調節功能，不能冒然配戴近視眼鏡。

第二節　老花眼

老花眼（presbyopia）又稱老花或老視。

正常眼到45歲時，物理性調節減退或衰弱，雖仍保有3.50D～4.00D的調節力，但近距離作業時必須使用全部的調節力，因無法夠持久，而發生近距離作業困難及眼睛疲勞的老花眼症狀。

常人的老花眼症狀約從40歲開始，遠視眼會提早而近視眼會延後發生。

近視眼若超過 −4.00D～ −5.00 D，則終身不需配戴老花眼鏡。

一般情況下，加入近用加入度的目的，是讓患者在習慣的近距離作業能保留二分之一的調節幅度。

若50歲的患者具有2.50 D的調節幅度，近用加入度是讓患者只使用一半的調節幅度（1.25 D），這能讓患者在近距離作業，保有適當的明視域。換句話說，患者可以再放鬆1.25 D的調節力，去看近距離作業以外的物體，也可以再調節1.25 D，去看比近距離作業更近的物體。

注視近物時，霍夫施泰得爾（Hofstetter）預估調節幅度的公式：

最大調節幅度的期望值：25 D −（0.4 D × 年齡）

平均調節幅度的期望值：18.50 D −（0.3 D × 年齡）

最小調節幅度的期望值：15 D −（0.25 D × 年齡）（最常用）

舒適的閱讀使用的調節力，應該只能使用調節能力的一半，意即若是在 40cm 處閱讀，則 40cm 處使用的調節力應為：

$$F=\frac{1}{0.4(M)}=2.50\ D$$

因此我們至少要有 5.00 D 的調節力，才能夠維持舒適的閱讀。

舉例：若某人調節幅度 3.00D，要閱讀 50cm 書籍，是否該配戴老花眼鏡？

解答：閱讀 50cm 書籍時，需要的調節力為 2.00D，若要舒適閱讀，必須擁有 2 倍於所需調節力以上的調節幅度，即 4.00D，而某人的調節幅度只有 3.00D，若不想閱讀疲勞，應該付出調節幅度的一半，即 1.50D，所以閱讀所需 2.00D 的額外 0.50D，最好配戴 +0.50D 的老花眼鏡（近用度）。

年齡與近點、有效調節力、老花處方參照表：

年齡	近點 cm	調節幅度 D.	有效調節力 D.	老花處方 D.
40	22	4.50	3.00	0.00
45	28	3.50	1.75	1.25
50	40	2.50	1.25	2.00
55	55	—	1.00	2.50
60	100	1.00	0.50	3.00
65	133	0.75	0.25	3.50
70	400	0.25	0.12	4.00

老花眼的成因

1. 水晶體所含可溶性蛋白質隨年齡增加，變爲不溶性蛋白質使核心漸趨硬化。
2. 水晶體囊的黏性與彈力降低。
3. 睫狀肌隨年齡的老化而衰弱。

因此調節作用，因年齡增加而逐漸降低，是生理自然的老化，不算是病。

老花眼的症狀

1. 閱讀困難，尤其看不清楚筆劃，並因近點遠離，故將書籍拿遠或利用強光，瞳孔變小來輔助閱讀。
2. 有老花眼，睫狀肌必須努力調節，達於極限時，使眼睛酸痛疲倦或頭痛。

老花眼若將瞳孔縮小（眯眼），不用調節也能閱讀，應用的是針孔原理。

老花眼的治療

老花眼可配戴正鏡片矯正，輔助調節。

舉例：

某正視眼老花眼，工作距離 20 cm，檢查發現其近點爲 50cm，請問其老花眼鏡該如何處方？

解答：

工作距離 20 cm，所需調節力爲 5.00D。

近點遠離 50cm，故剩餘調節力為 2.00D

原則上，需保留 2 分之 1 的調節力，即調節幅度 = 2.00×(1/2) = 1.00 D

因此老花眼鏡處方 = 5.00 D − 1.00 D = 4.00 D。

老花眼矯正眼鏡

1. 單光老花眼鏡：單一焦點的鏡片，只能近用。但看遠時必須更換眼鏡，極為不便。
2. 雙光老花眼鏡：二個焦點的鏡片，一個看遠，一個看近。缺點是沒有中距離的度數以及因為遠近度數的落差會發生跳像現象。
3. 三光老花眼鏡：有三個焦點，可以看遠、中、近距離。
   上下樓梯時，不宜戴此眼鏡，看遠時，如看到中、近距離位置，很容易跌倒。而且，三光眼鏡的中、近距離部分過於窄小，使用並不方便。
4. 變焦老花眼鏡：度數由遠至近，逐漸遞增，俗稱漸進多焦點老花眼鏡，缺點是鏡片設計複雜也不易適應。
   優點是自然美觀、無跳像（Jump）現象、各種距離無視覺障礙。
5. 隱形老花眼鏡：一般來說，如老人患有乾眼症、裝卸困難，通常效果不佳。
   目前已有漸進多焦點的隱形老花鏡片。
6. 眼球內植入型軟式矯正鏡片（IOL）。

第三節　雙光鏡片

眼睛透過兩個不同屈光度（折射率）的位置觀看。

遠用區的屈光度爲正或負，將影響近用區的屈光度。

遠用屈光度與近用屈光度的差值，稱爲近用加入度（Add）或閱讀附加度（reading addition），一定是正屈光度，同時一般將遠近區的散光度與軸度視爲相同。

雙光鏡片由遠用區主片及近用區子片組成，子片的度數不等於近用加入度，近用加入度（Add）的計算爲：

$$Add = F_N - F_D$$

F_D 爲遠用主片的度數，F_N 爲近用子片的度數。

雙光鏡片依製造方法分類

1. 分裂型雙光（富蘭克林雙光鏡片）：最早的設計，遠近不同度數的鏡片直接併黏，但因厚重又不美觀，已不常見。
2. 膠合型雙光：將子片利用環氧樹脂黏在主片上，能控制子片的光學中心位置、形狀、甚至染色等特性。
3. 熔合型雙光：高折射率的子片在高溫下熔合在主片凹槽，主片的折射率較低，主片與子片交界處研磨至同一曲率，感受不到分界線，俗稱隱性雙光鏡片。
4. 一體成形雙光鏡片：由整片材料製成，近用區是鏡片的曲面上加磨第二曲面。非常美觀，近用區色散較小，而鏡片上半部的厚度，可採用稜鏡削薄法（Slab−off prism）使上下厚度相同，也可鍍抗反射膜，消除內反射。

雙光鏡片依形式分類

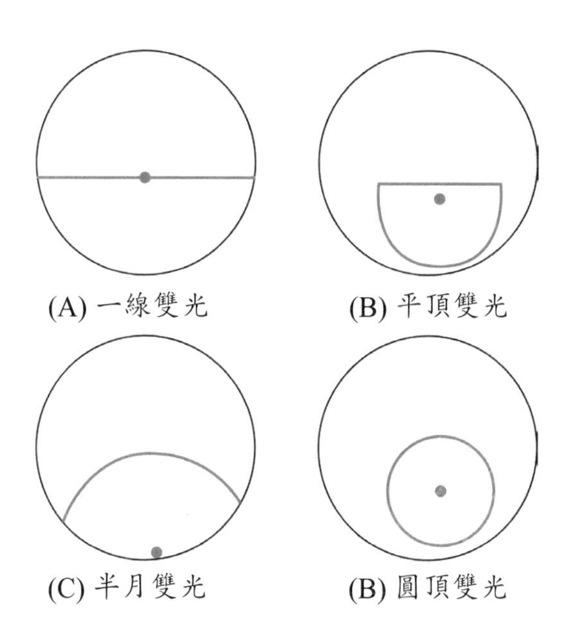

雙光鏡片的問題

1. 垂直稜鏡（跳像）

雙光鏡片在閱讀時，眼睛向內側下方轉動，讓視線通過子片。閱讀高度通常在主要參考點（MRP）下方 8mm～ 12mm，這時閱讀高度可能和子片光學中心同一點，也可能不同一點。

配鏡時必須使閱讀高度的稜鏡符合處方要求，否則反會產生多餘的稜鏡效應。

效應稜鏡的位移（displacement）現象，俗稱跳像，會造成視覺困擾及不適。

雙光鏡片跳像量（jump）的稜鏡效應，可用普倫蒂斯定律（Prentice's Law）計算：

$$P(\Delta) = C \times A$$

P：跳像的稜鏡效應（跳像量）（Δ）

C：雙光鏡片子片光學中心與分界線距離（cm）

A：近用加入度 (D)

2. 垂直不平衡

垂直不平衡（vertical imbalance）是兩眼的影像位移不相等所造成。

若雙光眼鏡兩眼，發生兩個影像不在同一高度，除非差異極小，否則很適應。雙眼視覺，發生垂直不平衡常會造成眼肌疲勞。

嚴重的不平衡會產生雙影（double vision），又稱複視（diplopia）。

垂直不平衡，發生的原因：

(1) 兩眼子片的屈光度可能差異太大。

(2) 兩眼子片的的稜鏡基底方向相反。

(3) 熔合型雙光鏡片，子片可能存在稜鏡。

戴鏡者的視線通過鏡片光學中心（OC）時，應該無稜鏡效應。

但配鏡師必須判別處方該對正的是遠用 OC 或 MRP。

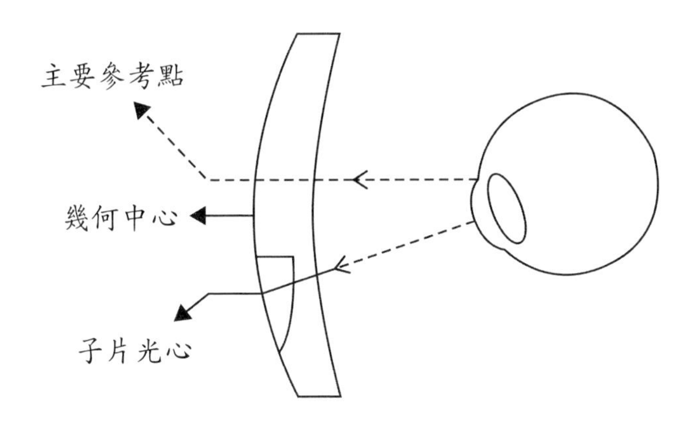

第四節　三光鏡片

三光鏡片（trifocals）對有中距離視覺需要的人非常實用。

三光鏡片有兩個子片，美國常配這種鏡片，國內則無。

三光鏡片下方的子片爲近用區，負責大約 16 吋（40.6cm）距離的視覺，上方的子片爲中距離區，負責大約 18 吋（45.7cm)～40 吋（101.6cm）距離的視覺。

中近比（IP / NP 比）：中距離加入度（IP）是近用加入度（NP）的 40%～70%，但常採用 50%。

有時稱中距離子片是負加入度（minus add），因爲它比近用加入度有較小的正屈光度。

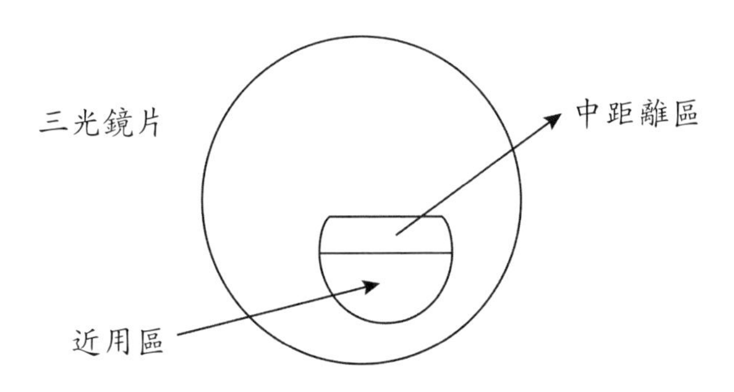

三光鏡片的不同類型

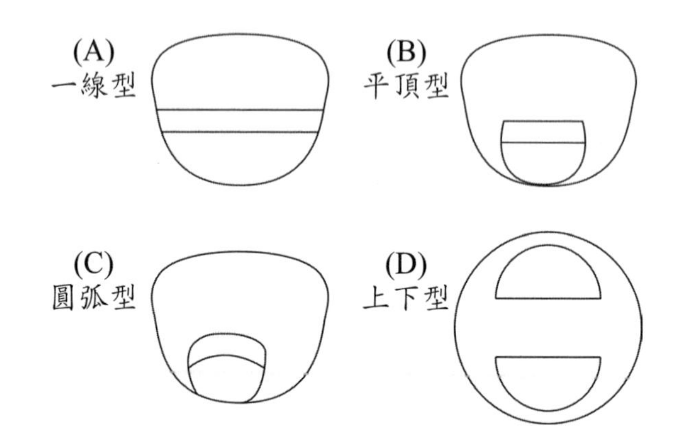

第五節　漸進多焦點鏡片

漸進多焦點鏡片是鏡片的表面有漸進且多焦點的曲面。

漸進多焦點鏡片設計的目的，要求對所有距離物體有連續性的視覺。

換言之，漸進多焦點鏡片具有漸變的屈光度，在全部的遠、中、近距離都有清晰的視覺，而且在不同區域無跳像的缺點。

漸進多焦鏡片使用的區域，分爲遠用區、近用區、漸進區（累進帶）及散光變形區（盲區）。

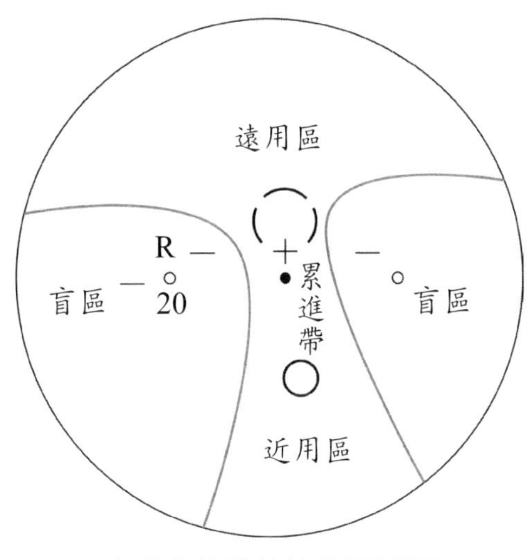

漸進多焦點鏡片的區域圖

近用區通常大小約 6 mm，由於輻輳關係，雙眼會向內內聚約 3～5 mm，因此近用區相對遠用區會內靠鼻側約 1.5～2.5 mm。

鏡片設計上，累進帶較長的稱長焦設計，累進帶較短的稱短焦設計。

影響漸進多焦點鏡片視物的清晰度主要與散光有關。

依近用加入度的設計，分成硬式設計與軟式設計兩種：

1. 硬式設計

累進帶較短，度數變化較快（產生較高的散光），較不易適應，但是近用區視覺範圍較大。適合近用眼球轉動較少的人。

2. 軟式設計

累進帶較長，度數變化較慢，散光變化和緩，舒適度高，但是會產生範圍較大的盲區。近用時眼球轉動較多。

通常，硬式設計較適合戴過多焦點鏡片，或是小框鏡架，因爲累進帶短度數變化太快，中距離不容易對焦，但適合大量近用需求的人。

而軟式設計較適合初次配戴的人，較長的累進帶，適合中距離（電腦）需求的人。

漸進多焦點鏡片的光學設計與特性

1. 鏡片分遠用區（distance portion, DP）、漸進區（progressive zone）及近用區（near portion, NP）。
2. 近用區通常在遠用區光心鼻內側 2.0mm～ 2.5mm 下方 10mm～16mm。現今多將近用區內移 2.5mm。
3. 漸進區連結遠用區與近用區，形狀像一狹長走廊，亦稱累進帶。
4. 漸進區的寬度，隨型式及光學設計而不同。近用加入度也會影響漸進區的寬度。
5. 鏡片表面之曲率由上而下漸變。曲率的改變，肉眼不易分辨，從外表看，像似單光鏡片。
6. 遠用區無論是球面或球柱面，進入漸進區漸轉非球面（aspheric）。
7. 漸進區兩側，存在誘發性周邊散光（induced peripheral astigmatic error）的盲區，造成影像扭曲。
8. 近用區較寬廣或近用加入度較大時，誘發性周邊散光也較大。
9. 因為影像扭曲，當視線水平移動時，晃動感大，稱為傾斜現象（pitching effect）。影像扭曲（distortion）是漸進多焦點鏡片設計的最大難題。
10. 漸進多焦點鏡片的裝配定心必須非常精確。

瞳孔距離的測量，必須單眼測量，因為漸進多焦點鏡片的遠用區光學中心一定要對準瞳孔中心或主要參考點（MRP）。

11. 漸進區愈寬，漸進區愈短。

漸進多焦點鏡片的隱形標記

漸進多焦點鏡片表面都有隱形標記，令人知道鏡片的種類、型號尺寸、品牌和近用加入度。

漸進多焦點的標記位置

1. 遠用區：通常 6～8 mm 爲遠用區中心範圍。
2. 配鏡十字：廠商依處方（有無稜鏡皆是）製作完成時，爲便於裝配的附加記號，又稱裝配參考點，裝配時要將十字對準瞳孔中心。
3. 稜鏡參考點：通常用來檢測鏡片的稜鏡是否符合處方，若是無稜鏡處方，該點的稜鏡量爲零。
4. 隱形記號：多焦點鏡片兩側有小圓圈作爲水平標記，兩圈圈的距離爲 34 mm，兩隱形記號的中點往上 2～ 4 mm 便爲配鏡十字（大多數廠牌採用 4mm）。
5. 廠牌記號：通常在兩側小圓圈下方會標記鏡片的廠牌片種及類型與 Add 度數。
6. 水平參考線：裝配漸進多焦點鏡片，水平參考線要平行鏡架平面。
7. 最小配鏡高度：配鏡十字至近用區光學中心的距離，稱爲最小配鏡高度。

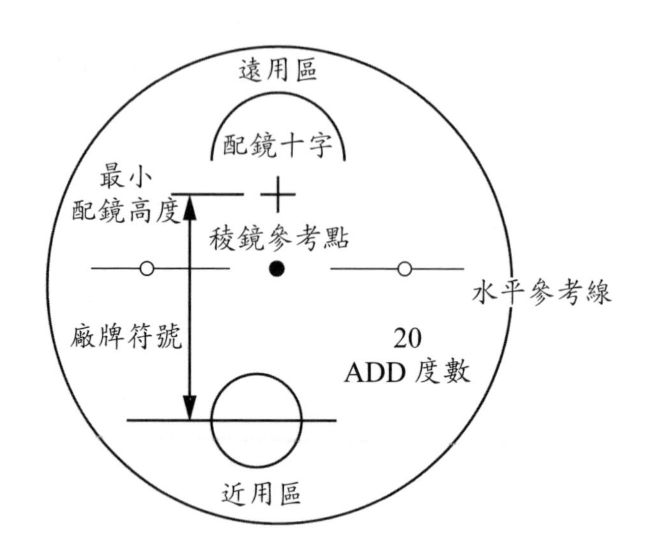

漸進多焦點鏡片的裝配要領

1. 顧客篩選

選擇合適的顧客非常重要，因爲近用區的兩側有盲區，需要常往兩側看，左右擺頭的職業，較不適合，而上下擺頭的工作，較不受影響。

因爲近用區的範圍窄，需要近用區大視場的人，如繪圖員、畫家、棋士便不太適合。因爲有傾斜現象，有暈眩症、糖尿病、高血壓、身體虛弱、年紀較大或適應力差的人也需愼重考慮是否建議裝配。

剛開始老花或要求外觀的人，則是漸進多焦點鏡片的潛在配用者。

2. 鏡架選擇

(1) 鏡架的最小裝配高度，即鏡片的垂直高度（B size），不要小於 18mm。

(2) 遠用光學中心（DOC）在瞳孔中心（Pupil Center）位置，端視鏡片片形（Lens Type）而定。但配鏡十字應對正瞳孔中心。

(3) 東方人鏡架傾斜角約 10°～12°，鏡架不可太正。

(4) 鏡架兩眼鼻內側下方靠近用區部位不要太過窄小。

(5) 頂點距離（VD），東方人約 12mm，不碰及睫毛，越近時漸進帶與近用區的視場越寬廣。

題庫練習

(　) 1. 爲獲得清晰影像，眼球將焦點向前拉至視網膜上的工作，稱爲調節（accommodation），請問由何者執行？
(A) 角膜　(B) 水晶體　(C) 視網膜　(D) 眼用鏡片

(　) 2. 當目標物體靠近眼睛，眼睛作何動作：
(A) 水晶體正調節　(B) 用力張眼注視　(C) 水晶體不調節　(D) 以上皆是

(　) 3. 當目標物體遠離眼睛，眼睛作何動作：
(A) 水晶體不調節　(B) 用力張眼注視　(C) 水晶體負調節　(D) 以上皆是

(　) 4. 正視眼看前方 40 公分的物體，水晶體需要調節多少？
(A)0.00D　(B)2.00D　(C)2.50D　(D)3.00D

(　) 5. 稜鏡度（Δ）的單位爲何：
(A) nm / cm　(B) μm / cm　(C) mm / m　(D) cm / m

(　) 6. 眼睛調節分物理性調節及生理性調節，請問生理性調節因何引起？
(A) 角膜　(B) 水晶體　(C) 睫狀肌　(D) 視網膜

(　) 7. 注視近物時，眼睛不一定會做什麼動作？
(A) 輻輳內聚　(B) 瞳孔縮小　(C) 減少眨眼　(D) 調節增加

(　) 8. 一個遠視 2.00 D 者，需要多少調節力，才能夠使距離 100 cm 遠的物體成像在視網膜上？
(A) 1.00D　(B) 2.00D　(C) 3.00D　(D) 不用調節

(　) 9. 對於假性近視（spurious myopia）的敘訴何者為眞？
(A) 調節不足　(B) 調節過度　(C) 年齡增加便會消失
(D) 一定會變成眞近視

(　)10. 雙光鏡片之近用區，屈光度有何特點？
(A) 始終為正　(B) 始終為負　(C) 沒有散光　(D) 不一定正負

(　)11. 雙光鏡片的主要參考點位置在：
(A) 子片的光心　(B) 子片的頂點　(C) 鏡片的幾何中心
(D) 瞳孔的中心

(　)12. 一患者近視處方 −3.75D，戴鏡測得近點為 40cm，工作需要整天看 30cm 處物體，請問其配戴老花眼鏡應為？
(A) 0.75D　(B) 1.25D　(C) 2.25D　(D) 並不需要

(　)13. 注視近物時，霍夫施泰得爾（Hofstetter）預估的調節幅度公式何者為眞？
(A) 最小調節幅度的期望值：15 D −（0.4 D × 年齡）
(B) 最大調節幅度的期望值：25 D −（0.3 D × 年齡）
(C) 平均調節幅度的期望值：18 D −（0.25D × 年齡）
(D) 最小調節幅度的期望值最常被採用

(　)14. 三光鏡片一般不包含哪一區域？
(A) 遠用區　(B) 中間區　(C) 近用區　(D) 盲區

(　)15. 三光鏡片，通常中距離附加屈光度（IP）是閱讀附加屈光度（NP）的多少 %？
(A) 40%～50%　(B) 50%～60%　(C) 40%～70%
(D) 50%～70%

(　)16. 膠合型雙光鏡片用什麼材料黏合？

(A) 特殊強力膠　(B) 超級快乾膠　(C) 環氧樹脂
(D) 工業用黏土

(　)17. 下列何者非常見的雙光鏡片的形式？
(A) 分裂型　(B) 膠合型　(C) 一體成型　(D) 熔合型

(　)18. 何者是雙光鏡片度數的正確敘述？
(A) 近用度數－遠用度數＝近用處方　(B) 近用度數－遠用度數＝近用加入度　(C) 近用加入度＝遠用度數－近用度數　(D) 近用處方＝遠用度數＋近用度數

(　)19. 下列何者非雙光鏡片度數垂直不平衡（vertical imbalance）發生的原因？
(A) 兩眼子片的屈光度可能差異太大
(B) 兩眼有相同的高度散光度數與軸度
(C) 熔合型雙光鏡片，子片可能存在稜鏡
(D) 兩眼子片的的稜鏡基底方向相反

(　)20. 三光鏡片，IP/NP 比最常採用？
(A) 近用度數的 50%　(B) 遠用度數的 50%　(C) 近用加入度的 50%　(D) 近用度數＋近用加入度數的 50%

(　)21. 雙光鏡片遠用度數爲 −2.50D，近用加入度爲 +2.50D，則子片的近用度數爲：
(A) −2.50D　(B) +2.50D　(C) +5.00D　(D) 0.00D

(　)22. 一近用加入度 +3.00D，24mm 圓形雙光鏡片，產生的跳像量（jump）爲何：
(A) 0.72Δ　(B) 3.6Δ　(C) 7.2Δ　(D) 36Δ

(　)23. 一近用加入度 +2.50 D 的平頂雙光鏡片，若子片寬度＝28mm，子片光學中心至分界線距離爲 5mm，產生的跳

像稜鏡效應爲何：

(A) 1.25Δ　(B) 3.5Δ　(C) 5.75Δ　(D) 12.5Δ

(　) 24. 有一個經驗豐富的驗光師，爲人矯正老花，不能裝配的是？

(A) 隱形老花眼鏡　(B) 雙光老花眼鏡　(C) 三光老花眼鏡　(D) 植入型軟式矯正鏡片

(　)25. 下列何者非漸進多焦點鏡片的裝配重點因素？

(A)10°～12° 的鏡架前傾角　(B)12mm 左右的頂點距離　(C) 小於 18mm 的鏡片高度　(D) 老牌子有口碑之暢銷漸進鏡片

(　)26. 一般漸進多焦鏡片，廠商常將配鏡十字製作於何處？

(A) 鏡片幾何中心　(B) 稜鏡參考點　(C) 漸進區起點上方 4mm　(D) 漸進區起點下方 4mm

(　)27. 漸進多焦點鏡片的主要參考點是：

(A) 處方所要求的稜鏡點　(B) 近用參考點　(C) 遠用參考點　(D) 配鏡十字

(　)28. 一般裝配漸進多焦點鏡片時，東方人鏡框一般版幾度的前傾角爲佳？

(A) 6°～10°　(B) 8°～12°　(C) 10°～12°　(D) 12°～14°

(　)29. 漸進多焦點鏡片的盲區度數，如何變化？

(A) 不受加入度影響　(B) 因加人度增加而減少　(C) 因加入度增加而增多　(D) 等於遠用處方的散光

(　)30. 漸進多焦點鏡片的走廊度數變化速度快者，將不會出現以下何者狀況？

(A) 近用區範圍較小　(B) 產生範圍較小的散光變形盲區

(C) 走廊的長度較短　(D) 看近時眼球轉動較少

(　　)31. 雙光鏡片的跳像量，採用什麼計算？

(A) 格斯特曼（Gerstman）法則　(B) 普倫蒂斯法則（Prentice's rule）　(C) 沃格爾原則（Vogel's rule）

(D) 庫斯特蘭德公式（Gullstrand's equation）

(　　)32. 一個 −3.00 D 的近視患者，需要多少的調節力才能看清楚眼前 40 cm 處的物體？

(A) 0.00D　(B) −0.50D　(C) 1.00D　(D) −0.50D

(　　)33. 一個近視 2.00D 且具有 2.00D 調節力的人，其調節近點爲何？

(A) 20 cm　(B) 25 cm　(C) 30 cm　(D) 40 cm

題庫解答

（B）1. 解：視網膜看見的是朦朧的圓形影像，若欲獲得明晰的影像，則需增加水晶體的屈光力，來將焦點向前拉至視網膜上。水晶體這種拉近焦點的工作，稱為調節或調視（accommodation）。

（A）2. 解：看近時水晶體往前凸出作正向調節。

（C）3. 解：看遠時水晶體往縮回出作負向調節。

（C）4. 解：遠點屈光力＝物體聚散度＋眼睛調節力，物體在眼球前方聚散度取負值，因此$0.00\ D=-\frac{1}{0.4}(m)+$眼睛調節力，故眼睛調節力$=\frac{1}{0.4}=2.50D$。

（D）5. 解：1 稜鏡（Δ）指光線穿過鏡片後，在距離 1m 處，光線偏離原方向 1cm。

（C）6. 解：睫狀肌生理性衰弱，水晶體之可塑性雖強，也會導致調節機能減退。

（C）7. 解：注視近物時，兩眼自主的內聚輻輳加大，調節亦加大，且瞳孔同時縮小。

同時有三種看近自主協同運動，雖然看近時眼睛也會減少眨眼，但是眨眼仍然可以自主控制。

（C）8. 解：遠點屈光力＝物體聚散度＋眼睛調節力，物體在眼球前方聚散度取負值，因此 $2.00D=-\frac{1}{1}(m)+$ 眼睛調節力，故眼睛調節力＝3.00D。

（B）9. 解：假性近視（spurious myopia）便是調節過度的例子，

因此必須先診治調節功能，不能冒然配戴近視眼鏡。假性近視任何年齡皆可能發生，也可能治癒。

（D）10. 解：雙光透鏡之近用加入度，屈光度一定為正。但近用區之屈光度不一定正或負。

（D）11. 解：雙光鏡片裝配要使兩眼正視遠方時，主要參考點（major reference point, MRP）正好落在瞳孔中心。無稜鏡處方時亦是遠用光學中心。

（A）12. 解：患者之調節近點 40cm，故其調節力為 2.50D，最多使用 1.25D 調節力。

看 30cm 處物體，則需調節 3.33D ≒ 3.25 D。

整天看近需要最好配戴 −3.75 + 1.25 + 3.25 = +0.75 D 老花眼鏡，

如偶而看一下 30cm 處物體，則不需要配戴。

（D）13. 解：最小調節幅度的期望值：15 D −（0.25 D × 年齡）（最常用）。

最大調節幅度的期望值：25 D −（0.4 D × 年齡）。

平均調節幅度的期望值：18.50 D −（0.3 D × 年齡）。

（D）14. 解：三光鏡片沒有盲區。

（C）15. 解：三光鏡片中距離附加屈光度是閱讀附加屈光度的 40%～70%。

（C）16. 解：膠合型雙光鏡片將子片利用環氧樹脂黏在主片上。

（A）17. 解：分裂型雙光（富蘭克林雙光鏡片）是最早期的設計，將遠近兩種不同度數的鏡直接併在一起，但因厚重又不美觀，目前已不常見。

（B）18. 解：雙光鏡片度數的近用加入度 = 近用度數 − 遠用度數。

（B）19. 解：兩眼有相同的高度散光度數與軸度，在兩眼雙光鏡片上並稜鏡無差異，不會發生垂直不平衡的現象。

（C）20. 解：三光鏡片中距離附加屈光度最常採用閱讀附加屈光度的 50%。

（D）21. 解：近用度數 = 近用加入度 + 遠用度數，故近用度數 = +2.50 + (− 2.50) = 0.00 D。

（B）22. 解：圓形子片光學中心至分界線距離為 12mm = 1.2 cm，因 P (Δ) = C×A，故此圓形雙光鏡片的跳像量（jump）P = 1.2 × 3 = 3.6（Δ）。

（A）23. 解：圓形子片光學中心至分界線距離為 5mm = 0.5cm，因 P (Δ) = C×A，故跳像稜鏡效應 P = 0.5×2.5 = 1.25（Δ）。

（D）24. 解：眼球內植入型軟式矯正鏡片（IOL）。專門醫用鏡片需眼科醫師才能使用。

（D）25. 解：老牌子有口碑之暢銷漸進鏡片不一定適合任何人及各種情鏡。

（D）26. 解：漸進多焦鏡片由遠用光學中心開始往下漸進，配鏡十字位於漸進區起點下方 4mm 或稜鏡參考點上方 4mm。

（A）27. 解：稜鏡效應等於稜鏡處方量的位置點，稱作主要參考點（MRP）。

漸進多焦點鏡片的光學中心，不一定會置於配戴者的瞳孔正前方，而是選擇鏡片上稜鏡量等於處方要求的主要參考點上。

換句話說，如果處方無稜鏡，主要參考點則位於瞳孔中心。

（C）28. 解：東方人鏡框以 10°～12° 前傾角較佳，而西方人也許可到 15°，因為鼻子較高。

（C）29. 解：雖因加入度增加而增多，但其實是扭曲變形的無用區域，只會造成視覺困擾。

（A）30. 解：硬式設計：累進帶較短，度數變化較快，盲區較小，近用區視覺範圍較大，適合近用眼球轉動較少的人。

（B）31. 解：雙光鏡片跳像量（jump）的稜鏡效應，可用普倫蒂斯定律（Prentice's Law）計算。

（B）32. 解：因為眼睛調節力 = 遠點屈光度 − 物體聚散度，物體聚散度在左方取負值，所以眼睛調節力 = $-3.00-\left(-\frac{1}{0.40}\right)=-0.50$ D。

（B）33. 解：因為物體聚散度 = $\frac{1}{\text{調節近點}}$（公尺），

而眼睛調節力 = 遠點屈光度 − 物體聚散度，

所以 $2.00\text{D}=-2.00\text{ D}-\frac{1}{\text{調節近點}}$，$\frac{1}{\text{調節近點}}=-4.00\text{ D}$，

故調節近點 = − 0.25（公尺）= − 25（公分），負值只表示是在眼前。

第12章 鏡片的材質與特性

第一節 鏡片的類別

眼用鏡片常由玻璃或塑膠製成。

光學塑膠鏡片亦稱爲有機材料鏡片。

光學玻璃鏡片亦稱爲礦物材料鏡片。

第二節 鏡片的材質

一、樹脂鏡片材料

樹脂鏡片的材料是高分子有機化合物。鏡片材料必須質地均勻、透明又不易變形的光學樹脂。

此類光學樹脂材料分爲熱固性和熱塑性樹脂兩類。

熱固性材料具有加熱後硬化、受熱不會變形的性質。常用熱固性樹脂眼鏡片材料有：CR-39、環氧樹脂（optyl）等。

熱塑性材料則具有加熱後軟化的性質，適合熱塑和注塑。常用熱塑性樹脂眼鏡片的材料有：聚甲基丙烯酸甲酯（PMMA）、聚碳酸酯（PC）等。

樹脂鏡片種類：

1. CR-39

CR-39 是熱固性樹脂。20 世紀 40 年代美國哥倫比亞公司發現，是美國空軍研製一系列聚合物中的第 39 號材料，因此，被稱爲 CR-39（哥倫比亞樹脂第 39 號）。

CR-39 用於生產眼用矯正鏡片是 1955～1960 年，屬於第一代超輕、抗衝擊的樹脂鏡片。至今，CR-39 仍然是應用最廣泛的普通樹脂鏡片的材料。

2. PMMA

PMMA 又稱聚甲基丙烯酸甲酯，是熱塑性樹脂。

1927 年，德國的科學家在兩塊玻璃板之間，將丙烯酸酯加熱使之發生聚合反應，產生黏性的橡膠狀夾層，可用於製造防撞安全玻璃。

後來使用甲基丙烯酸甲酯聚合時，得到了透明度及性能更好的有機基板，就是 PMMA。

優異的透明度使 PMMA 應用在燈具、照明器材、光學玻璃、儀器儀錶、機艙玻璃及醫用、軍用、建築等玻璃領域。

PMMA 是迄今爲止，人造透明材料中質地最優異，價格又適宜的玻璃替代材料之一。

視光領域中，用於人工角膜、人工晶體，PMMA 也用於太陽眼鏡和隱形眼鏡。

3. PC

PC 又稱聚碳酸酯，是帶韌性的熱塑性樹脂。

主要以雙酚 A 和光氣合成，現在也有不使用光氣的生產方式。

PC 有透明和優異的抗衝擊性，常用於光碟、眼用鏡片、水瓶、防彈玻璃、護目鏡、車頭燈等。

PC 也有很好的光學性。所製成的光學透鏡，主要用於望遠鏡、照相機、顯微鏡及光學測試儀器等。

PC 在視光領域更有重要的地位。是兒童眼鏡、太陽眼鏡、防護鏡和矯正眼鏡常用的鏡片材料之一。近來，全球眼鏡產業 PC 的使用年增率，一直保持在 20% 以上，有極大的市場性。

4. PU

PU 又稱爲聚氨酯，屬大分子鏈中含氨酯的聚合物。

PU 由多異氰酸酯與聚醚型或聚酯型多元醇，依一定比例合成的產物。

2001 年美國 PPG 公司發明了 Trivex 材料，最初主要用於運動墨鏡，如 NXT。

2008 年出現超韌鏡片材料。二者都屬於聚氨酯。

5. 環氧型光學樹脂

環氧型光學樹脂俗稱環氧樹脂。是熱固性樹脂，具備高耐熱性和耐溶劑性、蠕變小、雙折射和透濕性小等優點，適合作爲光學用料。光學用環氧樹脂要求無色、透明、黏度低和易於加工等特性。

6. 環硫型光學樹脂

環硫型光學樹脂是日本新開發的高折射率光學樹脂。

目前是光學樹脂中折射率最高的。因爲其單體的含硫量極高，甚至 50% 以上，使鏡片折射率突破 1.70。

二、玻璃鏡片材料

玻璃最初用於窗戶或酒瓶，因瓶上刻印形狀類似「冠冕」，故稱爲皇冠玻璃或冕牌玻璃。

早期的玻璃極不均勻又多氣泡，除了冕牌玻璃外還有含鉛量較多的燧石玻璃。

約在 1790 年，法國人發現攪拌玻璃熔液可以製造質地均勻的玻璃。

1884 年，蔡司公司的恩斯特 · 阿貝和奧托 · 肖特在德國建立肖特玻璃廠，製品中高折射率的鋇質冕牌玻璃便是重要地成就之一。

玻璃鏡片的種類：

1. 普通玻璃

無色、透明、折射率為 1.523 的皇冠（冕牌）玻璃是傳統光學鏡片的製造材料，含 70% 二氧化矽（矽土），及氧化鈉、氧化鈣和硼等多種物質。

目前折射率 1.6 的玻璃鏡片也可歸為普通玻璃鏡片。

2. 高折射率玻璃（普通超薄玻璃鏡片）

比普通玻璃鏡片薄，提供中高度數配戴鏡者美觀舒適。如鋇質冕牌玻璃。

3. 超高折射率玻璃（極超薄玻璃鏡片）

玻璃材料加入新的化學元素，便能製造出超高折射率、低色散的鏡片。如下：

1975 年含鈦元素的玻璃鏡片，折射率為 1.7，阿貝數為 41。

1990 年含鑭元素的玻璃鏡片，折射率為 1.8，阿貝數為 34。

1995 年含鈮元素的玻璃鏡片，折射率為 1.9，阿貝數為 30，是目前折射率最高的玻璃鏡片。

4. 染色玻璃

玻璃材料中混合具有特殊吸收性質的金屬鹽後，會表現出著色的效果。

加入鎳和鈷（呈紫色），鈷（呈藍色），鉻和鐵（呈綠色），鈽（呈粉紅色），鎳和鈾（呈黃色），金、銅和硒（呈紅色）。

主要用於大量生產平光太陽鏡片或防護鏡片。

具有過濾性質的淺色材料（棕色、灰色、綠色或粉紅色）也用於生產屈光矯正鏡片。

現在這類鏡片的需求不多，是因爲矯正鏡片的中心與邊緣厚度不同，使得鏡片顏色深淺不一，屈光度越高，顏色差異就越明顯，較不美觀。

三、光致變色鏡片

光致變色（photochromic phenomena）是改變鏡片材料的吸光屬性，使鏡片吸收能量時，因密度改變而產生化學反應。

基本要求，光致變色材料在紫外線照射下顏色變深，紫外線消失後復元，在周圍高溫的環境下顏色也會變淡，而且變化過程是可逆的。

製造光致變色鏡片（變色片）的必備條件：

1. 變色程度

隨紫外線強弱變化深淺，夏天溫度高時，變深效果較弱。

褪色後，保有少量的殘留底色（約 10%）

2. 變色速率

(1) 變深速率：

取決於鏡片材料的光學密度與變色時的環境溫度。

從數秒至數分鐘內，從最大透光率降至最小透光率。

(2) 褪色速率：

也取決於鏡片材料的光學密度與變色時的環境溫度。

從數秒至數分鐘內，從最小透光率升至最大透光率。

現今產品的變色速率較快，但是鏡片變色過快並非好事，甚至可能帶來危險。

駕駛用的變色鏡片如果馬上變色，就不安全。因爲人眼需要幾秒鐘去完全適應光照的變化，若鏡片變深的時間與眼睛適應光照變化的時間接近，則是理想的狀況。

鏡片褪色速率也同樣重要，戴鏡者不希望室內褪色到視覺舒適的時間過久。

變色鏡片應該在幾秒內褪色，回到 60～70% 的透光率，15～20 分鐘達到 85% 的透光率。

溫度也會影響變色鏡片的光學密度及速率。

變色鏡片在紫外線及紫光下透光率較低，在紅外線及紅光下透光率較高。

光致變色鏡片按材料分爲：光致變色玻璃鏡片和光致變色樹脂鏡片。

玻璃光致變色鏡片

玻璃變色鏡片採用的光致變色材料是鹵化銀（銀鹵素）。

加入鹵化銀的鏡片，在紫外線及紫色光照射下，鹵化銀會分解成銀原子及鹵素，當光源消失時，銀原子及鹵素又會再度結合成鹵化銀。

鹵化銀未分解時，幾乎是透明狀態，化學分解後鏡片呈深色。

變化的過程是可逆的化學循環。

一般經過 30,000 次左右的循環變色後，會喪失變色能力。

高屈光度的玻璃光致變色鏡片有些問題。因爲鏡片越厚，透光率越低。

當鏡片的厚度不同時，變色片的顏色濃度也不同。

高屈光度的負鏡片中央色淺，周邊色深。正鏡片相反，中央色深，周邊色淺。

這種顏色差異，不僅造成不美觀，也造成戴鏡者的視覺問題。

高度近視者因爲鏡片中央區顏色比較淺，依然會有眩光。

而高度遠視者因爲鏡片中央區顏色太深，而有視覺障礙。

樹脂光致變色鏡片

樹脂光致變色是在材料中加入感光混合物。

在紫外線輻射作用下，感光物質的結構發生變化，改變了材料的吸光能力。

感光物質與材料的結合主要有兩種方法：聚合前與液態單體混合，或在聚合後滲入材料中。

樹脂光致變色鏡片通常混合幾種感光物質，使得鏡片變色加快，而且不完全受溫度的影響。

1993 年推出的樹脂光致變色鏡片，採用了滲透法製造。

將樹脂材料為片基，用滲透法在鏡片的前表面滲入一層光致變色材料，然後再鍍上抗磨損膜，增加保護和抗磨損效果。

這種技術修正了玻璃光致變色鏡片，顏色深淺不一致的缺點。

目前市場上，常用的樹脂變色片，折射率有 1.50、1.56、1.59、1.67 等。

玻璃與樹脂光致變色鏡片的主要差異：

1. 製造的技術

玻璃變色片是將銀鹵素，與玻璃材料一起混合溶解，製成鏡片毛坯。

樹脂變色片是將感光物質加在鏡片的前表面上，以鍍膜或滲透方式。

理想的是表面滲透法，不會有變色不均勻的現象。

樹脂光致變色感光物質，可均勻滲入鏡片的前表面約 100～150 μm。

2. 老化的表現

玻璃變色片老化後鏡片底色會加深，而樹脂變色片老化後鏡片底色會變淺。

另外樹脂變色片可以染色，不會破壞光致變色的性能，只是染色會改變鏡片的底色，可能導致樹脂變色片的顏色改變。

補充參考：鏡片阿貝數總整理：

鏡片種類	折射率	阿貝數
冕牌玻璃	1.49～1.53	55 以上
火石玻璃	1.60～1.806	50 以下

UV 玻璃白片	1.523	58.7
聚氨酯（PU）：		
1. Trivex 材料鏡片	1.53	43～45
2. NXT 材料鏡片	1.53	45
超韌鏡片（聚氨酯＋異氰酸酯）	1.56、1.60	44～45
CR-39 鏡片	1.498	53.6～57.8
聚碳酸酯（PC）鏡片	1.586	29.9
PMMA 鏡片	1.482～1.521	42.4
高折射率含鈦玻璃鏡片	1.7	41
含鑭玻璃鏡片	1.8	34
含鈮玻璃鏡片	1.9	30

第三節　鏡片的材質特性

一、鏡片材料的要求

安全角度：具備抗衝擊性、特定的紫外線防護能力、特定光線的吸收性。

美觀角度：鏡片薄、耐磨損性高。

舒適角度：鏡片輕、折射率高。

二、鏡片材料的評估

1. 光學性

(1) 折射率：鏡片折射率改變，厚度隨之改變。

折射率越低的正鏡片，中心越厚。

折射率越低的負鏡片，邊緣越厚。

鏡片折射率的分類：

分類	折射率範圍	適用鏡片
普通折射率	$1.48 \le n < 1.54$	1.499 光學樹脂，1.523 普通冕牌玻璃
中折射率	$1.54 \le n < 1.65$	1.56、1.59 及 1.60 光學樹脂
高折射率	$1.65 \le n < 1.74$	1.67 及 1.71 光學樹脂
超高折射率	$n \ge 1.74$	1.80 及 1.90 光學玻璃

(2) 色散：複色光分解爲單色光的現象叫做光的色散。

白光由紅橙黃綠藍靛紫等各單色光所組成，由單色光合成的光叫做複色光。經三稜鏡分解的光就叫單色光。

習慣用阿貝數（ν 值）表示鏡片材料的色散力。

實際上，阿貝數代表鏡片色散力的倒數。

阿貝數越高，戴鏡者越察覺不到鏡片周邊的色散現象。

阿貝數（ν），可由光譜（helium d-line）測量計算得知：

$$\text{阿貝數}(\nu) = \frac{n_D - 1}{n_F - n_c}$$

n_D：黃色光光譜波長（589.30 nm）折射率測量值

n_F：藍色光光譜波長（486.13 nm）折射率測量值

n_c：紅色光光譜波長（656.27 nm）折射率測量值

阿貝數與材料的色散力成反比。通常鏡片材料的阿貝數約 30～60 之間。阿貝數越大，色散就越小，阿貝數越小，色散就越大，對成像品質的影響也越大。

高折射率鏡片，阿貝數較低，較容易產生色像差現象（橫向色差）。

不同折射率鏡片的阿貝數 v 值：

樹脂鏡片	v 值	玻璃鏡片	v 值
1.5	58	1.5	59
1.56	37	1.6	42
1.59	31	1.7	42
1.6	36	1.8	35
1.67	32	1.9	31
1.74	33		

(3) 反射率：鏡片折射率越高，鏡片表面的反射率就越大，因反射而損失的光線就越多。

鏡片內部產生反射光圈讓人感受到厚度，也令戴鏡者的眼睛因為反射光而看不清晰，鏡片產生反射眩光更降低了對比。

鏡片鍍多層抗反射膜可減少鏡片表面的反射光。

不同折射率鏡片的反射率參考表：

反射率	7.8%	10.4%	12.3%	15.7%	18.3%
折射率	1.5	1.6	1.7	1.8	1.9

(4) 光線的吸收：鏡片的光線吸收通常指材料內部的光線吸收。

鏡片材料本身的吸收性會減少鏡片的光線透過率，這部分的光損失對於無色鏡片是可以忽略的，但如果是染色或光致變色鏡片，鏡片本身對光線的吸收量會較大，即減少光線入射量。

(5) 透光率：鏡片的透光率指光線通過鏡片，沒被反射和吸收的可見光透過率。即等於（1－反射率）。

例如1.5折射率的鏡片，反射率7.8%，則透光率便是92.2%。

(6) 防紫外線：紫外線的切斷點反映鏡片阻斷紫外線透過的波長。

光輻射可分爲紫外線、可見光及紅外線。

1940年Morgan分類法，將輻射線分爲五大類：

(a) 短波紫外線：13.6～310 nm

(b) 長波紫外線：310～390 nm

(c) 可見光：390～780 nm（眼鏡最敏感的視覺波長555 nm）

(d) 短波紅外線：780～1500 nm

(e) 長波紅外線：1500～400000 nm（1.5～400 μm）

紫外線依波長大略分爲：UVA（波長320～400 nm）

UVB（波長280～320 nm）

UVC（波長100～280 nm）

陽光中的紫外線是導致曬傷的主要原因。

波長越短的紫外線能量越強、對身體組織的傷害性越大，但是穿透能力也越差。造成曬黑、曬傷的是UVA及UVB。

UVA主要會使皮膚曬黑、老化、產生皺紋，因穿透力較強，可穿透玻璃、塑膠等到達室內；UVB的能量較強，主要會使皮膚曬傷，也較容易造成皮膚癌，但穿透力稍差；UVC雖然能量最強波長最短，傷害性最大，但滲透力最差，一般可被臭氧層吸收，但某些職業（如電焊）或使用人工光源者可能造成傷害。

UVA（視網膜爲主）比UVB（水晶體爲主）更易損害眼睛。

但是 UVB 卻比 UVA 對人體健康影響更爲劇烈。

而 UVA2（320～340nm）又比 UVA1（340～400nm）對眼睛傷害較大。

服用部分心血管藥物、抗生素、抗黴菌藥物、非類固醇抗發炎藥物、利尿劑等光敏感性藥物患者，要特別要防 UV。

2. 物理性

(1) 密度：指 $1cm^3$ 材料的質量，單位是 g/cm^3，鏡片內含的氧化物決定密度。折射率越大，密度越大，鏡片就越重。

不同鏡片材料的密度參考表：

樹脂材料	密度（g/cm^3）	折射率（n_d）	玻璃材料	密度（g/cm^3）	折射率（n_d）
1.5	1.32	1.502	1.5	2.54	1.523
1.56	1.23	1.561	1.6	2.63	1.600
1.59	1.20	1.591	1.7	3.21	1.700
1.60	1.34	1.600	1.8	3.65	1.802
1.67	1.36	1.665	1.9	3.99	1.885
1.74	1.46	1.737			

(2) 硬度：玻璃易碎，但非常硬。長期使用或沒有防護與硬物接觸的情況下，高光潔度完全透明的鏡片也會磨損。鏡片上大量細小的表面磨損，會使入射光發生散射，改變玻璃鏡片的透光率，影響成像品質。

光學鏡片的表面要求有一定的硬度，硬度不僅影響使用壽命，也直接影響鏡片的研磨加工品質和速度。

(3) 抗衝擊性：鏡片在規定條件下抵抗硬物衝擊的能力。各種材料的相對抗衝擊性取決於衝擊物的尺寸和形狀等因素。鏡片表面的刮痕磨損亦會降低抗衝擊性。

測試鏡片的抗衝擊性採用落球試驗，即將一鋼球從某一高度落至鏡片凸面上，觀察鏡片否破碎。爲避免因鏡片破碎而導致損傷，有些國家甚至強制規定特定人員（兒童；駕駛員）應該配戴的鏡片種類。

落球試驗標準：

(a) 滿足中等強度抗衝擊性的測試：日常用途的鏡片必須能夠承受 16 g 球從 127 cm 落下的衝擊。

(b) 滿足高強度的抗衝擊性測試：鏡片必須能夠承受 44 g 球從 130 cm 落下的衝擊。

玻璃鏡片之耐壓性雖可達到 100 kg/mm^2，但是如果受到牽引力達到 4 kg/mm^2，便會破碎。

(4) 靜態變形測試：歐洲標準化委員會制定的「100 N」靜態變形測試，是在一個恆定速度下增加壓力直到 100 N 機器刻度值，經 10 秒後觀察測試鏡片的變形狀況。

3. 化學性

化學特性反映鏡片製造及在日常生活下，鏡片材料對化學物質的反應，或是在某些極端條件下的反應特性。

通常使用冷水、熱水、酸類以及各種有機溶劑作測試。

一般玻璃鏡片材料，不受短時間接觸的化學製品影響，但下列因素會侵蝕玻璃鏡片材料：

(1) 氫氟酸、磷酸及其衍生物。

(2) 高溫的水會使鏡片光滑表面變粗糙。

(3) 濕氣、碳酸氧及高溫環境下，鏡片表面會受侵蝕。

而樹脂鏡片材料，則需避免接觸化學製品。

尤其是聚碳酸酯鏡片材料，在加工或者使用中，皆要避免接觸丙酮、乙醚和速乾膠水。

4. 熱性能

熱性能主要包括熱膨脹係數、導熱係數和熱穩定性。

光學玻璃的熱膨脹係數遠低於金屬材料，因此光學玻璃不易變形。

冬季戴著眼鏡從戶外進入室內，鏡片表面常凝結一層水蒸汽，是因爲光學玻璃導熱係數較大的緣故。

熱穩定性是指玻璃在劇烈的溫度變化時，不發生脆裂的性能。這與熱膨脹係數和導熱係數有關，一般導熱係數大或熱膨脹係數小時，熱穩定性就好。

三、樹脂鏡片的材料特性

樹脂眼鏡片材料有顯著的特性，如容易車邊、裝框比較安全，可染色，重量輕，其重量只有玻璃鏡片的 1/2，抗撞擊力強，且受到撞擊碎裂時，碎片較少，碎片面積大且鈍邊，可有效降低眼睛及臉部的受傷，導熱性較低，抗霧性良好。

各種樹脂鏡片的材料特性：

1. CR-39

CR-39 是熱固性材料，單體呈液態，以加熱和加入催化劑聚合固化。

材料的理化特性：

(1) 光學性質：折射率 1.498，色散係數 53.6～57.8，透光率

92%。

可阻斷波長 390 nm 的紫外線。CR-39 樹脂鏡片折射率接近普通光學玻璃鏡片，92% 的透光率稍高於普通光學玻璃。

(2) 物理性質：密度 1.32 g/ cm^3。抗衝擊試驗：不碎。破碎情況：較大塊，無銳角。密度只有普通光學玻璃的 1/2。具有較強的抗衝擊力和抗凹陷性能，即使破裂，碎片邊緣較鈍，較玻璃材料安全。其主要的缺點是耐磨性不及玻璃，需要鍍抗磨損膜。

(3) 熱性質：熱傳導係數較低，抗霧性能好於玻璃。

(4) 化學性質：成品鏡片的表面可以進行加硬、染色等處理。

2. PMMA

以丙烯酸及其酯類聚合得到的聚合物，統稱丙烯酸類樹脂，其中以 PMMA 應用最廣泛。

材料的理化特性：

(1) 光學性質：折射率 1.482～1.521，阿貝數 42.4。透光率達 92%，比普通光學玻璃的透光率高。紫外線透光率 73.5%。PMMA 允許小於 2,800 nm 波長的紅外線穿透。更長波長的紅外線，小於 25,000 nm 時，基本上可被阻擋。

有色的 PMMA，可以讓特定波長的紅外線透過，但阻擋可見光。

這種 PMMA 應用於遠端控制或熱感應等。因紫外線會穿透 PMMA，有些廠商會在 PMMA 表面鍍膜，以增加其濾除紫外線的功能。

(2) 物理性質：密度 1.12～1.16 g/cm^3，抗拉強度 6～7 kg/mm^2，耐壓強度 12～14 kg/mm^2，PMMA 是長鏈的高分子化合物，

分子鏈很柔軟，因此，PMMA 的強度高，抗拉伸和抗衝擊的能力比普通玻璃高 7～18 倍。不易破碎。

(3) 熱性質：PMMA 玻璃化溫度爲 104℃，但最高連續使用溫度卻隨工作條件不同在 65～95℃改變，熱變形溫度約爲 96℃，維卡軟化點約 113℃。（聚合物於液體導熱介質中，在一定的負荷及等速升溫條件下，以 1 mm^2 的針頭壓入 1 mm 深度時的溫度）

PMMA 的耐熱性並不高。耐寒性也較差。PMMA 的熱穩定性屬於中等，PMMA 的熱傳導係數也屬中等。

(4) 化學性質：

(a) 燃燒性慢。

(b) 對強氧化酸與酸鹽均穩定。

(c) 受強鹼侵蝕，弱鹼較穩定。

(d) 對動植物油、礦物油穩定。

(e) 對芳香族、氯化烴等能溶解，醇類脂肪族無影響。

(f) 抗紫外線與聚碳酸酯相似，但 PMMA 有更佳的穩定性。

PMMA 會溶於自身單體、三氯甲烷、乙酸、乙酸乙酯、丙酮等有機溶劑。

3. PC

PC 無色透明，有良好的光學性。具備高透光率、高折射率、高抗衝擊性、尺寸穩定性及易加工等特點，在眼鏡鏡片占極重要的地位。

材料的理化特性：

(1) 光學性質：折射率 1.586，色散係數 29.9。透光率 80～90%。

(2) 機械性質：密度 1.2 g/cm^3。耐衝擊、尺寸穩定、染色性佳、電絕緣性及耐腐蝕性好，但耐磨性差，潤滑性差，有應力開裂傾向。

(3) 熱性質：PC 玻璃化溫度 145～150℃，脆化溫度 −100℃，最高使用溫度爲 135℃，熱變形溫度 115～127℃。

(4) 化學性質：

(a) 燃燒會自熄。

(b) 受強氧化劑破壞，高於 60℃ 水中會水解，對稀酸、鹽、水穩定。

(c) 受強鹼溶液、氨和胺類腐蝕和分解，弱鹼影響較輕。

(d) 對動物油和多數烴油及其酯類穩定。

(e) 溶於氯化烴和部分酮、酯及芳香烴中，不溶於脂肪族、碳氫化合物、醚和醇類。

(f) 日光照射稍微脆化。

PC 用於眼用鏡片，存在一些化學性缺陷。耐水解穩定性不夠好，對缺口敏感，耐有機化學品性差，不耐紫外線，長期暴露於紫外線中會發黃，容易受有機溶劑侵蝕。

4. 聚胺酯（PU）

(1) Trivex 鏡片材料

2001 年美國 PPG 公司發明 Trivex 聚胺酯材料，最初主要用於運動墨鏡，如 NXT。Trivex 密度 1.1 g/cm^3，折射率 1.53，阿貝數 45。

Trivex 製作的鏡片更清晰、更輕薄。抗衝擊性極佳，可達 PC 鏡片抗衝擊力的 10 倍而且更耐磨。

Trivex 具有優越的抗化學性能，比 PC 更耐腐蝕。適合各種鏡片清洗劑，不會因化學藥劑形成損害。Trivex 幾乎沒有內部應力，不會造成鏡片扭曲或影像失真變形。尤其適合無框眼鏡。也可以過濾 UV400，阻絕紫外線 UVA 與 UVB。

(2) 超韌鏡片材料

超韌鏡片材料是新型的複合體材料，以聚胺酯類為主要材料，配合異氰酸酯等原料澆注聚合而成。

屬於熱固性材料，澆注技術生產，內應力小。材料密度 1.3 g/m^3，折射率 1.56、1.60，阿貝數 44～45，透光率 97%。

超韌鏡片在輕便性、硬度和抗衝擊性方面均強於普通樹脂鏡片和 PC 鏡片。

該鏡片可承受 89 g 鋼球從 1.27 m 落到鏡片而不會破碎，可受 000 號鋼絲絨在鏡片表面來回摩擦 1000 次。

超韌鏡片材料的分子結構呈網狀交聯分布，與普通樹脂鏡片材料分子結構的線形分布不同，因此具有更強的抗衝擊力和韌性。

5. 環氧樹脂

(1) 複合型環氧樹脂

由兩種或兩種以上的環氧樹脂混合固化而成，目的是為了改善樹脂的綜合性能，如折射率、耐熱性和耐變性（變黃）等。

(2) 丙烯酸化環氧樹脂

以丙烯酸化的環氧樹脂為原料，通過與其他單體聚合而成。

與雙酚 A 型環氧樹脂合成折射率 1.583 的光學樹脂。

與甲基丙烯酸縮水甘油酯和三溴苯酚為原料，合成折射率 1.607 的光學樹脂。

(3) 含硫高折射率環氧樹脂

合成的含硫脂肪族環氧樹脂，用三乙胺固化後，可得折射率 1.63 的光學樹脂。

合成的二苯硫醚型環氧樹脂，折射率 1.698。

多元硫醇化合物固化的環氧樹脂，也可得到高折射率 1.66 的光學樹脂。

6. 環硫光學樹脂

環硫化合物的合成方法較多，最常用的是由硫脲與環氧化合物製成。

環硫化合物的結構張力大，聚合能力很強，鹼金屬氫氧化物、硫醇鹽、氨等都能引發聚合。

因此，若合成的環硫化合物中含有這些雜質或環硫化合物的 pH 過高或過低，都將引發聚合，使環硫化合物不易儲存，無論在溶液中還是本體，即使在較低的溫度下存放也容易聚合，這是環硫化合物研究和製造較少的原因。

環硫光學樹脂的折射率非常高。折射率可達 1.698、1.70、1.71。

但抗衝擊性和耐熱性較差。

四、玻璃鏡片的材料特性

1. 眼用光學玻璃的性能要求

(1) 折射率：冕牌玻璃的折射率 1.49～1.53。

(2) 阿貝數：冕牌玻璃的阿貝數 55 以上。

(3) 透光率：一般要求無色光學玻璃對可見光的透光率在 91% 以上。

(4) 密度：用於製作用鏡片的玻璃密度較大。

冕牌玻璃的密度 2.54 g/cm^3，隨著鏡片折射率增加，密度也增加，阿貝數也降低。

因此折射率高、厚度薄、阿貝數大、邊緣色散小、密度小、重量輕是最理想的眼用玻璃鏡片。

(5) 化學穩定性：

指鏡片在加工或使用過程中對水、酸、鹼溶液以及拋光劑等化學物質的耐腐蝕能力。

因爲這些化學物質均會與玻璃發生反應，使鏡片發霉、表面光潔度下降，而影響使用壽命。

2. 不同吸收性的玻璃鏡片材料

(1) 透明鏡片

高透光率的透明鏡片，需要確保玻璃熔體中不存在金屬氧化物，因爲金屬氧化物（氧化鐵）易使鏡片著色。

(2) 有色吸收鏡片

在混合物中添加金屬氧化物。根據添加劑的量和熔合條件，鏡片能吸收不同波長的光，形成選擇性濾光效果。

(3) 均勻色彩的吸收鏡片

矯正鏡片的中心和邊緣厚度不一致，所以有色玻璃鏡片，會產生顏色的深淺，均勻色彩的吸收鏡片才能使鏡片顏色一致。

(4) 眞空鍍膜染色

是現代玻璃鏡片的染色方法，即在眞空下，鏡片表面蒸鍍微米厚的金屬氧化物薄膜。該膜層需和玻璃有極佳的黏著性，具有良好的吸光屬性。

3. 常用的皇冠（冕牌）玻璃鏡片材料

(1) 托力克玻璃鏡片：也稱爲白托片、白片。

分爲普通白片和光學白片兩種。

無色透明，基本成分爲鈉鈣矽酸鹽。

普通白片折射率 1.51，阿貝數 56，可見光透光率 89% 以上，可吸收波長爲 280 nm 以下的紫外線。

光學白片折射率 1.531，阿貝數 60.5，可見光透光率 91% 以上，但防紫外線性能差。

在光學白片中加入 CeO_2、TiO_2，可防止波長爲 330 nm 以下的紫外線，稱爲 UV 白片。UV 白片折射率 1.523，阿貝數 58.7，可見光透光率 91～92%。

(2) 克羅克斯玻璃鏡片：簡稱克斯片。

是鋇冕玻璃成分中添加氧化鈰、氧化釹等。

具有雙色效果，即日光燈下呈淺青藍色，在白熾燈下呈淺紫紅色。

折射率 1.523，可見光透光率 87% 以上，可吸收波長 340 nm 以下的紫外線。

(3) 克羅克賽玻璃鏡片：鏡片在日光和白熾燈下呈淺粉紅色，又稱紅片。

分爲普通克賽鏡片和光學克賽鏡片兩種。

普通克賽鏡片是在普通白片中添加 CeO_2，波長 300 nm 以下的紫外線均可吸收。折射率 1.510，可見光透光率 85% 以上。

光學克賽鏡片是在鋇冕玻璃中添加 CeO_2 和 MnO_2，波長 350 nm 以下的紫外線均可吸收。折射率 1.523，可見光透光率 87% 以上。

五、光致變色玻璃鏡片的材料特性

光致變色其實是一個氧化還原的可逆反應。

如：$2AgX \longleftrightarrow 2Ag^{+} + X_2^{-}$。

無機光致變色玻璃材料具有良好的耐疲勞性，變色有優良的可逆性。

光致變色玻璃鏡片的變色能力，一般爲 2min 左右變色，變深能力較佳，變淺能力較弱，褪色至少需 20min。

變色能力，也受到溫度的控制，光線照度不變時，溫度越低顏色越深。

光致變色玻璃的變色範圍主要以暗色調的灰色和棕色爲主，俗稱變灰和變茶。

光致變色玻璃鏡片無論是單焦點鏡片，還是雙焦點鏡片、漸進鏡片都可以製造。只是高度數鏡片會有問題。

六、光致變色樹脂鏡片的材料特性

樹脂光致變色主要靠吡喃類有機光致變色材料。

當紫外線激發無色的螺吡喃時，其分子鍵的異裂是變色關鍵。

螺吡喃在非極性溶劑中可逆性差，耐溫、耐久性好，室溫下可長期放置，甚至在較高溫度（>50℃）、潮濕條件下也不會降低其光致變色性，反應時間爲 10 Ps（皮秒）左右，但抗疲勞性稍差，易被氧化降解，較不適宜商業應用，因此後來研究多集中於螺噁嗪類化合物。

新一代螺噁嗪類化合物具有的優點：

1. 抗疲勞性好，反覆循環百次以上，可逆光致變色性能佳。

2. 對環境介質的依賴小，不受溶劑的影響，在乙醇、丙酮等溶劑中，也不會喪失或降低光致變色性。

光致變色樹脂鏡片滲入變色材料的均勻性將決定鏡片的最終性能。

題庫練習

(　) 1. 誰是迄今應用最廣泛的樹脂鏡片材料？
(A) CR-39　(B) Optyl　(C) PMMA　(D) PC

(　) 2. 取名 CR-39 的理由？
(A) 含 39% 丙烯　(B) 比玻璃輕 39%　(C) 編號第 39 號
(D) 成本節省 39%

(　) 3. 迄今爲止，人造材料中質地最優異，價格又適宜的玻璃替代材料爲何？
(A) 聚碳酸酯　(B) 丙烯酸脂　(C) 聚氨酯　(D) 環氧樹脂

(　) 4. 主要以雙酚 A 和光氣合成的材料爲何？
(A) PU　(B) PMMA　(C) PC　(D) Optyl

(　) 5. 下列何者非聚氨酯材料之聚合物？
(A) PC　(B) PU　(C) NXT　(D) Trivex

(　) 6. 光學樹脂中折射率最高的是哪種材料？
(A) 聚氨酯　(B) 環氧樹脂　(C) 聚碳酸酯　(D) 環硫型光學樹脂

(　) 7. 請問何者非水晶鏡片的優點？
(A) 硬度高　(B) 不容易起霧　(C) 可過濾紫外線　(D) 膨脹係數小

(　) 8. 下列哪種玻璃鏡片含銀鹵素？
(A) 火石玻璃　(B) 玻璃變色鏡片　(C) 玻璃超薄鏡片
(D) 極超薄玻璃鏡片

(　) 9. 下列何者爲玻璃鏡片的優點？
(A) 可以染色　(B) 耐高溫　(C) 抗衝擊性高　(D) 不容易起霧

(　)10. 下列何者爲玻璃鏡片的缺點？
(A) 受熱變形　(B) 不耐刮傷　(C) 透光性低　(D) 容易起霧

(　)11. 下列何者不是冕牌鏡片的優點？
(A) 能吸收小於 320 nm 的紫外線　(B) 化學穩定性高於樹脂鏡片　(C) 可見光穿透率可達九成左右　(D) 阿貝數低於 34，色散度高

(　)12. 一般皇冠鏡片的主要成分是何種物質？
(A) 鹵化銀　(B) 二氧化矽　(C) 氧化鈰　(D) 氧化鈦

(　)13. 對於光致變色鏡片的敘訴何者爲非？
(A) 樹脂變色片是將感光物質鍍在鏡片的前表面　(B) 樹脂光致變色感光物質，可均勻滲入鏡片的前表面約 100～150 μm　(C) 樹脂變色片染色，可能導致樹脂變色片的顏色改變　(D) 玻璃變色片老化後底色會加深，而樹脂變色片老化後底色會變淺

(　)14. 不適宜製成眼用鏡片的是哪類玻璃？
(A) 天然石英　(B) 火石玻璃　(C) 鋇冕玻璃　(D) 皇冠玻璃

(　)15. 低色散且折射率 1.7 的玻璃鏡片中含哪種元素？
(A) 鑭　(B) 鈮　(C) 鈦　(D) 鋇

(　)16. 低色散且折射率 1.8 的玻璃鏡片中含哪種元素？
(A) 鑭　(B) 鈮　(C) 鈦　(D) 鋇

(　)17. 目前折射率最高的玻璃鏡片中含哪種元素？
(A) 鑭　(B) 鈮　(C) 鈦　(D) 鋇

(　)18. 下列對光致變色材料的敘訴何者爲眞？
(A) 隨紫外線強弱變化深淺　(B) 能迅速褪色回歸透明　(C) 變色速度越快越好　(D) 冬天變深效果較弱

(　)19. 下列對紫外線的敘訴何者爲眞？
(A) 波長越短的紫外線能量越強，穿透能力越強　(B) 造成曬黑、曬傷的主要是 UVB 及 UVC　(C) UVB 比 UVA 對人體健康影響較爲劇烈　(D) UVA1 比 UVA2 對眼睛傷害較大

(　)20. 玻璃鏡片熱硬化處理時，對鏡片兩面吹氣爲求：
(A) 快速製成成品，降低成本　(B) 使鏡片內部產生應力，增加硬度　(C) 確保鏡片均勻冷卻，以免破裂　(D) 確保鏡片表面乾淨，提高鍍膜品質

(　)21. 下列眼鏡鏡片中，何者的密度最小？
(A) CR-39 鏡片　(B) 聚氨酯鏡片　(C) 丙烯酸脂鏡片　(D) 聚碳酸脂鏡片

(　)22. 下列平光鏡片中何者最耐衝擊？
(A) 3 mm 厚度的 CR-39 鏡片　(B) 3 mm 厚度經熱處理的皇冠玻璃鏡片　(C) 3 mm 厚度的變色化學硬化玻璃鏡片　(D) 3 mm 厚度的聚碳酸脂鏡片

(　)23. 下列何種鏡片耐衝擊性最高？
(A) 未經熱處理的皇冠玻璃鏡片　(B) 未經化學回火的皇冠玻璃鏡片　(C) 經熱處理的皇冠玻璃鏡片　(D) 未達 2.2 mm 厚度經化學回火的皇冠玻璃鏡片。

(　)24. 美國食品與藥物管理局（FDA）對日常使用鏡片，最低的厚度要求爲何？
(A) 1.6 mm　(B) 1.8 mm　(C) 2.0mm　(D) 無強制規定

(　)25. 農夫容易得白內障，可能原因爲何？
(A) 紫外線　(B) 可見藍光　(C) 紅外線　(D) 紫外線加可見藍光

(　)26. 何種光學參數爲鑑定光學鏡片的色散指標？
(A) 流明　(B) 輝度　(C) 阿貝值　(D) 楊格係數

(　)27. 關於色散的描述，下列何者爲非？
(A) 經三稜鏡分解的光就叫單色光　(B) 阿貝數就是鏡片的色散　(C) 阿貝數越小，色散就越大，對成像品質的影響也越大　(D) 阿貝數較低，較容易產生横向色差

(　)28. 眼用鏡片的阿貝數（Abbe number）介於：
(A) 25-65　(B) 30-60　(C) 34-66　(D) 50-70

(　)29. 測量鏡片色散時，英美等國採用哪種光譜波長，作爲阿貝數測試之標準？
(A) 氫藍光（486.1nm）　(B) 汞綠光（546.07nm）　(C) 氫紅光（656.3nm）　(D) 氦黃光（589.3nm）

(　)30. 關於阿貝數的描述，何者爲眞？
(A) 眼用鏡片的阿貝數以 20～40 爲佳　(B) 眼用鏡片的阿貝數越大，色散越嚴重　(C) 眼用鏡片的阿貝數越小，色散越嚴重　(D) 阿貝數大的鏡片，通常鏡片較薄

(　)31. 白光入射透明體時，其中波長不同的單色光形成不同的折射現象，稱爲？
(A) 反射　(B) 散射　(C) 色散　(D) 繞射

(　)32. 一冕牌玻璃鏡片進行色散測量，測得黃光光譜波長 (n_D) = 1.5175，藍光光譜波長 (n_F) = 1.52235，紅光光譜波長 (n_c) = 1.51408，請問阿貝數爲何？

(A) 47.39　(B) 60.18　(C) 62.57　(D) 65.25

(　)33. 非樹脂眼鏡片材料特性的爲何？

(A) 撞擊碎裂時，碎片較少，碎片面積大且鈍邊　(B) 導熱性較高，抗霧性良好　(C) 容易車邊、裝框比較安全，可染色　(D) 重量輕，其重量只有玻璃鏡片的 1/2

(　)34. 何者是基本衝擊等級安全眼鏡的最小厚度？

(A) 1.6 mm　(B) 1.8 mm　(C) 2.0 mm　(D) 2.2 mm

(　)35. 下列哪種鏡片最可能破裂？

(A) 未刮傷的鏡片　(B) 前表面刮傷的鏡片　(C) 後表面刮傷的鏡片　(D) 兩表面皆刮傷的鏡片

(　)36. 進行耐衝擊性測試時，下列何者的耐衝擊性最佳？

(A) 化學硬化的冕牌鏡片　(B) CR-39 鏡片　(C) 熱處理的一般皇冠鏡片　(D) PC 鏡片

(　)37. 請問下列何者非光致變色樹脂鏡片的材料特性？

(A) 早期用吡喃類感光物質抗疲勞性稍差，較不適宜商業應用　(B) 光致變色樹脂鏡片滲入變色材料的均勻性將決定鏡片的最終性能　(C) 以鍍膜法修正了顏色深淺不一致的缺點　(D) 新一代螺噁嗪類化合物，不會喪失或降低光致變色性。

題庫解答

（A） 1. 解：CR-39 仍然是應用最廣泛的普通樹脂鏡片的材料。

（C） 2. 解：CR-39 是是美國空軍研製一系列聚合物中的第 39 號材料，因此，稱為CR-39（哥倫比亞樹脂第39號）。

（B） 3. 解：丙烯酸脂（PMMA）是熱塑性樹脂。是迄今為止，人造透明材料中質地最優異，價格又適宜的玻璃替代材料之一。

（C） 4. 解：PC 主要以雙酚 A 和光氣合成，現在也有不使用光氣的生產方式。

（A） 5. 解：PU 又稱為聚氨酯。Trivex 材料，最初主要用於運動墨鏡，如NXT（品牌）。2008 年出現超韌鏡片材料。二者都屬於聚氨酯。

（D） 6. 解：環硫型光學樹脂是光學樹脂中折射率最高的。鏡片折射率高達 1.70 以上。

（C） 7. 解：天然水晶製成的鏡片，缺點是無法過濾紫外線（UV），除非加膜。

（B） 8. 解：玻璃變色鏡片採用的光致變色材料是鹵化銀（銀鹵素）。

（B） 9. 解：玻璃鏡片成品無法染色，但可以添加金屬氧化物製成有色玻璃鏡片。

（D）10. 解：玻璃鏡片的優缺點，恰與樹脂鏡片相反。但目前科技有些樹脂鏡片的優缺點，已不輸玻璃鏡片。

（D）11. 解：冕牌（普通玻璃）鏡片，阿貝數 55 以上，低色散度。

（B）12. 解：皇冠（普通玻璃）鏡片，其中 70% 為二氧化矽，其餘則由氧化鈉、氧化鈣等物質混合。

（A）13. 解：樹脂變色片是將感光物質加在鏡片的前表面上，理想的是表面滲透法而不蒸鍍法，才不會有變色不均勻的現象。

（B）14. 解：火石玻璃含氧化鉛約 60%，造成色散率高比重大，並不適宜製成眼用鏡片。

（C）15. 解：含鈦元素的玻璃鏡片，折射率為 1.7，阿貝數為 41。

（A）16. 解：含鑭元素的玻璃鏡片，折射率為 1.8，阿貝數為 34。

（B）17. 解：含鈮元素的玻璃鏡片，折射率為 1.9，阿貝數為 30，是目前折射率最高的玻璃超薄鏡片。

（A）18. 解：隨紫外線強弱變化深淺，夏天溫度高時，變深效果較弱。褪色後，保有少量的殘留底色（約 10%），但鏡片變色過快並非好事，甚至可能帶來危險。

（C）19. 解：波長越短的紫外線能量越強、對組織的傷害性越大，穿透能力卻較差。

造成曬黑、曬傷的主要是 UVA 及 UVB。

UVB 能量比 UVA 能量強，對人體健康影響較為劇烈。

UVA2（320～340nm）又比 UVA1（340～400nm）能量強，對眼睛傷害較大。

（B）20. 解：快速製成成品，可能降低品質。吹氣可能造成鏡片不均勻冷卻，反而容易破裂。要鏡片表面乾淨，應以藥水洗淨，才能提高鍍膜品質。

（B）21. 解：聚氨酯（PU）鏡片透光率高，輕薄又耐腐蝕，可過濾 UV400。抗衝擊性強於 CR-39 鏡片和 PC（聚碳酸脂）鏡片。更比丙烯酸脂（PMMA）鏡片密度小。

（D）22. 解：聚碳酸脂（PC）鏡片，厚度超過 2 mm 時，俗稱防彈玻璃，何況厚度達 3 mm。

（C）23. 解：如果厚度一致 2.2 mm，經化學回火的皇冠玻璃鏡片比 (A)(B)(C) 耐衝擊性高。

（D）24. 解：美國食品與藥物管理局（FDA）對日常使用鏡片，無強制規定最低厚度。

（C）25. 解：紫外線是高能量冷輻射，傷害以視網膜為主。

可見藍光能量沒紫外線高，使用 3C 產品過多過久，可能造成傷害。

紅外線是熱輻射，傷害以水晶體為主，容易引起白內障。

（C）26. 解：流明指光源每秒鐘所發出的量之總和，簡單說就是發光量。

輝度表示眼睛從某一方向所看到物體的反射光的強度。

楊格係數（彈性係數）是指施力於彈性物質使其型態變化時，儲存在彈性物質中的能量。

（B）27. 解：經三稜鏡分解的光就叫單色光。習慣用阿貝數（v 值）表示鏡片材料的色散力。

實際上，阿貝數代表鏡片色散力的倒數。阿貝數越小，色散就越大，對成像品質的影響也越大。阿貝數較低，較容易產生色像差現象（橫向色差）。

（B）28. 解：眼用鏡片的阿貝數習慣以 50 為界，高於 50 屬低色

散，低於50屬高色散

低色散鏡片，對人眼視覺來說較為清晰舒適。

（D）29. 解：通常英美等國採用氦黃光（589.3nm）作為阿貝數測試之標準。$nm = 10^{-9} M$。

（C）30. 解：一般阿貝數介於20～80之間，當阿貝數20～40表示色散越嚴重。換句話說，阿貝數小的鏡片，對紅黃藍等單色光，分光程度越大（色散越大）。阿貝數大的鏡片，通常鏡片較厚。

（C）31. 解：光波入射均勻透明體，會發生反射和折射。而入射不均勻透明體，部分光線偏離原傳播方向，形成散射。繞射（衍射），則指光波遇到障礙物（狹縫或小孔）時偏離原來直線傳播的現象。

（C）32. 解：冕牌鏡片的阿貝數 $(V_d) = \dfrac{n_D - 1}{n_F - n_c} = \dfrac{1.5175 - 1}{1.52235 - 1.51408}$ $=62.57$。

（B）33. 解：樹脂眼鏡片材料的特性：容易車邊、裝框比較安全，可染色，重量輕，其重量只有玻璃鏡片的1/2，抗撞擊力強，且受到撞擊碎裂時，碎片較少，碎片面積大且鈍邊，可有效降低眼睛及臉部的受傷，導熱性較低，抗霧性良好。

（C）34. 解：玻璃鏡片厚度，甚至低於1.0 mm，但並不安全，最小厚度2.0 mm才安全。

（D）35. 解：後表面比前表面刮傷的鏡片較可能破裂，但兩面皆刮傷的鏡片最可能破裂。

（D）36. 解：耐衝擊性能力，(D) > (B) > (A) > (C)。

（C）37. 解：螺吡喃在非極性溶劑中可逆性差，但抗疲勞性稍差，易被氧化降解，較不適宜商業應用，因此研究新一代螺噁嗪類化合物，環境介質的依賴小，不受溶劑的影響，也不會喪失或降低光致變色性。

採用滲透法製造，修正了玻璃光致變色鏡片，顏色深淺不一致的缺點。

光致變色樹脂鏡片滲入變色材料的均勻性將決定鏡片的最終性能。

第13章　鏡片染色、鍍膜與強化處理

第一節　鏡片染色

一、玻璃鏡片染色

玻璃材料中混合一些吸收性質的金屬氧化物後會呈現著色效果，譬如鈷和銅（藍色）、加鎳和鈷（紫色）、鉻（綠色），這些染色材料主要應用在大量生產的平光太陽眼鏡或防護鏡片的生產。

有特殊過濾性質的淺色材料（綠色、棕色、灰色或粉紅色）也用於生產眼用矯正鏡片，但現在對有色玻璃的需求不多，原因是近視或遠視眼鏡的中央厚度與邊緣厚度不同，致使鏡片的顏色深淺不一，屈光度越高，顏色差異越明顯。

二、樹脂鏡片染色

1. 染色原理

樹脂鏡片可以耐受 150℃高溫。溫度 80～90℃時，樹脂鏡片受熱，分子間隙擴大，染色液中的染料微粒進入分子間隙，當鏡片冷卻後，分子間隙縮縮小，顏色固置，完成染色。

染色可以染成單色，也可以染成雙色或漸近色。

一般著色深度在 0.03～0.1 mm。鏡片染色前不能加硬或鍍膜，如果有需要，染色後才進行。

2. 染色液與和染具

染色液及配製：

染色液：染色劑和促進劑的溶液。常用染色劑有黃、棕、紅、綠、藍、灰。

促進劑是染色輔助劑，也稱爲表面活性劑，作用是減小染色劑的表面張力，加快鏡片的浸潤速度，使溶於水中的染料微粒加快進入樹脂鏡片分子的間隙，易於著色並固定。

一般染色劑和促進劑的比例爲 20：1。

褪色處理：

褪色劑是使染色鏡片褪色的化學溶劑。

一旦染色效果不理想，如顏色太深或顏色不均勻等，可將染色鏡片放入按比例配置好，溫度在 80～90℃的褪色劑水溶液中，來進行褪色處理。

褪色劑只能使鏡片顏色變淺，不能完全恢復到無色狀態，而且褪色前需先將鏡片充分清洗。染色後的鏡片如經過加硬或鍍膜處理，亦不能再進行褪色處理。

第二節　玻璃鏡片的硬化（強化）處理

目前有兩種方法硬化玻璃鏡片，一種是熱處理回火，另一種是化學回火。

但並非所有種類的玻璃皆可回火硬化。

無論採用的是哪種回火硬化處理，刮傷的鏡片會比未刮傷的鏡片更容易破裂。

因爲鏡片的刮痕將產生硬化弱點。

而且刮傷的鏡片熱處理回火會比化學回火，耐衝擊性更低。

熱處理回火

熱處理過程是先將已修邊的玻璃鏡片置於高溫的小型窯爐內，讓玻璃達到軟化點。將玻璃鏡片留在窯爐內約 2～3 分鐘，置放時間的長短主要取決於：

1. 鏡片厚度。
2. 鏡片類型。
3. 鏡片顏色。

另外考慮鏡片的重量，也有助於判定鏡片於窯爐內更精確的時間長短。

取出熱處理的鏡片後，再於鏡片前後表面吹氣，使鏡片快速冷卻。

玻璃加熱時會膨脹，且變得更像液體。當炙熱的鏡片外層接觸冷空氣，外層會冷卻，但鏡片內部的冷卻較爲緩慢。

鏡片冷卻時會產生收縮，當鏡片的外層先冷卻且抵抗縮小，將對鏡片形成向內的拉力，產生應力。

鏡片表面收縮或擠壓的應力，稱爲最大壓縮應力，同時存在的應力則是最大張應力。

鏡片外層的壓縮應力和張應力接觸的深度稱爲壓縮深度。

熱處理的優點是快速，缺點是熱回火的鏡片，耐衝擊性不如化學回火的鏡片。

化學回火的熔鹽

玻璃鏡片可浸入熔融的鹽類進行化學回火硬化。

透明的皇冠玻璃和染色的皇冠玻璃鏡片所用的熔鹽是硝酸鉀（KNO_3）。其化學回火的過程，小分子的鈉（Na）或鋰（Li）離子從玻璃鏡片表面釋出，被熔鹽中大分子的鉀離子（K）取代。使得鏡片表面緊實，形成一股擠壓鏡片的表面張力，產生出壓縮應力，進而提高耐衝擊性，完成化學回火硬化。

變色鏡片回火的熔鹽與皇冠玻璃鏡片的熔鹽不同。

變色鏡片採用的熔鹽是 40% 硝酸鈉（$NaNO_3$）和 60% 硝酸鉀（KNO_3）的混合物，但這兩種熔鹽無論乾燥或熔融狀態下皆有危險性。

若熔鹽的比例不正確，或是熔鹽受汙染或使用太久，則鏡片硬化將產生問題。

鏡片可能在浴鹽中破裂混濁，或產生髮絲狀的裂痕。

若變色鏡片用的浴鹽錯放皇冠玻璃鏡片，鏡片表面會產生髮絲網絡狀的裂痕。

當熔鹽的 pH 值升高至中性以上時，便需移除部分熔鹽，並加入新的熔鹽以降低 pH 值。

當回火沉澱物堆積在反應槽底部時，則必須更新熔鹽。

變色玻璃鏡片的化學回火硬化，熔鹽需加熱至 400°C±5°C（752°F±9°F）。

若鹽浴的溫度不精準，變色鏡片也會產生問題，例如深淺不一、汙損、無法適當的變淺或變深。

化學回火的程序

清洗鏡片後置於鏡片固定座。固定座位於鹽浴上方，先預熱鏡片，以避免溫度急速改變使鏡片破裂。接著將鏡片浸入熔鹽 16 小時（目前已有特殊的強化程序，可使變色鏡片在 2 小時內完成化學回火硬化）。

鹽浴結束後，再度將鏡片置於鹽浴上方。鹽浴後的冷卻時間等同預熱時間。

最後自固定座取下鏡片，冷卻至室溫，再以熱水沖洗去除熔鹽。

化學硬化的皇冠玻璃鏡片比熱硬化的皇冠玻璃鏡片更耐衝擊，即使刮傷也能維持一定強度。

化學回火的鏡片不會變形，熱處理的部分鏡片則會變形，因為鏡片內部的張應力小於壓縮應力，且化學回火的鏡片可以重新磨邊或磨面也不會破裂。

化學回火的玻璃鏡片，要重新修整形狀裝配入鏡架，應先將鏡片再次硬化。相較於熱回火硬化，化學回火硬化才是皇冠玻璃鏡片的首選。

第三節　樹脂鏡片的表面鍍膜處理

有機（樹脂）鏡片鍍膜技術的難度要比玻璃鏡片高。

玻璃材料能夠承受 300℃以上的高溫，而有機鏡片在超過 100℃時便會發黃或者分解。

玻璃鏡片的抗反射膜材料通常採用氟化鎂（MgF_2），但由於氟化鎂的鍍膜技術必須在高於 200℃的環境下進行，否則不能附著於鏡片的表面，所以不適用於有機鏡片。

鍍膜的材料

1. 氟化鎂（MgF_2）：是鍍膜用得最多的材料，當波長（λ）為 550 nm 時，其折射率約 1.38，MgF_2 是所有低折射率的鹵化物中最牢固的，特別是玻璃基板溫度在 250℃左右時，非常堅硬耐久，因而在鍍抗反射膜過程獲得廣泛應用。
2. 二氧化鈦（TiO_2）：TiO_2 膜折射率高、牢固穩定，在可見光和近紅外線呈透明，優異的性能也使它在光學鍍膜應用備受採用。
3. 二氧化鋯（ZrO_2）：ZrO_2 膜具有較高的折射率，是一種低吸收率的膜層，而且十分牢固穩定。
4. 二氧化矽（S_iO_2）：S_iO_2 膜為樹脂鏡片鍍抗磨損膜時常被採用。

鍍膜的種類

1. 抗磨損膜

鍍抗磨損膜有兩種方法：物理加硬法和化學加硬法。

一種是利用有機物材料，如矽系樹脂等，將其塗於塑膠鏡片的表面以提高硬度。

另一種是利用無機材料，在塑膠鏡片的表面以眞空蒸鍍加膜強化。

目前，以後者較常被採用，蒸鍍的材料則有二氧化矽等。

物理加硬法

是在眞空離子鍍膜機內進行，採用冷鍍不加溫，先鍍抗磨損膜再鍍抗反射膜，抗磨損膜材料一般爲結晶材料或金屬氧化物等。

若以鉛筆硬度表示，玻璃可達 9H，而塑膠鏡片經表面硬化處理後的硬度僅有 4～7H。

金剛石抗磨損膜是現今研究的熱點。

化學加硬法

是在樹脂鏡片表面鍍上一種硬度高且不易脆裂的有機物薄膜，有乙烯基三乙氧基矽烷（VTEO）和 3- 硫醇基丙基三乙氧基矽烷（MPTES）爲單體的 UV 固化膜，或以甲基丙烯醯氧丙基三甲氧基矽烷爲單體混合環氧樹脂的抗磨損膜等。

化學加硬採用浸泡法，把塑膠鏡片浸入硬化溶液，慢慢提取出來，提取的速度關係到加硬膜層的均勻性。

然後送入 90℃恆溫箱中維持 2 小時，烘乾後進行檢驗，將硬化液塗得不均勻或是表面有瑕疵的鏡片挑選出來，重新加工或者報廢，需要鍍膜的鏡片得用超音波清洗，烘乾後立即鍍膜。

一般抗磨損膜膜層的厚度約爲 3～5 μm（或 1～10 μm）。

CR39 塑膠鏡片未加硬前表面很容易刮傷，加硬後硬度最高可達 7 H，換句話說，用 7H 鉛筆劃硬化膜表面也不留痕跡。

2. 抗反射膜

抗反射膜是運用光的干涉原理，使膜層前後表面的反射光發生干涉現象，達成抗反射的效果。鍍膜材料之折射率愈高，則膜層反射率也愈高。

抗反射膜層，一般以人眼最敏感的入射光（波長 λ：555 nm）爲基準光線，抗反射膜厚度需達 1/4 波長（λ）。此時的抗反射率最高。

如抗反射膜厚度過薄（< 139nm），反射光則會顯出淺棕黃色，如反射光呈現藍色則表示抗反射膜厚度過厚（> 139nm）。鏡片表面不同的反射光澤，稱為抗反射膜的反射光殘留色。

反射光殘留色在鏡片前後表面的中央與邊緣部分顏色會有差異，而且凸面和凹面的反射光殘留色也會有差異，主要是因為抗反射膜採用真空鍍膜法。

真空鍍膜時，曲率變化較小的部位容易鍍著，凸面與凹面的曲率不同，也會產生差異。

蒸鍍完一面後再翻轉蒸鍍另一面，兩面無法同時蒸鍍也會有誤差。

另外鏡片中央部分已達需要的膜層厚度時，鏡片邊緣卻仍未達到需要的膜層厚度，也會出現鏡片中央部分呈綠色，而邊緣部分為淡紫紅色。

抗反射膜的光學功能

(1) 減少前表面反光：

鏡片的前表面產生的反光會影響戴鏡者的美觀。尤其是拍照時。

光線通過鏡片的前後表面時，不但會產生折射，也會產生反射。

鏡片前表面產生的反射光，會令他人看戴鏡者眼睛時，看到鏡片表面的反射白光。

在鏡片前後兩表面鍍抗反射膜，更能大大降低反光。

(2) 減少鬼影：

鏡片前後表面不同的曲率，使鏡片內部產生的反光形成鬼影，影響視覺的清晰度和舒適性。

由眼鏡光學得知，鏡片的屈光力可使所視物體在戴鏡者的眼球遠點平面上形成一個清晰的影像。

換句話說，物體的光線，經鏡片折射後聚焦在視網膜上，而形成清晰的成像。

由於鏡片前後表面的曲率不同，存在一定量的反射光，因此鏡片會產生內反射。

內反射會在遠點球面附近產生虛像，即在視網膜的清晰像點附近產生虛像點，這些虛像點會影響視物的清晰度和舒適性，抗反射膜可以減少這種情況。

(3) 減輕眩光：

鏡片表面產生的反光會使人產生眩光，降低視覺的對比度。

抗反射膜和抗磨損膜的關係

鏡片表面的抗反射膜層是非常薄的無機金屬氧化物（厚度 < 1μm），又硬又脆。

蒸鍍玻璃鏡片時，由於片基比較硬，就算用沙子劃過表面，抗反射膜膜層相對不容易刮傷，但是蒸鍍樹脂鏡片時，由於片基較軟，也以沙子劃過表面，抗反射膜膜層便很容易刮傷。

因此，樹脂鏡片在鍍抗反射膜前必須要先鍍抗磨損膜，而且抗磨損膜與抗反射膜的硬度有一定的配合要求，因爲抗反射膜的好壞取決於抗磨損膜的牢固度與抗摩擦性。

3. 抗汙膜（防水膜）

鏡片表面蒸鍍多層抗反射膜後，鏡片就容易沾黏油汙。

戴抗反射膜鏡片幾小時後，鏡片往往會出現一層油汙，而且會破壞抗反射膜的抗反射效果。

顯微鏡下，可以發現抗反射膜呈微孔結構，因此油汙特別容易浸入抗反射膜的微孔。

解決方法是在抗反射膜上再鍍一層抗油汙和抗水的薄膜，爲了不改變抗反射膜的光學性能，此膜層必須非常薄。

抗汙膜的材料以氟化物爲主，有兩種加工方法：

一種是浸泡法，另一種是眞空鍍膜法。常用的方法是眞空鍍膜法。

在抗反射膜層的表面，將氟化物蒸鍍在抗反射膜層上。

抗汙膜將多孔性的抗反射膜層覆蓋，能夠將水或油與鏡片的接觸面積減少，使油汙或水滴不易黏附鏡片表面，故又稱爲防水膜。

4. 抗輻射膜

電場和磁場的交互變化會產生電磁波，電磁波向空中發射或洩漏的現象稱爲電磁輻射。

過量的電磁輻射造成電磁汙染。人的眼睛是脆弱的，戴上鍍有抗輻射膜的鏡片是保護眼睛的有效辦法。

鏡片表面鍍上鉻、鎳、汞或銀等金屬薄膜，便可以反射輻射線。

藍色鏡片可吸收紅外線，黃綠色鏡片同時吸收紫外線和紅外線，無色含鉛鏡片則吸收 X 射線和 γ 射線。

常見的電焊防護眼鏡，就有極大的紫外線過濾效果。

常見的輻射源

電腦、電視、手機等 3C 設備，X 射線及紅外線、紫外線都會產生不同形式、不同頻率、不同強度的電磁輻射。紅外線對眼睛的損傷主要是熱效應，尤其是短波紅外線（波長爲 800～1200 nm）

可被水晶體和虹膜吸收，容易形成白內障等眼疾。

除了短波紅外線外，高溫環境下加工玻璃也會產生大量的紅外線。

紫外線對人體組織有光化作用，會使蛋白質凝固變性，角膜上皮壞死、脫落。

電焊、高原、雪地及水面反光都會造成眼睛的紫外線傷害。

X 射線對眼睛的損傷機制是當眼睛受到電磁輻射作用後，受照射的分子吸收能量，發生分子的電離與激發，導致生物大分子（蛋白質及核酸）的損傷，因此，發生細胞代謝、功能和結構的改變，最後導致身體傷害。

傷害程度與輻射的種類、照射劑量、照射面積和方式有關。

主要損傷角膜、虹膜、水晶體、視網膜等，嚴重的輻射可引起輻射性白內障，有時也會引起輻射性視網膜病變、視神經病變、角膜炎、虹膜炎等。

5. 偏振膜（偏光膜）

偏振眼鏡由偏振膜和鏡片膠合而成。兩者之間應有 $\frac{1}{4}\lambda$（波長）的相位差。

偏振膜是利用物質對兩種互相垂直振動的偏振光，選擇性的吸收而製成。

自然光可以分解成互相垂直、大小相等、相位無關聯的水平和垂直的線偏振光。

但當自然光以特定角度，即布魯斯特角（Brewster's angle）入射到界面時，反射光便成爲光向量垂直入射面振動的線偏振光。

光滑界面反射的眩光就是偏振光。

偏振膜能阻擋刺眼的眩光中，水平方向較強的光向量。

鏡片的偏振膜分爲兩種，一種是膠合於兩薄鏡片中間較厚的偏光膜，這種鏡片邊緣呈現很明顯的三明治形狀，另一種是黏貼於鏡片表面較薄的新型偏光膜，後者比較美觀及實用。

6. 複合膜

對樹脂鏡片而言，鏡片表面的膜層應該是抗磨損膜、多層抗反射膜和抗汙膜等等的複合膜。

抗磨損膜最厚，約爲3～5 μm，多層抗反射膜的厚度，約爲0.3 μm，抗汙膜最薄，約爲 0.005～0.01 μm。

此外，也可以進一步鍍上強化抗衝擊性的抗衝擊膜。

複合膜的鍍製過程

鏡片的片基上先鍍上有機矽化物的抗磨損膜，然後以氬離子轟擊進行鍍抗反射膜前的清潔，再以硬度高的金屬材料進行多層抗反射膜眞空蒸鍍，最後鍍上可使油汙或水滴與鏡片表面呈一定接觸角度（105°～110°）的抗汙膜。

如果多層抗反射膜和抗汙膜都採用眞空蒸鍍，通常一起蒸鍍。

題庫練習

(　) 1. 下列何者不是玻璃鏡片幾乎被淘汰的原因？
(A) 重量較重　(B) 容易破裂不安全　(C) 售價偏低沒利潤　(D) 不美觀

(　) 2. 樹脂鏡片染色深度多少爲佳？
(A) 0.01～0.03 mm　(B) 0.03～0.06 mm　(C) 0.03～0.1 mm　(D) 0.08～0.115 mm

(　) 3. 樹脂鏡片染色時，促進劑和染色劑的比例爲何？
(A) 1：1　(B) 1：5　(C) 1：10　(D) 1：20

(　) 4. 下列玻璃鏡片硬化（強化）處理的敘訴何者爲非？
(A) 刮傷的鏡片採化學回火比熱處理回火，耐衝擊性較低　(B) 並非所有種類的玻璃皆可回火硬化　(C) 熱回火處理的鏡片，耐衝擊性不如化學回火的鏡片　(D) 鏡片表面收縮或擠壓的應力，稱爲最大壓縮應力

(　) 5. 下列何者非玻璃鏡片熱處理，回火時間長短的主要決定因素？
(A) 鏡片類型　(B) 鏡片顏色　(C) 鏡片重量　(D) 鏡片厚度

(　) 6. 抗反射膜對哪種的入射光最有效？
(A) 垂直入射　(B) 斜向 30° 入射　(C) 斜向 145° 入射　(D) 與入射角無關

(　) 7. 抗反射膜是運用何種原理？
(A) 干涉　(B) 繞射　(C) 反射　(D) 折射

(　) 8. 抗反射膜的厚度，需達基準光線（波長 λ：555 nm）多少波長？

(A) 約 111 nm　(B) 約 139 nm　(C) 約 185 nm　(D) 278 nm

(　) 9. 多層膜鏡片的鏡片表面不同的反射光澤，稱爲抗反射膜的反射光殘留色，下列敘訴何者爲非？

(A) 鏡片前後表面的中央與邊緣部分顏色會有差異

(B) 反射光呈現淺棕黃色，則表示抗反射膜厚度過厚（>139nm）　(C) 鏡片凸面與凹面的曲率不同，也會產生差異　(D) 鏡片前後兩表面，無法同時蒸鍍也會有誤差

(　)10. 下列抗反射膜的光學功能何者爲非？

(A) 減少鬼影　(B) 減少 UV　(C) 減輕眩光　(D) 減少前表面反光

(　)11. 一折射率 1.6 的鏡片，鍍上單層抗反射膜，此單層膜材料最佳的折射率應爲？

(A) 1.14　(B) 1.20　(C) 1.26　(D) 1.58

(　)12. 某一折射率 1.62 的光學塑膠鏡片，求其光線的穿透率百分比：

(A) 89.11%　(B) 92.2%　(C) 94.4%　(D) 94.71%

(　)13. 若光線由空氣往一前表面穿透率 60%，後表面穿透率 40% 的光學鏡片傳播，請問此鏡片的光線穿透率百分比爲何？

(A) 24%　(B) 40%　(C) 60%　(D) 92.2%

(　)14. 光線由空氣中，往某一未經鍍膜的光學鏡片入射，若鏡片折射率 1.68，請問穿透鏡片後表面的光強度百比爲何？

(A) 87.54%　(B) 92.2%　(C) 94.4%　(D) 94.71%

(　)15. 玻璃鏡片的抗反射膜材料通常採用何者？

(A) 二氧化矽（S_iO_2）　(B) 氟化鎂（MgF_2）　(C) 二氧化鈦（TiO_2）　(D) 二氧化鋯（ZrO_2）

(　)16. 下列玻璃鏡片進行化學回火硬化的敘訴何者為非？

(A) 皇冠玻璃鏡片所用的熔鹽是硝酸鉀　(B) 玻璃變色鏡片採用的熔鹽是硝酸鈉和硝酸鉀的混合物　(C) 鹽浴的溫度不精準，玻璃變色鏡片會無法適當的變色　(D) 回火沉澱物堆積在反應槽底部時，需添加新的熔鹽

(　)17. 若鏡片以眞空電鍍成 3 號茶顏色，請問下列哪類型鏡片的顏色較深？

(A) 平光鏡片　(B) − 9.00D 鏡片　(C) +4.50D 鏡片　(D) 皆一樣深

(　)18. 鍍上一層抗磨損膜將會導致鏡片反射光如何變化？

(A) 保持不變　(B) 稍稍增加　(C) 稍稍減少　(D) 完全失效

(　)19. 有輕微刮傷的鏡片再鍍上一層抗反射膜，將會如何變化？

(A) 不影響外觀　(B) 刮傷更不顯著　(C) 刮傷會更顯著　(D) 不影響反射力

(　)20. 下列何種鏡片無法褪色後再染色？

(A) CR-39 鏡片　(B) 染色鏡片　(C) 有色材質鏡片　(D) 眞空鍍膜鏡片

(　)21. 何種鏡片可以蒸鍍抗反射膜？

(A) 平光太陽鏡片　(B) PC 鏡片　(C) 玻璃有色鏡片

(D) 以上皆可

(　　)22. 基本衝擊等級安全鏡片的最小厚度？

(A) 1.6mm　(B) 1.8mm　(C) 2.0mm　(D) 2.2 mm

(　　)23. 鏡片表面蒸鍍金屬薄膜，便可抗輻射線，下列金屬材料何者並不適用？

(A) 鎳　(B) 鉻　(C) 銀　(D) 銅

(　　)24. 下列對偏光膜的敘訴何者爲非？

(A) 偏光膜是利用物質對兩種互相垂直振動的偏振光，選擇性的吸收而製成　(B) 膠合於兩薄鏡片中間的偏光膜，比較美觀及實用　(C) 偏光膜能阻擋水平方向較強的眩光　(D) 自然光以布魯斯特角入射界面時，反射光便成爲線偏振光

(　　)25. 防水膜的油水與鏡片表面接觸角爲何？

(A) 90°～95°　(B) 95°～100°　(C) 100°～105°　(D) 105°～110°

(　　)26. 下列對輻射線的敘訴何者爲非？

(A) 3C 設備，X 射線及紅外線、紫外線都會產生輻射

(B) 造成白內障主要的輻射線是短波紅外線　(C) 照射過多輻射線會導致生物小分子的損傷　(D) 電焊、高原、雪地及水面反光也會造成紫外線傷害

題庫解答

（C）1. 解：有些玻璃鏡片售價高於樹脂鏡片，只是其他因素使玻璃鏡片幾乎被淘汰。

（C）2. 解：樹脂鏡片染色，一般著色深度在 0.03～0.1 mm。

（D）3. 解：一般樹脂鏡片，促進劑（表面活性劑）和染色劑的比例為 1：20。

（A）4. 解：刮傷的鏡片熱處理回火會比化學回火，耐衝擊性更低。

（C）5. 解：玻璃鏡片熱處理回火過程，窯爐中鏡片置放時間長短的主要取決於：1. 鏡片厚度，2. 鏡片類型，3. 鏡片顏色，而鏡片重量，雖也有助更精確的時間長短，但並非主要考慮。

（A）6. 解：光線垂直入射抗反射膜效果最佳

（A）7. 解：抗反射膜是運用光的干涉原理，使膜層前後表面的反射光發生干涉現象，達成抗反射的效果。

（B）8. 解：抗反射膜厚度需達基準光線的 1/4 波長（λ）。故 555/4 ≒ 139 nm。

（B）9. 解：抗反射膜厚度過薄（<139nm），反射光則會顯出淺棕黃色，如反射光呈現藍色則表示抗反射膜厚度過厚（>139nm）。

（B）10. 解：抗反射膜的功能為(1)減少前表面反光(2)減少鬼影(3)減輕眩光。

（C）11. 解：單層反射膜材料最佳的折射率 $=\sqrt{\text{鏡片折射率}}=\sqrt{1.6}$

$= 1.26$。

（A）12. 解：鏡片前表面光線反射率 $= \left(\frac{n_2 - n_1}{n_2 + n_1}\right)^2 \times 100\% = \left(\frac{1.62 - 1}{1.62 + 1}\right)^2 \times 100\% = 5.6\%$，$100\% - 5.6\% = 94.4\%$ 為入射後剩餘光線通量。

鏡片後表面光線反射率 $= \left(\frac{n_2 - n_1}{n_2 + n_1}\right)^2 \times 94.4\% = \left(\frac{1 - 1.62}{1 + 1.62}\right)^2 \times 94.4\% = 5.29\%$，故光線穿透率百分比 $= 100\% - 5.6\% - 5.29\% = 89.11\%$。

（A）13. 解：光線穿透率百分比 $= 60\% \times 40\% = 24\%$。

（A）14. 解：鏡片前表面光線反射率 $= \left(\frac{n_2 - n_1}{n_2 + n_1}\right)^2 \times 100\% = \left(\frac{1.68 - 1}{1.68 + 1}\right)^2 \times 100\% = 6.44\%$，$100\% - 6.44\% = 93.56\%$ 為入射後剩餘光線強度。

鏡片後表面光線反射率 $= \left(\frac{n_2 - n_1}{n_2 + n_1}\right)^2 \times 93.56\% = \left(\frac{1 - 1.68}{1 + 1.68}\right)^2 \times 93.56\% = 6.02\%$，故穿透鏡片後表面的光強度百分比 $= 100\% - 6.44\% - 6.02\% = 87.54\%$。

（B）15. 解：玻璃鏡片的抗反射膜材料通常採用氟化鎂（MgF_2）。

（D）16. 解：透明的皇冠玻璃和染色的皇冠玻璃鏡片所用的熔鹽是硝酸鉀（KNO_3）。

玻璃變色鏡片採用的熔鹽是 40% 硝酸鈉（$NaNO_3$）和 60% 硝酸鉀（KNO_3）的混合物。若鹽浴的溫度不精準，變色鏡片也會無法適當的變淺或變深。

當回火沉澱物堆積在反應槽底部時，則必須更新熔鹽。

（D）17. 解：真空電鍍鏡片顏色，無論正負厚薄都會深淺相同。

（C）18. 解：抗磨損膜亦有部分抗反射膜減少反射光的效果。

（C）19. 解：將加劇刮傷深度及位置。

（C）20. 解：真空鍍膜鏡片可以褪膜染色後再重新鍍膜，CR-39 及染色鏡片亦能褪色後再重新染色，唯有色材質鏡片無法褪色也無法染色。

（D）21. 解：所有鏡片皆可蒸鍍抗反射膜。

（C）22. 解：安全鏡片的最小厚度為 2.0mm。

（D）23. 解：鏡片表面鍍上鉻、鎳、汞或銀等金屬薄膜，便可以反射輻射線。

（B）24. 解：鏡片的偏振膜分為兩種，黏貼於鏡片表面的新型偏光膜，比較美觀及實用。

（D）25. 解：抗汙膜的油汙或水滴與鏡片表面呈 105～110° 接觸角。

（C）26. 解：電磁輻射作用，會導致生物大分子（蛋白質及核酸）的損傷。

第14章　鏡架的材質與規格

第一節　眼用鏡架材質的要求

眼用鏡架材質要達到以下要求：

1. 強度高：金屬眼鏡架較脆，所以要求材料要有較高的抗拉斷裂強度，又要有足夠的塑性、韌性。
2. 彈性高：鏡架在配戴過程中無法避免撞擊折彎，材料不僅不能斷裂，還應在外力消失後恢復原有形狀。
3. 耐腐蝕：鏡架必須能耐酸鹼及人體汗液等的腐蝕，傳統的鏡架材料較難做到這點。
4. 無毒性：鏡架與人體直接接觸，因此使用的材料應對人體無毒性。

第二節　金屬鏡架材質及特性

一、銅合金

銅合金是最廣泛的鏡架製造金屬材料，成本低，有良好的機械加工性，焊接和電鍍比較簡單，可電鍍各種顏色，也可噴漆，但化學性差，容易腐蝕，強度和彈性也不好。

主要的銅合金有：黃銅、青銅、白銅（銅鎳鋅合金）和銅鎳鋅錫合金。

1. 黃銅

以銅爲基底，鋅爲主要添加元素的銅合金。

銅鋅二元合金稱普通黃銅（簡單黃銅）。

三元以上的黃銅稱爲特殊黃銅（複雜黃銅）。

製造鏡架的黃銅，銅含量 63～65%，鋅含量 35～37%，具有良好的機械加工性，缺點是硬度低、抗磨損性差。

2. 青銅

歷史上使用最早的合金，已有 3,000 餘年的歷史。

青銅原指銅錫合金，後除黃銅、白銅以外的銅合金均稱爲青銅，命名時在青銅名字前冠上主要添加元素的名稱，如錫青銅、鉛青銅等。

錫青銅是以銅爲基底，錫爲主要添加元素的銅合金。錫含量 5～25%，鋅含量 2～10%，錫青銅鑄造性、耐磨性、彈性、機械加工性、耐腐蝕性皆好，主要用於製造鏡架的彈簧、鏡圈等。

3. 白銅

以銅爲基底，鎳爲主要添加元素的銅合金，又稱鋅白銅。

銅鎳二元合金稱爲普通白銅，加錳、鐵、鋅、鋁等元素的白銅合金稱稱複雜白銅。

製造鏡架的白銅爲銅鎳鋅合金，以銅爲基底，鎳爲主要添加元素，其銅含量 64%，鎳含量 18%，鋅含量 18%，主要用於製造低檔鏡架及兒童鏡架的零件。

4. 銅鎳鋅錫合金

是在銅基底添加鎳、鋅、錫元素等四元合金，含銅 62%，鎳 23%，鋅 13%，錫 2%。

銅鎳鋅錫合金具有良好的彈性，機械加工性、鑄造性及化學穩定性均較好，多用於製作鼻樑、鏡腳及鏡圈。

二、鎳合金

鎳合金不易生銹，強度及彈性也好，多用於中高檔光學鏡架。

1. 鎳銅合金：又稱蒙乃爾合金，呈銀白色，是一種以金屬鎳爲基底，添加銅、鐵、錳等元素的合金，含鎳約 65%，銅 34%，少量鐵、錳。鎳銅合金具有良好的機械性，適用溫度範圍大，良好的焊接性能和中高強度，耐腐蝕，一般用於製造中檔眼鏡架。
2. 鎳鉻合金：又稱高鎳合金，以鎳爲基底，添加鉻及少量銀、銅等其他微量元素，含鎳約 84%。
   鎳鉻合金具有耐腐蝕、耐高溫、抗氧化且易加工、易焊接等性能特點，一般用於製造高檔眼鏡架。
3. 不銹鋼：也是鎳合金，含鐵約 71%，鉻約 18%，鎳約 8%，具有良好的耐腐蝕性及高彈性，技術性、經濟性及機械性也好，儘管強度較低，加工性能較差，焊接困難，但用於製造鏡架卻越來越多。

金屬中最容易造成過敏的就是鎳。接觸金屬的皮膚紅腫、搔癢、流膿等。

三、鈦及鈦合金

鈦具有良好的耐腐蝕性，與鉑（白金）相近，機械性能極優、質地輕盈、富彈性、耐腐蝕佳，是理想的鏡架材料。

鈦和鈦合金眼鏡的生產成本較高，在切削、沖壓、焊接和電鍍方面難度較高（焊接需眞空環境），因此價格較貴。

1. 鈦及鈦合金的用途

純鈦是銀白色的金屬，具有許多優良性能，密度為 4.54 g/cm^3，比鋼輕 43%，比鎂稍重一些，熔點在 1,668±4℃，具可塑性，延伸率可達 50～60%，雖然強度低，不宜作為結構材料，但能與鐵、鋁、鎳等其他元素合成鈦合金。

鈦合金具有高強度、耐高溫、耐低溫、抗強酸、抗強鹼、低密度、無磁性、無毒性、有金屬光澤等特性。鈦及鈦合金因此應用在各個領域。

2. 鈦及鈦合金的特性

(1) 物理特性

(a) 低密度：鈦合金的密度一般 4.51 g/cm^3，約為鋼的 60% 重，一樣體積的鈦合金與其他合金比較，鈦合金較輕。

(b) 耐高溫：鈦合金在中等溫度下仍能保持強度，能在 450～500 ℃的溫度下長期使用。

(c) 耐低溫：鈦合金在低溫和超低溫下，也能保持力學性能。

(2) 化學特性

(a) 抗腐蝕：鈦合金在潮濕的大氣和海水中皆能使用，其抗腐蝕性遠優於不銹鋼。在高溫下，鈦合金對強鹼、氯化物、氯有機物、硝酸、硫酸等都有優良的抗腐蝕能力。

(b) 無毒性：鈦合金在醫學使用越來越廣泛，具有優秀的生物組織相容性，是非常理想的醫用金屬材料，適合作人體的植入物。

(3) 機械性能

鈦金屬結構具有的良好機械性能，是嚴格控制適當的雜質量和添加合金元素達成的。

(a) 高強度：鈦合金的韌性高於不銹鋼及特殊鋼，尤其高溫環境（500℃）下，目前飛機的發動機、骨架、固件及起落架等都有使用鈦合金。

(b) 抗疲勞：鈦合金具有優良的持久性，長時間使用不易金屬疲乏，大約是鋼的 2 倍。

(c) 耐衝擊性：鋼材在低溫下容易碎裂，但鈦合金在低溫下仍有優異的耐衝擊性。

(d) 耐熱性高：鈦合金在高溫下擴張變形率較低，是製造眼鏡、精密儀器零件的良好材料。

3. 常見純鈦及鈦合金鏡架的標示

純鈦和鈦合金鏡架，並非所有的部位都由鈦製造，根據不同的用料及使用部位，有不同的縮寫標示，標示常印在鏡腳內側或印刷在鏡架的撐片。

(1) Titan-P、Ti-P、PURETITANIUM 或 100%TITANIUM：表示除鼻托支架、鉸鏈和螺絲外，其餘均爲純鈦。

(2) Titan-C 或 Ti-C：表示除鼻托支架、鉸鏈和螺絲外，其餘均由鈦合金製成。

(3) Front-Titan-P 或 F-Ti-P：表示只有鏡圈與鼻樑由純鈦製成，其餘爲非純鈦。

(4) Front-Titan-C 或 F-Ti-C：表示只有鏡圈與鼻樑由鈦合金製成，其餘並非鈦合金。

(5) Temple-Titan-P 或 T-Ti-P：表示只有鏡腳由純鈦製成，其餘並非純鈦。

(6) Temple-Titan-C 或 T-Ti-C：表示只有鏡腳由鈦合金製成，其餘並非鈦合金。

四、記憶合金

記憶合金又稱 NT 合金，是鎳、鈦兩種金屬按原子比率 1：1 合成，耐蝕性和鈦合金一樣。記憶合金有超輕質量、形狀記憶功能、超彈性等顯著優點。

1. 超輕質量：較一般合金少約 25%。
2. 形狀記憶功能：0℃以下，表現形狀記憶的特性，若在外力作用下鏡架發生變形，再將鏡架加熱到一定溫度，鏡架將會恢復原來形狀。
3. 超彈性：0～40℃具有高彈性，在一定溫度下以外力造成鏡架變形，但外力消除後，不需加熱，鏡架即可恢復原來形狀。

五、貴金屬

1. 金（Au）

通稱黃金，是廣受歡迎的貴金屬，幾個世紀來都被作爲貨幣、保值品，是一種十分昂重的金屬。金的密度 19.30 g/cm^3，熔點 1064.18℃。

主要分類：

(1) 開金（K 金）

金與銅按一定比例，比照足金 24K 配製的黃金。

開（Karat, K）是黃金的純度單位，是黃金合金中黃金對其他金屬的比例。以黃金的 1/24 倍數表示，24K 爲純金，18K 金表示含金量爲 75%（18/24=75%），含金量 50% 稱爲 12K 金。24K 純金較柔軟，製作成鏡架容易變形，目前，以 K 金爲鏡架主要表面處理的材料。

製作 K 金時，根據添加的金屬含量及比例，會產生不同特性的 K 金，最常用添加銅金屬，加銅會使 K 金呈現偏紅色澤，含銅 25% 的 18K 金，稱爲玫瑰金。

(2) 包金

包金又稱碾金或滾金，包金眼鏡鏡腳上會刻印 GF 字樣，是用薄金片熔接在基材上，再軋製成眼鏡，表面既有金的特性，又能降低成本，常用於高檔眼鏡製造。

包金眼鏡的內部多爲黃銅、白銅、鎳銅合金、鈦及鈦合金等，外層則爲 K 金，其含金量的標示方法有兩種。

一種是用占眼鏡質量的 K 金比例表示。

例如：眼鏡標示 1/20 12K GF，則表示該眼鏡用 12K 包金，包金占眼鏡整體質量的 1/20，純金含量爲 (1/20)×12/24 = 0.025，代表純金占整副眼鏡質量的 2.5%。

另一種是標示整付眼鏡所用的純金比例。

例如：眼鏡標示 100/1000 18 K GF 字樣，表示這付眼鏡用 18K 包金，純金占整副眼鏡質量的 100/1000，即 10%。

(3) 鍍金

鍍金是用化學電鍍的方法，將純金電鍍在其他金屬鏡架表面，一般鍍金的厚度爲 0.5～3.5 μm，鍍金眼鏡以 GP 標識。

鍍金眼鏡，既擁有黃金璀璨的外觀和耐腐蝕的特性，又可減少黃金用量，更爲經濟，常用於製造中高檔金屬眼鏡。

2. 鉑（Pt）

鉑是白色金屬，俗稱白金。

鉑在自然界存量非常稀少，鉑金的年產量僅爲黃金的 1/20，1 盎司（28.35 g）的鉑金需從 10 噸的礦石經 5 個月才能提煉出來。

鉑金純度一般爲 95%，鉑金的價格比 K 金及鈀金貴。

鉑金的抗腐蝕性好過黃金，鉑金和純金一樣柔軟，鏡架的採用比率如同黃金。

鉑族元素包括釕、銠、鈀、鋨、銥、鉑 6 種金屬，統稱爲鉑族。

3. 鈀（Pd）

鈀金是鉑族的一員，屬稀有貴金屬，外觀與鉑金相似，呈銀白色，色澤鮮明。相對密度爲 12，輕於鉑金，延展性強。

熔點爲 1,555℃，比鉑金稍硬，化學性質較穩定，不溶於有機酸、冷硫酸或鹽酸，但溶於硝酸和王水（硝基鹽酸），常態下不易氧化和失去光澤。常爲眼鏡電鍍材料。

4. 銠（Rh）

銠是珍貴的稀土元素，呈銀白色，相當於寶石中的鑽石。銠不會被一般酸及含有溴及氯的混合酸腐蝕，能抗鹽分及工業產生的氣體，銠的硬度隨著厚度增加而增加，爲了保持抗腐蝕性，塗層厚度至少要 0.25 nm，但又不超過 0.5 nm，以保持柔軟度。

銠合金眼鏡有非常好的抗腐蝕性，銠也可避免對鎳的過敏。銠用於高品質眼鏡的電鍍，呈銀白色，性質穩定。

5. 釕（Ru）

釕硬而脆，爲淺灰色的稀有貴金屬，是鉑族元素中含量最少的。

抗腐蝕能力較強，在溫度達 100℃時，對酸（包括王水）均有抵抗性。

釕金屬象徵高貴、時髦和高品質，有均勻完美雷同磁漆的外觀，是極難從鉑礦中提煉的金屬。

鍍釕的眼鏡有最高的抗腐蝕能力。

第三節　塑膠鏡架材質及特性

塑膠鏡架材質主要分爲二大類：

1. **熱塑性材料**：具有加熱軟化、冷卻硬化特性的眼鏡材料。

過程是可逆的，可反覆進行。硝酸纖維、醋酸纖維、丙酸纖維等材料都是熱塑性材料。熱塑性材料中樹脂分子鏈都是線型或帶鏈的結構，分子鏈間無化學鍵，加熱時軟化流動，冷卻變硬的過程是物理變化。

2. **熱固性材料**：第一次加熱可以軟化，加熱到一定溫度後，產生化學反應。

會變硬的眼鏡材料。過程是不可逆的，再次加熱時，也不能軟化。

熱固性材料的樹脂固化前是線型或帶鏈的，固化後分子鏈間形成化學鍵，成爲複雜的網狀結構，再次加熱不會軟化，在溶劑中也不能溶解。

眼鏡的生產過程，熱固性材料通常會與熱塑性材料混合使用，這類鏡架擁有部分熱塑性材料的特性。

塑膠眼鏡的材質及特性

1. 硝酸纖維（celluloid nitrate）

俗稱賽璐珞，密度高重量重，吸水性低，易受酸性物質腐蝕、易褪色、易老化、易發黃變脆、易燃等缺點，但是仍然憑藉其優良的可塑性，良好的硬度，可染色性，極少對皮膚過敏等優點，在眼鏡產品占有一定的市場。

賽璐珞是由硝酸纖維素、樟腦和軟化劑製造而成之熱塑性材料。賽璐珞乾燥後穩定性極佳，可以精緻塑形，又有足夠硬度，即便鏡腳沒加金屬芯心，鏡腳也不會變形，因此，令日本手工眼鏡匠瘋狂。

賽璐珞的特色

(1) 15°C 時，比重為 1.32～1.35，吸水性 1%。

(2) 不透紅外線，但紫外線可以透過，因而會變黃。

(3) 撞擊強度強，正常溫度下，彈性極佳，但超過 60°C，就會變軟而逐漸失去彈性，加工溫度為 90°C～100°C。

(4) 加熱到 130°C 以上時，內部會產生氣泡。

(5) 具燃燒性，燃點為 170°C～190°C。

(6) 製成的賽璐珞產品，數年後會因內部的樟腦，在空氣中昇華，而逐漸失去彈性，最後產生龜裂。

(7) 具復原性。

(8) 加工性和著色等方面，都較其他塑膠材料優異。

2. 醋酸纖維（cellulose acetate）

俗稱板料，屬熱塑性材料，是目前使用最廣泛的塑膠眼鏡材料。

透明度好、無毒無味、易著色、易加工拋光、手感好，加工性能好、加工後尺寸穩定、不易老化、不易褪色、不易燃燒、耐光性好、無毒、無害，長期和皮膚接觸不過敏，缺點是易受化學物質如酮、酸、鹼等侵蝕，強度比賽璐珞稍差。製造眼鏡需攝氏 115° 至 130°。

醋酸纖維的特色

(1) 15°C 時，比重爲 1.28～1.32，吸水性 2.5%。

(2) 幾乎不受紫外線影響。

(3) 難燃燒。

(4) 復原性較賽璐珞低。

(5) 較具吸水性。

(6) 撞擊性較其他塑膠強，卻不如賽璐珞。

3. 丙酸纖維（cellulose propionate）

俗稱壓克力，屬熱塑性材料，主要以丙酸纖維素爲原料，添加少量的可塑劑、著色劑和安定劑。

具有尺寸穩定、不易變色、耐衝擊、不易燃燒、易加工成形、柔軟性好，不受人類皮膚或身體的分泌物影響等特點，缺點是能被酸、鹼等化學物質侵蝕，多用於大量生產物美價廉的射出成型眼鏡。

4. 環氧樹脂（epoxy resin）

環氧樹脂由最原始的原料：丙烯和苯製造。俗稱 Optyl，專利符號爲 Ω。

擁有熱固性材料的穩定性，但當材料加熱到一定溫度時，又具有熱塑性材料的可塑性，質量較輕，比醋酸纖維輕 20～30%，硬度較強、光澤好、強度大、能著色、尺寸穩定性好，製成鏡腳不需蕊心。

加熱後可調整形狀，快速冷卻便可定型，特別的是其有記憶形狀的特點，定型後再加熱，又可回復原形，是其一大特色。調整環氧樹脂眼鏡約需 80℃左右。

環氧樹脂的特色

(1) 比賽璐珞及醋酸纖維，分別輕 200% 與 40%。

(2) 屬熱固性材料，具有彈性較佳而不易變形之優點。

(3) 製造過程中或製造後皆可染色，色彩表現豐富。

(4) 採射出成型法，成型時收縮率較低，可製出尺寸精良的眼鏡。

(5) 能與其他物質，特別是金屬材質黏著。

(6) 收縮率極小，Optyl 眼鏡在裝配時，鏡片尺寸應稍大一點。

(7) 加工溫度以 80°C～120°C 最適合，冷卻固定形狀只需 10 秒鐘。

(8) 室溫時，稍加彎曲，很容易折斷。

(9) 可加熱至 200°C，甚至到 350°C 無危險。

(10) 可抗禦強鹼。

(11) 與醋酸纖維素相比，表面較硬且光澤更爲持久。

5. 聚醯胺（polyamide）

俗稱尼龍（nylon），屬熱塑性材料。

無毒無味無色，化學性穩定，極難分解不易老化，抗過敏，結構密度高，強度與韌性良好，阻燃抗高溫，對人體極安全環保，適合用於製作兒童眼鏡。

聚醯胺具有良好的綜合性能，包括力學性能、耐熱性、耐磨損性、抗衝擊性、耐化學藥品性，有一定的阻燃性，易於加工，使用溫度範圍較大等優點，但也有易吸水、尺寸穩定性差等缺點。

6. 碳纖維（carbon）

碳纖維眼鏡是一種射出成形的鏡架。

耐熱質輕，重量約爲一般塑膠眼鏡的三分之一，強度高，化學穩定好，耐腐蝕、耐汗、耐熱，不易老化等優點，缺點是延展性較差，易折斷，斷口呈鋸齒狀，安全性較差，不宜製作運動眼鏡。

碳纖維材質略帶灰白色，只有黑、棕、紅等少數顏色，但並不影響美觀和配戴的舒適性。

7. 聚碳酸酯（polycarbonate）

俗稱 PC，又稱防彈塑膠或塑膠鋼。無色透明，耐熱，抗衝擊，阻燃，在一般溫度下都有良好的機械性能。

重量輕且耐撞擊是 PC 的一大賣點，常用於製作運動太陽眼鏡或安全眼鏡。

PC 是一種非晶體材料，具有特別好的抗衝擊強度、熱穩定性、光澤度、抑制細菌、阻燃以及抗污染性。

8. TR-90（grilamid trogamid）

透光度高達 90%，故縮寫爲 TR-90，稱爲超彈性記憶樹脂，俗稱記憶尼龍或塑膠鈦。耐高溫及抗撞擊，質輕不易變形又配戴舒適，多用於高價位眼鏡。

是一種具有記憶性的高分子材料，相對密度爲 1.14～1.15，在鹽水中會漂浮，比 PC 更輕且更耐撞擊，是目前國際流行的超輕眼鏡材料。

TR-90 眼鏡具有表面潤滑、質量輕、色彩鮮豔、超韌性、耐撞擊、摩擦係數低、耐磨性好、耐溶性佳等特點，能有效防止運動中因鏡架斷裂、摩擦對眼睛或臉部造成的傷害。

TR-90 的理化特性

重量輕：比 PC 眼鏡約少 35% 重量，能減少鼻樑及耳朵的負擔，配戴更加輕盈舒適。

色彩鮮豔：比普通塑膠眼鏡色彩更鮮豔出色。

耐撞擊：是 PC 眼鏡的 2 倍以上，具備 ISO 180/IC：> 125kg/m^2 彈性，有效防止運動撞擊而對眼睛產生的傷害。

耐高溫：短時間內可耐 350 度高溫，ISO 527：抗變形指數 620kg/cm^2。不易熔化和燃燒，眼鏡不易變形，不易變色，眼鏡壽命更長。

安全：無化學殘留物釋放，符合歐洲對食品級材料的要求。

不過敏：適合臉部過敏性皮膚使用。

第四節　眼鏡的規格

眼鏡的有不同的設計形式，常用的有基準線法和方框法。

基準線法

1. 定義：基準線法即在眼鏡的鏡圈，繪出一條基準線，用來定義和度量眼鏡其他部分的尺寸。
2. 方法：分別通過左右兩鏡圈內緣最高點與最低點，作兩條平行的切線，再作其平分線，這條平分線即是基準線，垂直方向的測量都始於基準線。

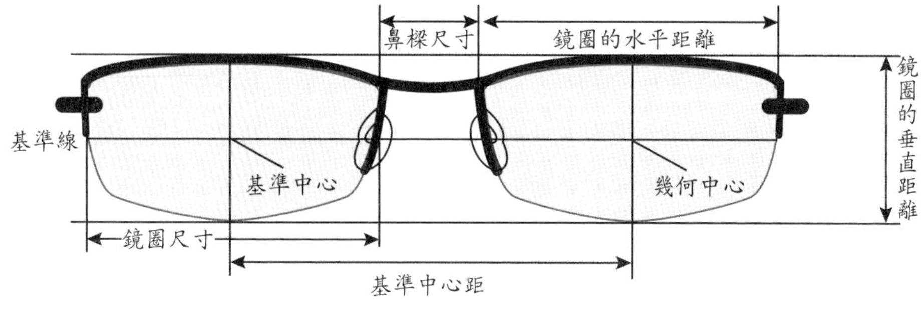

基準線法眼鏡設計

名詞解釋

(1) 基準線：鏡架左右兩個鏡圈內緣最高和最低的切線間距離的平分線。

(2) 鏡圈尺寸：鏡圈內徑的水平基準線長度，是鏡片寬度。又稱鏡圈的水平距離，應從鏡圈內槽底部量起。

(3) 鏡圈的垂直距離：鏡圈內徑的最大垂直距離。爲鏡片高度。

(4) 鼻樑尺寸：最近兩條垂直切線的距離，又稱爲鏡片間距，也是兩個鏡圈的水平距離。

(5) 鏡片的幾何中心：基準線的中心點，即鏡片的幾何中心。

(6) 基準中心距：兩個鏡片的幾何中心距離。

(7) 鏡腳尺寸：鏡腳鉸鏈孔中心至鏡腳末端的長度。

3. 基準線法的標示形式：52－16

指眼鏡採基準線法設計，鏡圈水平尺寸 52 mm，鼻樑尺寸 16 mm。

方框法

1. 定義：方框法即在眼鏡的鏡框內槽，繪出一個水平與垂直切線的矩形方框，用來定義和度量眼鏡其他部分的尺寸。

2. 方法：通過鏡圈上下內緣的最高點與最低點，作兩條平行切線，再通過鏡圈左右內緣的邊緣點，作兩條平行切線，四條切線便形成一個矩形方框。

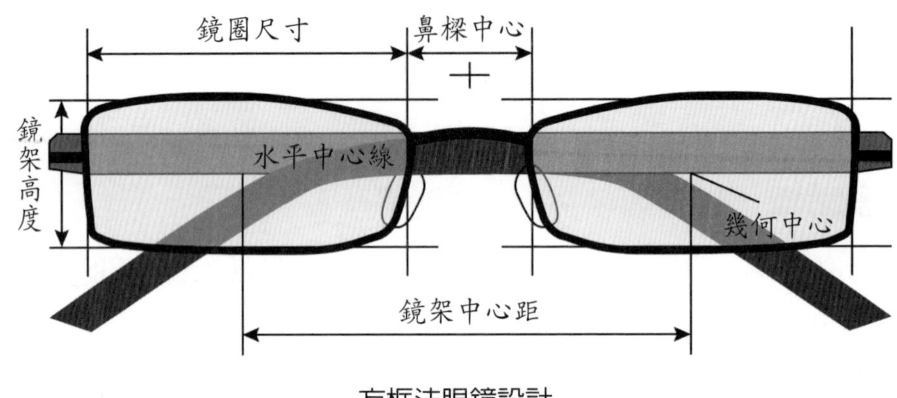

方框法眼鏡設計

名詞解釋

(1) 鏡圈尺寸：方框的水平寬度即爲鏡圈尺寸，等於鏡片水平寬度。又稱 A size。

(2) 鼻樑尺寸：左右兩方框間的距離即爲鼻樑尺寸，又稱爲鏡片間距（DBL）。

(3) 鏡片高度：方框頂線和底線之間的距離爲鏡片高度。等於鏡片垂直高度。又稱 B size。

(4) 水平中心線：與方框頂、底平行的中線爲水平中心線，是鏡片的水平等分線，相當於基準線法的基準線。

(5) 鏡架中心距：兩方框幾何中心的距離爲鏡架中心距（GCD）。

3. 方框法的標示形式：54 □ 17

指眼鏡採方框法設計，鏡圈水平尺寸 54 mm，鼻樑尺寸 17 mm。

設計上，鏡架水平（A size）和垂直（B size）尺寸的差値稱爲鏡架差（片形差）（mm）。

鏡架差越大，則鏡片的片形越扁長。但以不超過9mm爲原則。

多數鏡架根據三種尺寸作爲標示：鏡圈（眼型）水平尺寸、鼻樑間距、鏡腳長度。

例如：鏡腳內側標示：54 □ 17 135

表示以方框法設計的此付眼鏡：

鏡圈水平尺寸 54 mm，鼻樑間距 17 mm，鏡腳長度 135 mm。

有些鏡架會在鏡腳長度數字後，再標出顏色或品牌編碼數字等等。

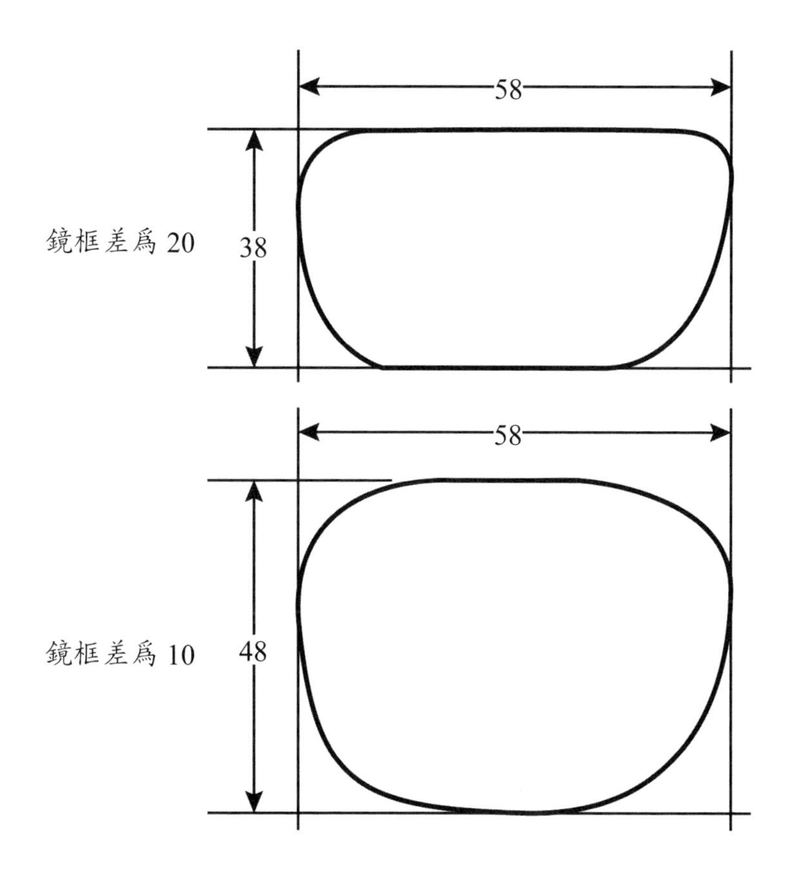

題庫練習

(　) 1. 下列何者非眼用鏡架材質的要求？
(A) 足夠的塑性及脆性　(B) 調整時不易斷裂　(C) 耐空氣及汗水腐蝕　(D) 應對人體無毒性

(　) 2. 請問哪種金屬是最廣泛的金屬鏡架製造材料？
(A) 鈦合金　(B) 鎳合金　(C) 銅合金　(D) 不銹鋼

(　) 3. 銅合金鏡架之銅含量一般為多少？
(A) 超過 30%　(B) 超過 40%　(C) 超過 50%　(D) 超過 60%

(　) 4. 目前使用最多的銅合金材料，其合金元素有哪些？
(A) 銅鐵鎳鋅　(B) 銅鎳鋅錫　(C) 銅鋅錫鉻　(D) 銅鎳鈦錫

(　) 5. 蒙乃爾合金主要的組成基底元素為何？
(A) 鎳銅　(B) 鎳錫　(C) 鎳鉻　(D) 鎳鋅

(　) 6. 鎳鉻合金又稱高鎳合金，其含鎳量約為多少？
(A) 62%　(B) 64%　(C) 71%　(D) 84%

(　) 7. 不銹鋼也是鎳合金，其主要的元素為何？
(A) 銅　(B) 鎳　(C) 鐵　(D) 鉻

(　) 8. 不銹鋼主要的鐵含量約為多少？
(A) 62%　(B) 64%　(C) 71%　(D) 84%

(　) 9. 金屬材料最容易造成過敏的是？
(A) 錫　(B) 鎳　(C) 鐵　(D) 鉻

(　)10. 鈦的高溫活性大，專家以何種方法突破提煉之難度？

(A) 陽極處理法　(B) 氫氧化鈉電解法　(C) 鎂還原法　(D) 高溫鍛造法

(　)11. 目前使用量占全球 50% 以上的鈦合金材料為何？
(A) Ti-5553　(B) Gr.5（Ti-6Al-4V）　(C) Ti-15Mo　(D) TB8

(　)12. 何謂材料的強度比？
(A) 長度 / 體積　(B) 波長 / 密度　(C) 重量 / 濃度　(D) 抗拉強度 / 密度

(　)13. 下列何者非鈦合金元素稱呼？
(A) α 鈦　(B) β 鈦　(C) α-β 鈦　(D) 塑膠鈦

(　)14. 記憶合金由鎳、鈦兩種金屬組成，其組合之原子比率為何？
(A) 1：1　(B) 1：2　(C) 2：1　(D) 3：4

(　)15. 下列何者並非記憶合金的特性？
(A) 質量輕　(B) 超彈性　(C) 壽命長　(D) 形狀記憶

(　)16. 鏡架材料都有形狀記憶功能，下列何者為非？
(A) 記憶合金與 PC　(B) 記憶合金與塑膠鈦　(C) 記憶合金與 TR-90　(D) 記憶合金與環氧樹脂

(　)17. 一付 10 克重 15 K 金的眼鏡含金量多少？
(A) 5.00 克　(B) 6.26 克　(C) 7.05 克　(D) 8.10 克

(　)18. 18K 金添加何種元素可形成玫瑰金的顏色？
(A) 銅　(B) 錳　(C) 鈹　(D) 鉑

(　)19. 眼鏡鏡腳上刻 GF 字樣的是哪類鏡架？
(A) K 金　(B) 鍍金　(C) 閃鍍金　(D) 包金

(　)20. 眼鏡標示 200/1000 10 K GF 字樣，表示這付 K 金眼鏡的

含金量是多少？

(A) 5%　(B) 10%　(C) 15%　(D) 20%

(　)21. 眼鏡鏡腳上刻 GP 字樣的是哪類鏡架？

(A) K 金　(B) 鍍金　(C) 閃鍍金　(D) 包金

(　)22. 下列何者非熱塑性塑膠眼鏡材質？

(A) 環氧樹脂　(B) 壓克力　(C) 賽璐珞　(D) 板料

(　)23. 日本手工眼鏡最常採用的是何種材質？

(A) 醋酸纖維　(B) 聚碳酸酯　(C) 硝酸纖維　(D) 環氧樹脂

(　)24. 賽璐珞眼鏡長期置放，會彈性疲乏甚至龜裂，因爲缺失什麼？

(A) 軟化劑　(B) 塑化劑　(C) 安定劑　(D) 樟腦

(　)25. 目前使用最廣泛的塑膠眼鏡材料爲何？

(A) 聚碳酸酯　(B) 醋酸纖維　(C) 硝酸纖維　(D) 丙酸纖維

(　)26. 俗稱壓克力的是何種塑膠材料？

(A) 丙酸纖維　(B) 醋酸纖維　(C) 環氧樹脂　(D) 聚碳酸酯

(　)27. 環氧樹脂（epoxy resin）由哪兩種原料製造？

(A) 丙烯和丙酸纖維　(B) 丙烯和聚醯胺　(C) 丙烯和尼龍　(D) 丙烯和苯

(　)28. 哪一類塑膠材料製成的眼鏡，材質收縮性極小，鏡片尺寸需放大裝配？

(A) Carbon　(B) PC　(C) Optyl　(D) Celluloid Nitrate

(　)29. 下列現有材質中以何者最具開發潛力？

(A) Celluloid Nitrate　(B) Cellulose Propionate　(C) Epoxy Resin　(D) Polyamide

(　　)30. 下列材質中以何者安全性較差？

(A) 尼龍　(B) 碳纖維　(C) 硝酸纖維　(D) 板料

(　　)31. 哪一類塑膠材料又稱塑膠鋼？

(A) Nylon　(B) Carbon　(C) Polycarbonate　(D) Polyamide

(　　)32. 超彈性記憶樹脂，縮寫為何取名 TR-90？

(A) 因為完成率九成　(B) 因為成本貴九倍　(C) 因為透光率九成　(D) 因為開發編號 90

(　　)33. 目前比 PC 更輕且更耐撞擊，俗稱記憶尼龍的超輕眼鏡材料為何？

(A) Grilamid Trogamid　(B) Epoxy Resin　(C) Polyamide (D) Polycarbonate

(　　)34. 請問眼鏡設計的方框法中，A size + DBL 等同哪種尺寸？

(A) 鼻樑尺寸　(B) 鏡片高度　(C) 鏡架 PD　(D) 鏡圈尺寸

(　　)35. 請問眼鏡設計的方框法中，B size 為何尺寸？

(A) 鼻樑尺寸　(B) 鏡片高度　(C) 鏡架 PD　(D) 鏡圈尺寸

(　　)36. 眼鏡設計上，鏡架差（鏡片差）以不超過多少為原則？

(A) 3mm　(B) 5mm　(C) 7mm　(D) 9mm

(　　)37. 下列何者非眼鏡鏡腳上的尺寸標示？

(A) 鼻樑間距　(B) 鏡圈尺寸　(C) 鏡片高度　(D) 鏡腳長度

(　　)38. 眼鏡鏡腳內側標示：54 □ 17 135，請問 54 指何尺寸？

(A) DBL (B) GCD (C) A size (D) B size

(　)39. 鍍金眼鏡的黃金含量規定爲多少？

(A) 0.1～3.5 克 (B) 0.5～3.5 克 (C) 1.0～3.5 克 (D) 並無規定

(　)40. 請問閃鍍金電鍍液的主要成分爲何？

(A) 蒸餾水 (B) 鹽酸 (C) 硫酸 (D) 氰化物

題庫解答

（A）1. 解：非眼用鏡架材質的要求，不能有脆性。

（C）2. 解：銅合金是最廣泛的金屬鏡架製造材料，因為成本較低，也有良好的機械加工性，焊接和電鍍都容易，也可噴漆上色。

（D）3. 解：製造眼鏡架的白銅一般為銅鎳鋅合金，其銅含量64%，主要用於製造低檔鏡架及兒童鏡架的零件部位。（質地較軟兼具安全性）

（B）4. 解：銅鎳鋅錫合金是目前使用最多的銅合金材料，含銅62%，鎳23%，鋅13%，錫2%。

（A）5. 解：鎳銅合金又稱蒙乃爾合金，呈銀白色，含鎳約65%，銅34%。

（D）6. 解：鎳鉻合金，以鎳為主體，添加鉻及少量銀、銅等合金，含鎳量約84%。

（C）7. 解：不銹鋼含鐵約71%，鉻約18%，鎳約8%，越來越多用於製造眼鏡。

（C）8. 解：不銹鋼含鐵約71%。

（B）9. 解：金屬中最容易造成過敏的就是鎳。接觸的皮膚紅腫、搔癢、流膿等。

（C）10. 解：鈦的高溫活性相當大，容易與氧、氫、碳、氮反應，提煉相當困難。

1940年盧森堡化學家Wilhelm Justin Kroll研發出鎂還原法（Kroll法）。

（B）11. 解：1954 年，美國研發出第一種鈦合金 Ti-6Al-4V，由於具有優異的綜合特性，目前全世界已研發出數百種的鈦合金，其中 Gr.5（Ti-6Al-4V）使用量占了全部鈦合金 50% 以上。

（D）12. 解：強度比＝抗拉強度／密度。

（D）13. 解：鈦合金按照所含元素區分為 α 鈦、α-β 鈦及 β 鈦三大類。

塑膠鈦是塑脂材料之一，並非鈦合金。

（A）14. 解：記憶合金又稱 NT 合金，是鎳、鈦兩種金屬按原子比率 1：1 組成的合金，耐蝕性和鈦合金一樣。

（C）15. 解：記憶合金的特性：(1) 質量輕 (2) 形狀記憶 (3) 超彈性。

（A）16. 解：加熱記憶合金便能回復原形，環氧樹脂雖也有形狀記憶功能，但需謹慎加熱。

（B）17. 解：開（Karat, K）是黃金的純度單位，是金合金中黃金對其他金屬的比例。

15K 金表示含金量為 15/24 = 62.6%，10 克 ×62.6% = 6.26 克。

（A）18. 解：合成 K 金時，加入銅會使 K 金顯出偏紅的色澤，含銅 25% 的 18K 金，形成玫瑰金。

（D）19. 解：包金又稱碾金或滾金，一般包金眼鏡架鏡腿上會刻印 GF 字樣。

（D）20. 解：包金眼鏡含金量的標示方法有兩種。其中一種是標示整付眼鏡所用的純金比例。例如：眼鏡標示 200/1000 10 K GF 字樣，表示這付眼鏡用 10K 包金，純金占整副眼鏡質量的 200/1000 = 20%。

（B）21. 解：一般鍍金的厚度為 0.5～3.5 μm，鍍金眼鏡架以 GP 標識。

（A）22. 解：環氧樹脂並非熱塑性材質。

（C）23. 解：賽璐珞由硝酸纖維素、樟腦和軟化劑製造而成之熱塑性材料。硬度高，是日本手工眼鏡最常採用的材質。

（D）24. 解：新製成的賽璐珞數年後，會因內部的樟腦，在空氣中昇華，而逐漸失去彈性，最後產生龜裂。

（B）25. 解：醋酸纖維（cellulose acetate），俗稱板料，是目前使用最廣泛的塑膠眼鏡材料。

（A）26. 解：壓克力，主要以丙酸纖維（cellulose propionate）素為原料，多用於大量生產物美價廉的射出成型鏡架。

（D）27. 解：環氧樹脂（Epoxy Resin）由最原始的原料：丙烯和苯製造。俗稱 Optyl，專利符號為 Ω。

（C）28. 解：環氧樹脂（Optyl）鏡架，材質收縮性極小，故在裝配鏡片時，鏡片尺寸應製作大一點。

（D）29. 解：聚醯胺（polyamide）俗稱尼龍（nylon），為目前最具開發潛值之熱塑性材料。

（B）30. 解：炭素纖維鏡架是一種射出成形的鏡架。戴用時舒適，但沒有延展性，雖不易變形，但易折斷，且斷口呈鋸齒狀，安全性較差。

（C）31. 解：聚碳酸酯（polycarbonate）俗稱 PC，又稱防彈塑膠或塑膠鋼。重量輕且耐撞擊是其一大賣點。

（C）32. 解：高價位眼鏡用超彈性記憶樹脂，縮寫取名 TR-90，因為透光度高達 90%。

（A）33. 解：TR-90（grilamid trogamid），稱為超彈性記憶樹脂，

俗稱記憶尼龍或塑膠鈦，相對密度為 1.14～1.15，放在鹽水中會漂浮，比 PC 更輕且更耐撞擊，是目前際流行的超輕眼鏡架材料。

（C）34. 解：鏡圈尺寸又稱（A size）。鼻樑尺寸又稱為鏡片間距（DBL）。A size + DBL 等同鏡架 PD。

（B）35. 解：方框法，方框頂線和底線之間的距離為鏡片高度。又稱 B size。

（D）36. 解：眼鏡設計上，鏡架差（鏡片差）以不超過 9mm 為原則。

（C）37. 解：多數鏡架根據三種尺寸作為標示：鏡圈（眼型）尺寸、鼻樑間距、鏡腳長度。

（C）38. 解：鏡腳內側標示 54 □ 17 135，表示以方框法設計的此付鏡架：鏡圈尺寸 54 mm，鏡圈尺寸又稱 A size。

（D）39. 解：鍍金是基底金屬表面鍍上黃金，一般鍍金厚度為 0.5～3.5 μm，但並無最低黃金含量規定。

（D）40. 解：閃鍍金以氰化物為電鍍液，不是以硫酸為電鍍液，來鍍上極薄的黃金膜層。

第 15 章　眼鏡的裝配與調整

第一節　眼鏡的配製重點

1. 瞳孔距離測量

測量瞳孔距離時，測量者位於受測者的正前方 40 cm（16 inch）處，雙眼與受測者的雙眼處在同一垂直高度。

瞳孔位於角膜緣中心偏鼻內側 0.3mm 處，以角膜緣測量瞳孔距離會比由瞳孔中心測到的值多約 0.5 mm。

若測量者的瞳孔距離和受測者的瞳孔距離有差異時，將會因爲視線不平行造成測量誤差。

例如測量者的瞳孔距離較受測者大 16 mm，讀値會因爲平行視差而多出 1 mm。若測量者太靠近受測者（距離 < 40 cm），平行視差也會增加。

測量單眼瞳孔距離時，受測者應該兩眼注視正對面測量者張開的眼睛，換言之，標誌受測者右眼瞳孔中心時，受測者需注視測量者張開的左眼（測量者閉右眼），而標誌受測者左眼瞳孔中心時，受測者需注視測量者張開的右眼（測量者閉左眼）。

通常眼睛角膜的反射光偏向鼻側約 1.6°。

角膜前表面至眼睛迴旋點的距離，通常爲 13.5 mm。

以上皆指測量遠用瞳孔距離，如需近用瞳孔距離，有種公式可供計算：

$$NPD = PD \times \frac{L}{S+L}$$（$\frac{L}{S+L}$便是近用瞳孔距離的轉換因子）

NPD：近用瞳孔距離（mm）

PD：遠用瞳孔距離（mm）

S：鏡架至眼球迴轉點的中心距離（mm）

L：近用工作距離（cm）

2. 雙光子片的水平位置

如果已知子片裝配位置的遠點瞳孔距離至鼻樑距離。

總內偏距便是遠用瞳孔距離與近用瞳孔距離的差值。

由於單眼瞳孔距離可能不相等，因此雙眼的子片內偏距通常是各別數值。

(1) 雙眼的單眼瞳孔距離相等，則子片內偏距（mm）的計算式：

$$子片內偏距 = \frac{遠用\ PD - 近用\ PD}{2}$$

例如：遠用瞳孔距離 68mm，近用瞳孔距離 64mm，則雙眼的子片內偏距各為 2mm。

(2) 格斯特曼（Gerstman）3/4 法則：

格斯特曼提出近用鏡片的光學中心或雙光近用加入度的幾何中心，每增加 +1.00D 屈光度，子片約需內偏 0.75 (3/4) mm。

例如：閱讀距離 40 cm 且近用加入度為 +1.00 D，則鏡片的內偏距各為多少？

屈光度 = 1 / 0.4 = 2.50D

內偏距約 2.50×0.75 = 1.9 mm

事實上，格斯特曼法則只與閱讀屈光度有關，而與近用加入度無關。

成人之瞳孔距離 62～68 mm 也才適用 Gerstman 3/4 法則。

正鏡片的近用瞳孔距離較小（增加子片內偏距）。

負鏡片的近用瞳孔距離較大（減少子片內偏距）。

影響子片內偏距的因素有：

(a) 頂點距離。

(b) 遠用瞳孔距離。

(c) 近用工作距離。

(d) 遠用鏡片的屈光度。

(3) 埃勒布羅克（Ellerbrock）子片內偏距的計算式：

$$i=\frac{P}{1+\omega\left(\frac{1}{s}-\frac{1}{f}\right)}$$

i：子片內偏距

P：一半遠用瞳孔距離

ω：近用工作距離

s：鏡片至眼睛旋轉點中心的距離

f：鏡片在水平軸線上的焦距

* 全部測量值皆爲毫米（mm）

例題：

遠用瞳距 70mm，鏡片屈光度 +6.50 D，近用加入度爲 +2.50 D，用於 20cm 的近用工作距離，如眼睛的旋轉點中心至鏡片後方的距離爲 25mm，則子片的內偏距應各爲多少？

解答：代入埃勒布羅克子片內偏距計算式：

p = 35　f = 1/6.50 = 0.1538 m = 153.8 mm　ω = 200 mm　s = 25 mm

得到 i = 4.5 mm，故此處方的子片內偏距各爲 4.5 mm。

3. 參考點定位

視力檢查準確，若鏡片裝置位點不合適，也會影響整體眼鏡的裝配品質。

稜鏡量配置在稜鏡處方的位置點，稱爲主要參考點（MRP）。

漸進多焦點鏡片的光學中心，不一定會置於戴鏡者的瞳孔正前方，而是置於鏡片稜鏡量等於處方要求的主要參考點上。

換句話說，如果處方無稜鏡，主要參考點一定位於瞳孔中心。

非球面或高折射率鏡片，必須愼重考慮主要參考點位置。實務上無稜鏡處方眼鏡，一般將主要參考點置於鏡架水平基準線上 2～4mm 處，除非裝配的是近用眼鏡。

測量主要參考點位置，應考慮作前傾角的補償。如果將戴鏡者下巴上抬至鏡架與地板垂直，測量的主參考點便不需作前傾角補償。

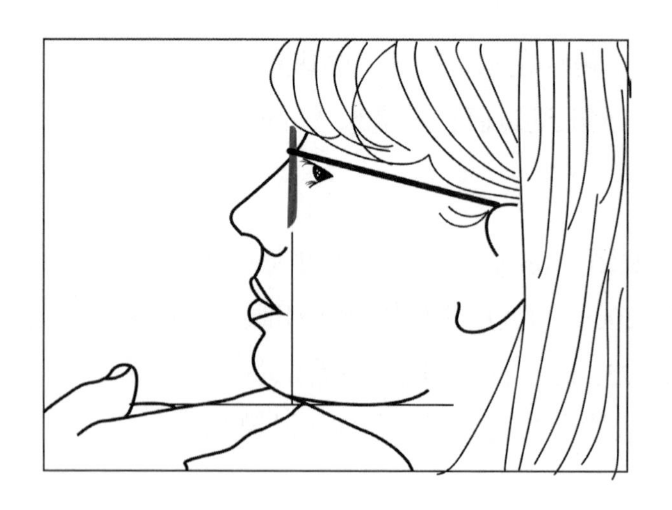

測定眼鏡瞳孔中心位置

任何有屈光度的眼用眼鏡，都應測定瞳孔中心位置來當作主要參考點。

通常雙光或漸進多焦點鏡片，會以瞳孔中心優先當作爲主要參考點。

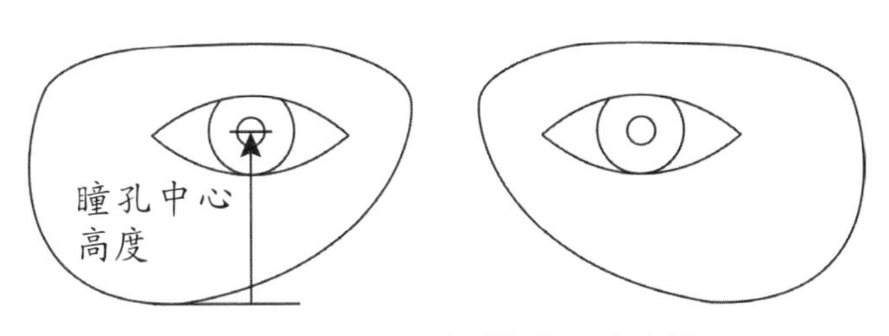

劃水平短線或用筆點瞳孔中心點

處方未要求稜鏡時，光學中心和主要參考點是同一點，但當處方有稜鏡時，眼睛需以稜鏡量要求位點當作主要參考點，這時光學中心和主要參考點便是不同點。

若戴鏡者兩眼與鼻子中線的距離不同，兩眼的屈光度也不同，那麼鏡片的主要參考點，應依單眼瞳孔距離來定置，以免產生多餘不必要的稜鏡效應。

4. 普倫蒂斯法則（Prentice's rule）

鏡片裝配不當導致的稜鏡效應，依鏡片屈光度和光學中心的位移距離（偏心）而定，產生的稜鏡度可根據普倫蒂斯法則計算：

$$\Delta = C \cdot F$$

Δ：稜鏡度

F：鏡片屈光度，以（D）表示

C：光學中心的位移距離，以公分（cm）表示

5. 鏡架面彎

鏡架前框的弧度通常稱爲鏡架彎弧（面彎），因爲鏡架前框弧度比較接近臉部弧度。

當眼球瞳孔距離等於鏡架瞳孔距離（眼型尺寸 + 鼻橋尺寸）時，便不需調整鏡架面彎，因此時鏡架前框平直。如下圖：

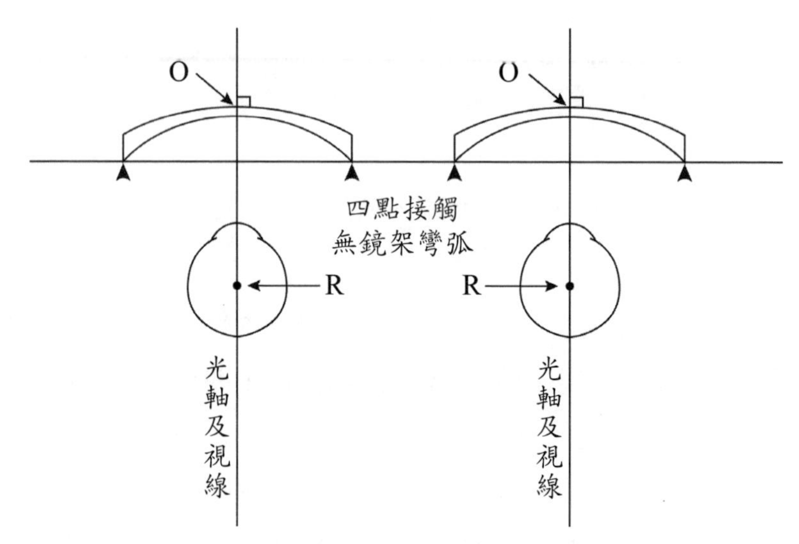

O：鏡片光學中心　R：眼球迴旋中心

當眼球瞳孔距離小於鏡架瞳孔距離（眼型尺寸 + 鼻橋尺寸）時，便需調整鏡架面彎，將鏡架前框往臉部內彎。避免誘生多餘的球面及柱面度數。如下圖：

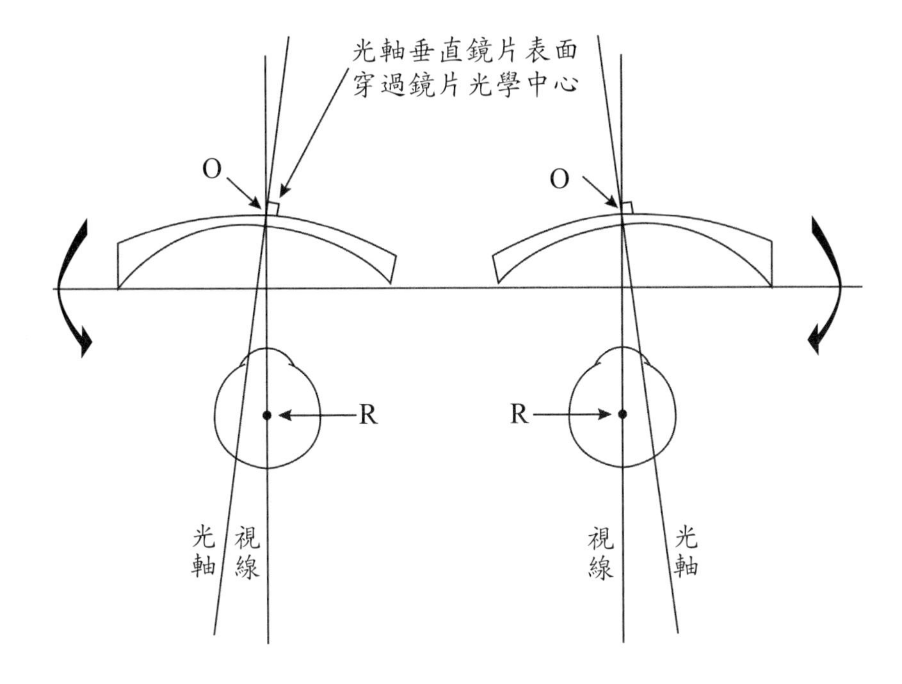

當眼球瞳孔距離大於鏡架瞳孔距離（眼型尺寸 + 鼻橋尺寸）時，也需調整鏡架面彎，將鏡架前框往外彎，形成與臉部相反的弧度。此時應另選適當眼鏡裝配。

6. 鏡架的前傾角

將鏡架水平下半部位調整靠近臉部，不僅能擴大戴鏡者視野，也較美觀，鏡架大約 5°～10° 的傾斜角度稱爲前傾角。

正確的調整程序是裝配前先調整好前傾角，再使用測距計測量前傾角，並加以記錄。接著測量瞳孔中心位置，若瞳孔中心距離鏡片光學中心上方每 1mm，便需調整增加 2° 的前傾角。

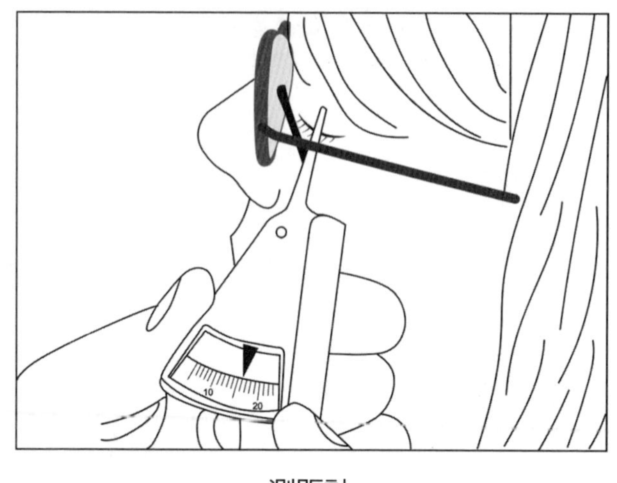

測距計

當前傾角特別大時，建議：

(a) 另選兩眼位高於水平基準線的鏡架。

(b) 減少前傾角。

(c) 不補償前傾角，而將主要參考點下移。

7. 頂點距離

頂點距離爲鏡片後表面至角膜頂點的距離，東方人的平均距離爲 12 mm，在睫毛不接觸鏡片的狀況下，鏡架盡可能調近眼球。

基弧的深度（矢高）會影響頂點距離，因爲矢高每提高 1 個鏡度（1D），頂點距離便會增加約 0.6 mm。頂點距離的增加與鏡片屈光度有關。

而高屈光度處方尤需注意頂點距離，因爲頂點距離改變將會造成球面及柱面度數的改變（有效屈光度，effective power）。

8. 單光鏡片的最小鏡坯尺寸（minimum blank size, MBS）

最小鏡坯尺寸指鏡片符合處方應有的最小未磨邊直徑（mm）。

MBS = ED + 2（單眼鏡片移心）+ 2
= ED +（鏡架 PD − 遠用 PD）+ 2
= ED +（A size + DBL − 遠用 PD）+ 2

鏡架 PD（FPD）= A size（鏡圈水平尺寸）+ DBL（鏡片間隔距離）。

故整付眼鏡之總移心 =（A size + DBL）− 遠用 PD = 鏡架 PD − 遠用 PD。

因此單眼鏡片移心 =（A size + DBL − 遠用 PD ）/ 2 =（鏡架 PD − 遠用 PD）/ 2。

下圖之 GC 爲鏡架幾何中心。ED 是裁形後鏡片最大直徑（含鏡片溝槽），ED ≠ A size。

計算式 +2 是指鏡片未作光滑切邊處理時，預留 2 mm 未裁形安全直徑。

如鏡片出廠已作光滑切邊處理，則不需預留 2 mm 之裁形安全直徑。

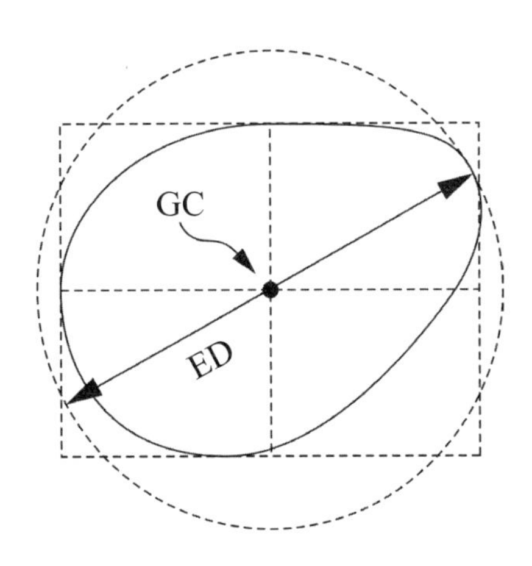

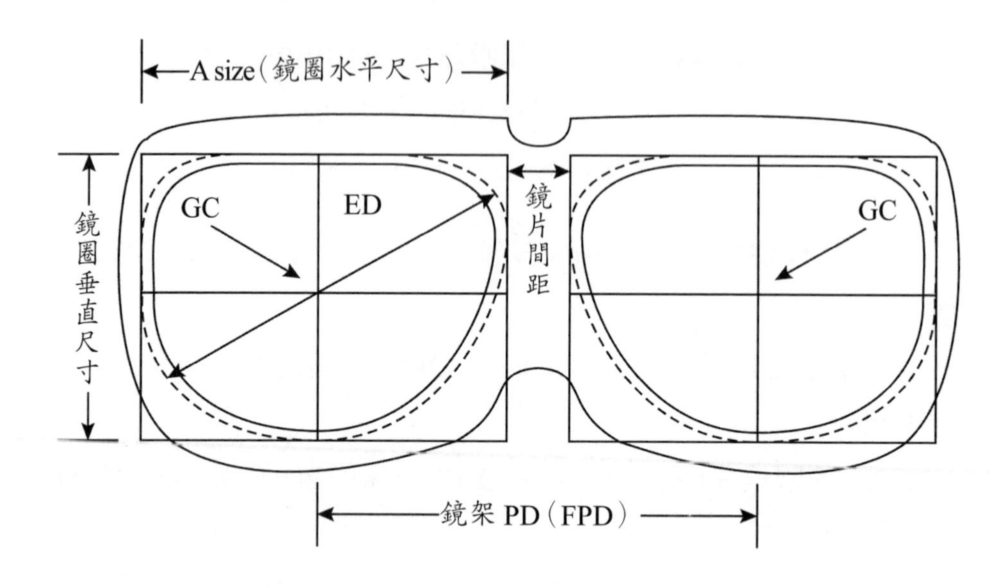

9. 雙光子片高度

雙光處方的子片高度有時兩眼不同，因此配戴者的雙眼需直視前方測量。

測量雙光子片高度，約需加 0.5 mm 的鏡片溝槽深度。

垂直稜鏡處方的每一稜鏡度（1 Δ），約需 0.3 mm 的調整值。

因此，若兩眼子片高度不同，對應每一稜鏡度約有 0.3 mm 的調整值。譬如右眼近視且有 4 Δ BU（眼球往下轉）的處方，則右眼的子片高度應從測量的位置下降 1.2 mm。

例題：

遠視戴鏡者選定鏡架後，配鏡者爲戴鏡者測量子片高度，兩眼的子片高度皆爲 21 mm，若右眼需 3 Δ 基底朝下的稜鏡，兩眼訂製的子片高度爲何？

解答：

由於右眼遠視且有基底朝下稜鏡，右眼會往上轉向稜鏡頂點。

因垂直稜鏡處方的每一稜鏡度（1Δ），約需0.3 mm的調整值。

因此右眼將往上轉 3×0.3 = 0.9 mm ≒ 1mm。

故右眼子片高度應調高 1mm，最後訂製的子片高度：R：22 mm

L：21 mm

例題：

R：−2.50 − 1.00×180　2.5 Δ 基底朝上

L：−2.50 − 1.00×180　4.5 Δ 基底朝下　　近用加入度 +2.00

鏡架子片高度測量值爲：R：21　L：21

裝配鏡片時，處方的垂直稜鏡，兩眼子片高度該作何調整？

解答：

右眼近視有基底朝上稜鏡，眼球會往下轉，因此右眼子片高度需下降。

右眼往下轉調整 2.5×0.3 = 0.75 mm

故子片高度 21 − 0.75 = 20.25 mm ≒ 20 mm

左眼近視有基底朝下稜鏡，眼球會往上轉，因此左眼子片高度需升高。

左眼往上轉調整 4.5×0.3 = 1.35 mm

故子片高度 21 + 1.35 = 22.35 mm ≒ 22 mm

最後兩眼子片高度調整：R：20 mm　L：22 mm

* 此垂直稜鏡的調整也適用於漸進多焦點鏡片的配鏡十字。

10. 完成細磨車邊之鏡片，應作安全小倒角，而鏡片前後兩車邊夾角約爲 115° 爲佳。

第二節　鏡架的校準

校準眼鏡是將眼鏡調回出廠時的原型。

尤其是長期戴用久未調整的眼鏡，或是嚴重變形的眼鏡。

這些鏡架在進行校準前，必須先作標準對齊。

標準對齊通常由鼻樑開始調整，接著調整端片，最後調整鏡腳。

水平對齊調整

一鏡片相對於另一鏡片上下移或前後移，鼻樑便歪斜不正。

若兩鏡片高低不一，稱為水平不齊，若兩鏡片前後不一，稱為垂直不齊。

鏡架水平不齊的兩個原因：鏡片位置不正或鼻樑歪斜不正。

鏡片位置不正導致鏡圈頂部於鼻樑隆起，或端片傾斜。調整時需使用鏡片扭轉鉗。

從正前方端看鏡架，鼻樑歪斜不正會造成兩鏡片高低不一，通常因為鏡片裝配不正。

垂直對齊調整（四點接觸法）

將一直尺置於鏡架內側（靠近臉部這側）。理論上，鏡圈應與直尺四點接觸。（這只發生在鏡架尺寸略小於配戴者頭部時，否則便需調整面彎）

鏡架彎弧（面彎）最好配合臉部的弧度。

鏡架多數有一定程度的面彎，尤其是大尺寸鏡架或厚邊金屬鏡架，儘管鏡架面彎常使鏡架無法形成四點接觸，但仍要求對稱，顳側鏡圈應與直尺接觸，兩鼻側距直尺的距離應相同。

面彎過多或不足的補救方法是調整鼻樑。

戴鏡者瞳距（PD）= 鏡架水平尺寸（A）+ 鏡片間距（DBL）/ 2，

只適用於方框法設計的鏡架之四點接觸。

鏡圈前後扭曲使兩鏡片不在同一平面，從側方觀看鏡圈形成 X 型，稱爲鏡圈 X 型扭曲（X–ing）。鏡圈 X 型扭曲會形成側看兩鏡腳的高低不平。

當兩鏡片不同平面或同平面卻上下不平，是另一種不齊形態。

這些現象使用四點接觸法測試，極容易發現問題所在。

鏡腳對齊調整

水平和垂直調整鼻樑與鏡圈後，最後調整鏡腳。

調整過程可能會影響端片結構，故先檢查鏡腳張幅，然後是鏡腳平行度與對齊鏡腳尾端，最後矯正鏡腳摺疊角。

鏡腳張幅（鏡腳張角）是指開展鏡腳與鏡框形成的夾角。

鏡腳張幅稍微大於直角，通常約爲 94°～95° 之間。

就標準對齊而言，鏡腳張角若超過 95° 即是過寬。

鏡腳張幅太窄的調整重點

1. 鏡片於端片處可能未完全崁入鏡架。
2. 端片必須朝外彎折。
3. 銼磨鏡腳端頭。
4. 朝外彎折鏡腳。

標準調整鏡架，鏡腳必須相互平行，兩側鏡腳不能一高一低，從側方觀看眼鏡時，鏡腳平行度取決於鏡腳與前框所形成的角度，該角度稱爲前傾角。

換句話說，前傾角是指水平握著鏡腳，鏡架框面與垂直線的夾角。

從側方觀看鏡架，前框下半框較上半框更靠近臉部的角度，亦稱爲鏡架前傾角。

檢測鏡腳平行度時，應將眼鏡正立於桌面而非倒放。

鏡架的鏡腳後端彎下部位，要兩鏡腳後端下彎的長度與弧度要一致。

兩鏡腳後端應稍微向內彎，除了增加磨擦力外，也較符合人體工學。

最後的對齊調整爲閉合鏡腳後觀察鏡腳交疊形成的摺疊角度。

摺疊角度應對稱交叉在鏡架鼻梁中央，最好平行重疊，或者稍微斜交。

調整鏡腳摺疊角可使用角度調整鉗或是手指型調整鉗。

題庫練習

(　) 1. 請問自角膜緣測量瞳孔距離與自瞳孔中心測到的值有何差異？

(A) 約少 0.3 mm　(B) 約多 0.3 mm　(C) 約少 0.5 mm　(D) 約多 0.5 mm

(　) 2. 請問閱讀距離 50 cm 且近用加入度爲 +1.00 D，則鏡片的內偏距爲何？

(A) 各 0.5 mm　(B) 各 0.75 mm　(C) 各 1.00 mm　(D) 各 1.5 mm

(　) 3. 爲何 10 歲小孩比 30 歲的大人，更應點散瞳劑來驗光？

(A) 小孩度數較測不準　(B) 小孩較會有殘餘散光

(C) 小孩不易辨別視標　(D) 小孩容易過度調視

(　) 4. 一近視患者測量視力及屈光度得到四個數據，請問給何處方爲佳？

(A) 0.7 /−1.75D　(B) 0.8/ −2.0D　(C) 0.9 /−2.25D　(D) 0.9/ −2.5D

(　) 5. 一遠視患者測量視力及屈光度得到四個數據，請問給何處方爲佳？

(A) 0.7/ + 3.25D　(B) 0.8/ + 3.0D　(C) 0.9/ + 2.5D　(D) 0.9/ + 2.75D

(　) 6. 若近視眼每增加屈光度 1.00D，眼軸有何變化？

(A) 增長 0.27 毫米　(B) 增長 0.37 毫米　(C) 減少 0.27 毫米　(D) 減少 0.37 毫米

(　　) 7. 請問正視眼的眼軸長度爲何？

(A) 男性約 23.5～24.0 毫米，女性約 23.0～23.5 毫米
(B) 男性約 22.5～24.0 毫米，女性約 22.0～23.5 毫米
(C) 男性約 21.5～24.0 毫米，女性約 21.0～23.5 毫米
(D) 男性約 20.5～24.0 毫米，女性約 20.0～23.5 毫米

(　　) 8. 下列何者非影響雙光子片內偏距的因素？

(A) 稜鏡度　(B) 頂點距離　(C) 遠用瞳孔距離　(D) 遠用鏡片的屈光度

(　　) 9. 若處方爲不規則散光，請問以何種鏡片矯正最佳？

(A) 非球面鏡片　(B) 球柱面散光鏡片　(C) 軟式隱形眼鏡　(D) 硬式隱形眼鏡

(　　)10. 若一光學十字之垂直度數高於水平度數，請問此處方軸度可能爲：

(A) 0°～20°　(B) 20°～70°　(C) 90°～110°　(D) 110°～160°

(　　)11. 若一光學十字之水平度數高於垂直度數，請問此處方軸度可能爲：

(A) 0°～20°　(B) 90°～110°　(C) 110°～160°　(D) 160°～180°

(　　)12. 下列何者非非球面鏡片的特性？

(A) 橢圓、拋物線或雙曲線的設計　(B) 減少鏡片的厚度與重量　(C) 提高周邊視野的清晰度　(D) 減少橫向色像差

(　　)13. 配鏡時測量稜鏡量在稜鏡處方的位置點，稱作：

(A) 光學十字　(B) 稜鏡參考點　(C) 遠用參考點　(D)

主要參考點

(　)14. 如果處方無稜鏡，主要參考點位於何處？
(A) 光學十字　(B) 遠用區　(C) 水平基準線中點　(D) 瞳孔中心

(　)15. 東方人眼鏡的傾斜角幾度較理想？
(A) 5°～10°　(B) 8°～10°　(C) 10°～12°　(D) 10°～14°

(　)16. 可依鏡片屈光度和光學中心的位移距離的計算是爲：
(A) 格斯特曼（Gerstman）法則　(B) 普倫蒂斯法則（Prentice's rule）　(C) 沃格爾原則（Vogel's rule）　(D) 庫斯特蘭德公式（Gullstrand's equation）

(　)17. 下列不同波長的光線，何者波長長？
(A) 紫外線 C　(B) 紫外線 B　(C) 紫外線 A　(D) 紫色光

(　)18. 下列何者敘述爲非？
(A) 紫外線 A 比紫外線 C 能量弱　(B) 紫外線 B，和白內障的形成有關　(C) 紫外線 C 比紫外線 A1 穿透力弱　(D) 紫外線 A2 會被臭氧層吸收掉

(　)19. 下列何者與老年性黃斑退化無關？
(A) 黃光　(B) 藍光　(C) 紫光　(D) 紫外線

(　)20. 當眼鏡前傾角特別大時，不應作何處理？
(A) 減少前傾角　(B) 不補償前傾角，而將主要參考點下移　(C) 增加鼻梁寬度　(D) 另選兩眼位高於水平基準線的鏡架

(　)21. 何者並非眼科手術後外出戴護目鏡或平光眼鏡的目的？
(A) 防紫外線及紅外線　(B) 預防細菌感染　(C) 保護個人隱私　(D) 避免風砂或異物

( )22. 當眼球瞳孔距離小於鏡架瞳孔距離時，需作何調整？
(A) 鏡架前框往臉部外彎 (B) 四點接觸 (C) 鏡架前框往臉部內彎 (D) 不需調整

( )23. 美國 FDA 規範隱形眼鏡含水量（Water Content）爲幾類？
(A) 1 類 (B) 2 類 (C) 3 類 (D) 4 類

( )24. 下列何者非美國 FDA 隱形眼鏡含水量第一類的特點？
(A) 非離子性 (B) 合水量 35%～50% (C) 容易沉積雜質 (D) 不宜製作長戴型隱形眼鏡

( )25. 下列何者非美國 FDA 隱形眼鏡含水量第三類的特點？
(A) 低含水量 (B) 材質與淚液有吸引作用 (C) 離子性 (D) 比第一類較不易形成沉澱物

( )26. 下列何者非美國 FDA 隱形眼鏡含水量第四類的特點？
(A) 離子性 (B) 不容易脫水與變黃 (C) 高含水量 (D) 適宜製作長戴型鏡片或拋棄式鏡片

( )27. 隱形眼鏡含水量（Water Content）的定義？
(A) 鏡片內水的重量乘以 10 後除以鏡片的總重量
(B) 鏡片內水的重量乘以 50 後除以鏡片的總重量
(C) 鏡片內水的重量乘以 100 後除以鏡片的總重量
(D) 鏡片內水的重量乘以 120 後除以鏡片的總重量

( )28. 下列有關隱形眼鏡的敘述何者爲眞？
(A) 低含水量（< 50%），Dk 値較高
(B) 高含水量比低含水量的隱形眼鏡更適合戴用
(C) 透氧率並非傳氧率
(D) 較厚的高含水量鏡片不可能和低含水量的超薄鏡片透氧係數相同。

(　)29. 軟式隱形眼鏡的理想移動範圍爲何？

(A) 0.1～0.5 mm　(B) 0.5～1.0 mm　(C) 1.0～1.5 mm　(D) 1.5～2.0 mm

(　)30. 角膜一般的水平直徑約爲？

(A) 9.5～12.5 mm　(B) 10.0～13.0 mm　(C) 10.5～13.5 mm　(D) 11.5～13.5 mm

(　)31. 隱形眼鏡應比角膜直徑大多少？

(A) 1.0 mm　(B) 1.2 mm　(C) 1.5 mm　(D) 1.7 mm

(　)32. 若瞳孔中心距離鏡片光學中心上方每 2 mm，請問該調整多少前傾角？

(A) 增加 1°　(B) 增加 2°　(C) 增加 3°　(D) 增加 4°

(　)33. 鏡片矢高由 1D 增至 3D，頂點距離該做何改變？

(A) 增加約 0.3 mm　(B) 增加約 0.6 mm　(C) 增加約 1.2 mm　(D) 增加約 1.8 mm

(　)34. 顧客瞳孔距離 63 mm，挑選鏡架標示：56 □ 18 140，鏡框內圈最長 60 mm，欲裝配未切邊處理之鏡片，請問鏡片的最小鏡坯尺寸（MBS）該訂製多大尺寸？

(A) 74 mm　(B) 73 mm　(C) 72 mm　(D) 71 mm

(　)35. 鏡腳張幅通常角度多大？

(A) 94°～95°　(B) 95°～100°　(C) 100°～105°　(D) 105°～115°

(　)36. 驗光師爲遠視顧客測量子片高度，兩眼的子片高度皆爲 18 mm，若右眼需 3Δ 基底朝上的稜鏡，請問兩眼訂製的子片高度爲何？

(A) R：17 mm　L：18 mm　(B) R：19 mm　L：18 mm

(C) R：18 mm　L：17 mm　(D) R：18 mm　L：19 mm

(　)37. 請問完成細磨之鏡片，其前後兩車邊夾角約為？

(A) 95°　(B) 100°　(C) 105°　(D) 115°

(　)38. 一副眼鏡的瞳距為 66 / 62，請問子片的內偏距為何？

(A) 1.5mm　(B) 2mm　(C) 2.5mm　(D) 3mm

(　)39. 眼鏡：右眼 +1.00 − 1.25×180，近用區 1.00 Δ BI

左眼 +3.00 − 1.50×180，近用區 1.00 Δ BI

近用加入度 +2.50D，PD 66/62，求眼鏡子片總內偏距為何？

(A) 2mm　(B) 4mm　(C) 6mm　(D) 8mm

(　)40. 處方：R：−3.50

L：−3.00 − 1.00×180 5 Δ 基底朝下　近用加入度 +2.00

鏡架子片高度測量值為：R：20　L：21

裝配鏡片時，處方的垂直稜鏡，兩眼子片高度該作何調整？

(A) R：19 mm　L：22.5 mm　(B) R：21 mm　L：20 mm

(C) R：20 mm　L：23.5 mm　(D) R：20 mm　L：22.5 mm

題庫解答

（D）1. 解：以角膜緣測量瞳孔距離會比由瞳孔中心測到的值多約 0.5 mm。

（D）2. 解：格斯特曼（Gerstman）3/4 法則提出近用鏡片的光學中心或雙光近用加入度的幾何中心，每增加 +1.00D 屈光度，子片約需內偏 0.75 (3/4) mm。

因閱讀需要之屈光度 = 1 / 0.5 = 2.00D，故內偏距約為 2.00×0.75 = 1.5 mm。

（D）3. 解：小孩眼睛的調節力相當強，如果不作睫狀肌麻痺（散瞳檢查）來測量眼球屈光度，容易因為過度調節而形成假性近視的狀態下驗錯度數。三十歲以後，調節力減弱了，配鏡前散不散瞳就非必要了。

（C）4. 解：同一視力下，近視選擇應度數淺的。最佳視力都是 0.9 時，近視度數選擇最低的，結果是選擇 −2.25D。

（D）5. 解：同一視力下，遠視應選擇度數深的。最佳視力都是 0.9 時，遠視度數選擇最高的，結果是選擇 +2.75D。

（B）6. 解：通常近視每增加屈光度 1.00D，眼軸長會增長 0.37 毫米。遠視眼則相反。

（A）7. 解：正視眼的眼軸長男性約 23.5～24.0 毫米，女性約 23.0～23.5 毫米。

（A）8. 解：影響子片內偏距的因素有：

1. 頂點距離
2. 遠用瞳孔距離

3. 近用工作距離

4. 遠用鏡片的屈光度

（D） 9. 解：不規則散光表示散光並無固定的散光軸，或是兩個散光軸並非以固定的角度相交或不垂直相交，也就無法用一般眼鏡去矯正。

（A）10. 解：順向散光軸位於 160°～180° 或 0°～20°，也就是説垂直度數高於水平度數。

（B）11. 解：逆向散光軸位於 70°～90° 或 90°～110°，也就是説水平度數高於垂直度數。

（D）12. 解：非球面鏡片是利用適當的設計，以橢圓、拋物線或是雙曲線的非球面曲面，來代替球面鏡片的球面曲面，如此不但可減少鏡片的厚度重量、且降低多重光圈效應、也減少了球面像差，保留了周邊視野，同時也提高周邊視野的清晰度。其實，目前市面上的鏡片大多是採用非球面設計的。

（D）13. 解：稜鏡量配置在稜鏡處方的位置點，稱為主要參考點（MRP）。稜鏡參考點則是測量稜鏡量的位置點。

（D）14. 解：漸進多焦點鏡片的光學中心，不一定會置於戴鏡者的瞳孔正前方，而是置於鏡片稜鏡量等於處方要求的主要參考點上。換句話説，如果處方無稜鏡，主要參考點一定位於瞳孔中心。

（A）15. 解：東方人的眼睛和眼鏡鏡片的理想距離約 12 毫米。
而且看遠方用的眼鏡其鏡片和臉部的傾斜角度應為 5°～10° 左右。

（B）16. 解：鏡片裝配不當導致的稜鏡效應，依鏡片屈光度和光學中心的位移距離而定，產生的稜鏡度可根據普倫蒂斯法則計算。

（D）17. 解：一般可見光的波長是介於 400 ～ 700 nm 之間，紫色光波長比紫外線波長長。

波長大於 700 nm 的是紅外線 , 小於 400 nm 的是紫外線。

紫外線又分為 A、B、C 三種，紫外線 C 波長最短。

（D）18. 解：波長越短的光線其能量越強，但穿透力越弱。太陽光發出來的紫外線 C 會在臭氧層被吸收掉，並不存在於我們的生活環境當中。至於紫外線 B，除了眼睛表層的傷害外，還可以穿過角膜到達眼內水晶體的部分，所以和白內障的形成有相關聯。紫外線 A 又分 A1 及 A2。

（A）19. 解：而紫外線 A 的穿透力最強，可以到達眼內視網膜的部分，和老年性黃斑部退化相關。另外研究也顯示不可見光中波長較短的藍、靛、紫光，也和老年性黃斑部退化有關。

（C）20. 解：當前傾角特別大時，建議：

(a) 另選兩眼位高於水平基準線的鏡架。

(b) 減少前傾角。

(c) 不補償前傾角，而將主要參考點下移。

而增加鼻梁寬度，會使前傾角加大。

（C）21. 解：紫外線防護是最大重點，但紅外線防護也不能忽視。

另外可防細菌感染，避免風砂或異物，甚至防乾眼。

（C）22. 解：當眼球瞳孔距離小於鏡架瞳孔距離（眼型尺寸 + 鼻橋

尺寸）時，便需調整鏡架面彎，因此鏡架前框往臉部內彎。避免誘生多餘的球面及柱面度數。

（D）23. 解：美國 FDA 規範隱形眼鏡含水量為 4 類。

（C）24. 解：第一類是低含水量（< 50%），非離子性（HEMA. VE GMA），含水量一般為 35%～50%，Dk 值較低，因此通常不適於製作長戴型隱形眼鏡。但由於是電中性及低含水量，所以是最不容易沉積雜質的材料。

（D）25. 解：第三類是低含水量，離子性，表面的負電荷與淚液中的正電荷的蛋白質及脂質有吸引作用，因而此類鏡片比非離子類更易形成沉澱物。

（B）26. 解：第四類是高含水量，離子性，此類是用於製作長戴型鏡片或拋棄式鏡片，此類鏡片也容易形成沉澱物，更易脫水，也容易變黃，反覆加熱消毒很快就變質。

（C）27. 解：隱形眼鏡含水量（Water Content）：鏡片內水的重量乘以 100 後除以鏡片的總重量。

（C）28. 解：低含水量（< 50%），Dk 值較低。

透氧率（Oxygen permeability, Dk），

傳氧率（Oxygen transmissibility, Dk/L），

較厚的高含水量鏡片有可能和低含水量的超薄鏡片，透氧係數相同，含水量高低，需考慮個人不同的生理狀況。

（B）29. 解：軟式隱形眼鏡鏡片的大小應比角膜直徑大，理想移動範圍是 0.5～1.0 mm，而且仍要覆蓋角膜。

（D）30. 解：角膜一般水平直徑約 12.0 mm（11.5～13.5 mm）。

（C）31. 解：一般選用隱形眼鏡比角膜直徑大 1.5 mm 的鏡片。

（D）32. 解：若瞳孔中心距離鏡片光學中心上方每 1 mm，便需調整增加 2° 的前傾角。

（C）33. 解：基弧的深度（矢高）會影響頂點距離，因為矢高每提高 1 個鏡度（1D），頂點距離便會增加約 0.6 mm。頂點距離的增加與鏡片屈光度有關。

（A）34. 解：單光鏡片的最小鏡坯尺寸 MBS = ED + (A size + DBL − 遠用 PD) + 2

鏡框內圈最長 60 mm，因此 ED = 60 + 1 = 61 mm（1 mm 為裁形鏡片後溝槽深度）

故 MBS = 61 + (56 + 18 − 63) + 2 = 74 mm

（A）35. 解：鏡腳張幅稍微大於直角，通常約為 94°～95° 之間。

（A）36. 解：由於右眼遠視且有基底朝上稜鏡，故右眼會往下轉向稜鏡頂點。

因垂直稜鏡處方的每一稜鏡度（1Δ），約需 0.3 mm 的調整值。

因此右眼將往下轉 3×0.3 = 0.9 mm ≒ 1mm。

故右眼子片高度應調低 1mm，最後訂製的子片高度：

R：17 mm　L：18 mm

（D）37. 解：完成細磨車邊之鏡片，應作安全小倒角，而鏡片前後兩車邊夾角約為 115° 為佳。

（B）38. 解：子片內偏距 $= \dfrac{\text{遠用PD} - \text{近用PD}}{2} = \dfrac{66-62}{2} = 2\text{mm}$

（C）39. 解：稜鏡處方的子片內偏距（mm）$= \dfrac{\text{近用區稜鏡度}(\Delta)}{\text{近用加入度}(\text{D})}$

$= \dfrac{1.00}{2.50} = 4\text{ mm}$

子片總內偏距 = 子片內偏距 [(66 − 62) / 2]+ 稜鏡處方

子片內偏距 = 2 + 4 = 6 mm

（D）40. 解：右眼近視沒有稜鏡，因此右眼子片高度仍為 20 mm。

左眼近視有基底朝下稜鏡，眼球會往上轉，因此左眼子片高度需升高，

左眼往上轉調整 5.0×0.3 = 1.5 mm，

故左眼子片高度 21 + 1.5 = 22.5 mm 左眼

最後兩眼子片高度調整：R：20 mm　L：22.5 mm。

第16章 眼用鏡片的像差與設計

第一節　鏡片的像差

眼用鏡片的像差（optical aberration）分爲兩大類：

1. 單色光像差（賽德像差；Seidel）：

球差（軸上）

彗差（軸外）

像散（軸外）

場曲（軸外）

畸變（軸外）

2. 複色光像差：

縱向色差（軸上）

橫向色差（軸外）

眼用鏡片的設計目的，是要讓近軸的入射光線可以經過眼球迴旋中心而聚焦在遠點球面上，不隨入射角度的改變而影響焦點位置，也就是光束無論平行光軸還是斜射，都能在遠點球面上成像。

當入射光線的角度越來越大，入射光線的焦點無法正確的落在眼球的遠點球面上，便是鏡片的像差，表示像差最常見的方法爲澤爾尼克（Zernike）多項式，可評估各項波前像差對光學系統（人眼）的影響，常分爲 6 階 21 項。如下圖所示：

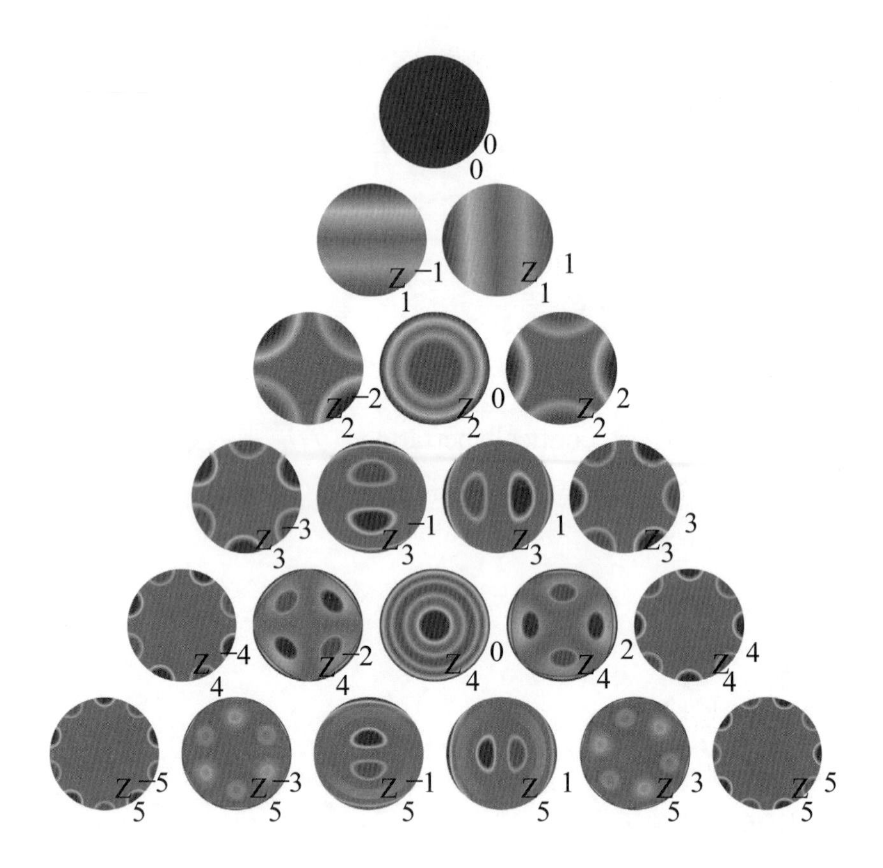

0 階表示各方向勻稱、平整的波陣面，即無像差。

1 階像差表示傾斜（稜鏡）。

2 階像差表示散光和離焦（即近視和遠視）。

3 階像差表示彗差、三葉草像差等像差（3 階以上稱爲高階像差）。

4 階像差表示球差、四葉草像差等像差。

5 階像差表示次級彗差等像差（5 階以上稱爲高階不對稱像差）。

6 階像差表示次級球差等像差。

前三項，0～2 階稱爲低階像差，低階像差可用眼用鏡片稍加減少。

像差（optical aberration）

一、單色光像差（賽德像差；Seidel）

1. 球差

透過鏡片的光線，光心與邊緣的光線無法聚焦成單一像點的現象，稱爲球差。

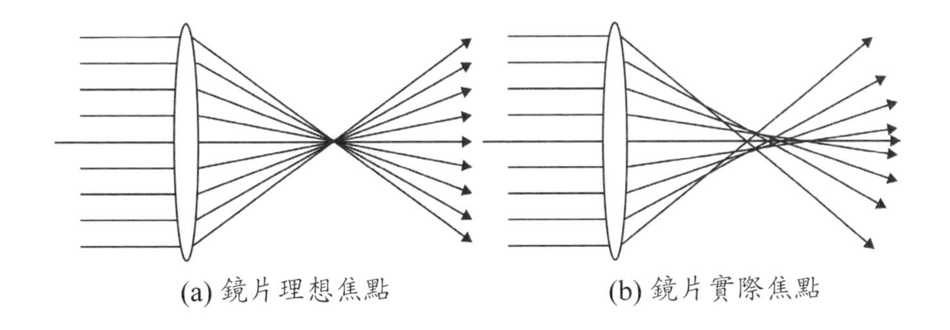

(a) 鏡片理想焦點　(b) 鏡片實際焦點

理想中的鏡片的焦點應該要會聚在一個點上，球面像差是因爲鏡片的邊緣部分發生折射的程度較中心大，形成許多遠近不同的焦點，便形成一模糊的光斑，如上圖所示。

球面像差與鏡片直徑的四次方成正比，與焦距的三次方成反比，即鏡片直徑越大、焦距越短，則球差越明顯。

減少球差的作法是縮小配鏡直徑（小框眼鏡），或是裝配非球面鏡片。

一般而言像差會受到光圈直徑（瞳孔）的影響，由於瞳孔直徑通常不大，且因爲眼用鏡片的表面曲率半徑皆遠大於瞳孔直徑，因此討論像差時，都將眼用鏡片當作是小孔徑或近軸系統，因此高階像差對人眼的影響通常不大。

就隱形眼鏡而言，通常表面曲率非常大，應產生較大的球差。但隱形眼鏡貼附在角膜表面上，當人眼掃視不同角度的視野時，隱形眼鏡會隨眼球轉動，因此人眼視線始終在鏡片的較小區域內。

所以隱形眼鏡可視爲是大孔徑小視場的光學系統，而一般的眼鏡鏡片則應屬於小孔徑大視場光學系統，理論上球差對隱形眼鏡的影響遠大於眼鏡鏡片。

2. 彗差

光學系統中心的點光源，成像可以很好的會聚在透鏡的焦點上，但當物體遠離光軸時，偏離光軸的光線（入射角 θ），將無法完美的會聚在同一焦點上。

彗星像差是拋物面鏡與生俱來不可避免的像差，這是因爲距離光軸愈遠的位置，偏離實際焦點的位置就會愈多。

鏡片邊緣的斜射光線無法完美的聚焦在同一點時，因放大率不同，成像看來像拖著尾巴的彗星一樣，故稱彗差。

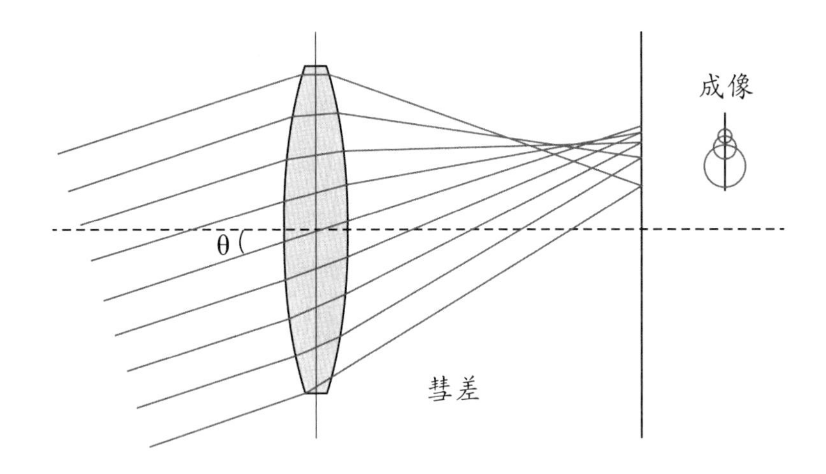

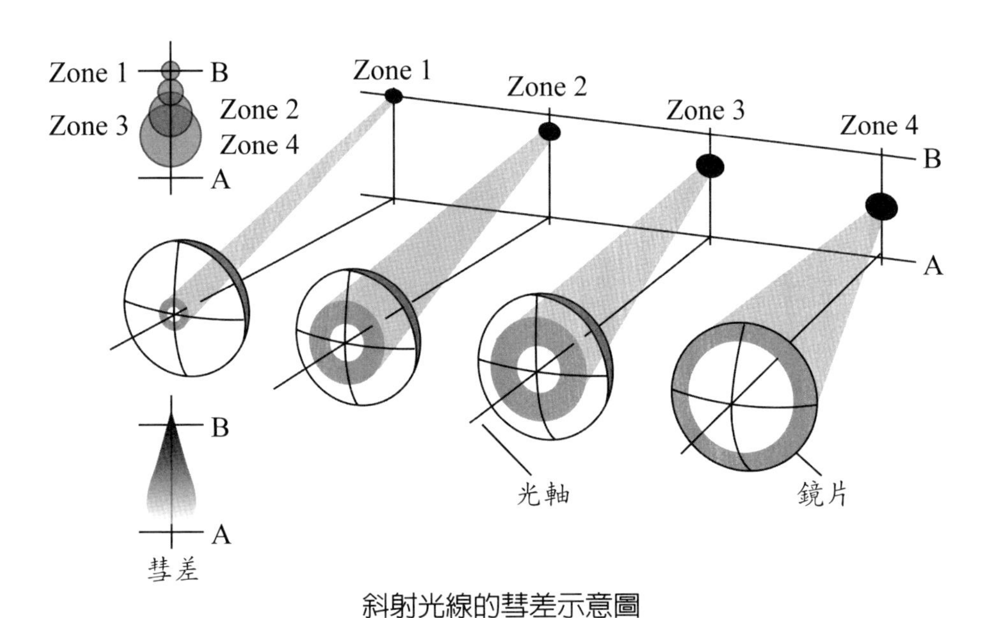

斜射光線的彗差示意圖

消除彗差的方法，可用遠離光軸位置部分，適度調整曲率半徑達成。

彗差與球差不同之處，球差是指離軸光線會形成一模糊的光斑，彗差則因爲離軸的程度越大，不對稱的成像便越大。

彗差的大小與鏡片直徑的平方成正比，另外物體離光軸越遠，離軸的程度會越大，彗差將會隨離軸距離增加而變大，對眼用鏡片而言，大瞳孔便比小瞳孔，有較多的球差與彗差。

3. 斜向散光（像散）

斜向散光是通過鏡片切向（水平）和矢向（垂直）兩方向的光線無法聚焦在同一點的現象，又稱為像散。

斜向散光的差值來自切向及矢向的兩焦線，而非單一個點，因此可利用等價球面來計算斜向散光（散像）值，即（切向屈光力 + 矢向屈光力）/ 2。

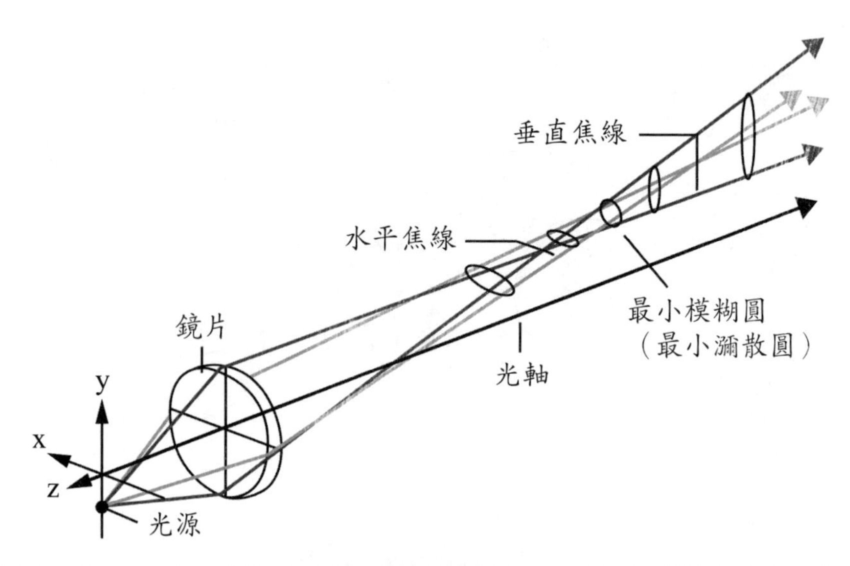

斜向散光：切向（x 軸）屈光力（垂直焦線），矢向（y 軸）屈光力（水平焦線）

斜向散光和一般所稱散光（astigmatism）的性質非常相似（不完全相同），即散光等於切向屈光力減掉矢向屈光力，但若是鏡片傾斜造成的斜向散光，或是通過鏡片邊緣所產生的斜向散光，一般來說不需修正處方。

斜向散光既然是鏡片前後表面的淨散光總合，因此鏡片的形式便非常重要，故鏡片對人眼影響最大的像差是斜向散光，因此消除斜向散光便成為鏡片設計的主要目標。

因鏡片傾斜而引起的斜向散光，可透過讓視軸等同光軸通過眼球的迴旋中心 C 來消除，方法是當鏡片傾斜角增加 2° 時，需使光學中心下降 1 mm，確保視軸通過鏡片的光學中心。如右圖：

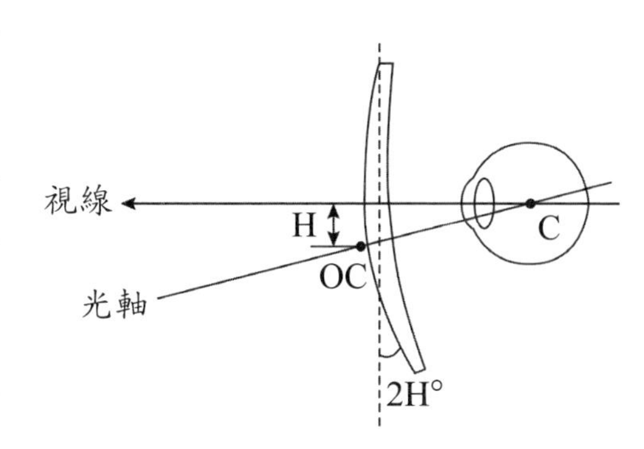

若鏡片過於傾斜，最好調整鏡架或是鏡片裝配位置，才能配戴舒適。

減少鏡片斜向散光的其他方法：

(1) 減少鏡片後頂點與眼睛迴旋點（轉動中心）之距離。

(2) 減少鏡片的厚度。

(3) 配戴折射率低的鏡片。

(4) 變更鏡片的基弧（鏡片的設計形式）。

4. 像場彎曲（場曲；屈光誤差；度數誤差）

當光線通過鏡片後，因鏡片之弧度，使垂直於主光軸的物平面上發出的光經過鏡片折射後，最清晰的成像不在平面而在曲面所形成的像差，稱為像場彎曲（場曲）或珀茲伐曲面（Petzval surface）。

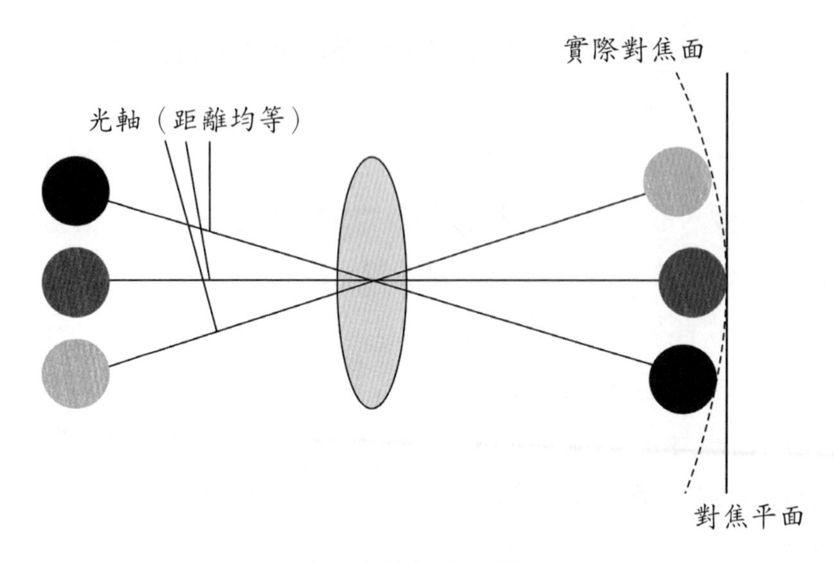

實際光線焦點位置

場曲影響最大的是需要平面成像的光學系統（照相機），雖然在眼球裡的眞正球面也是彎曲的，但珀茲伐曲面通常比遠點球面更平，如下圖所示：

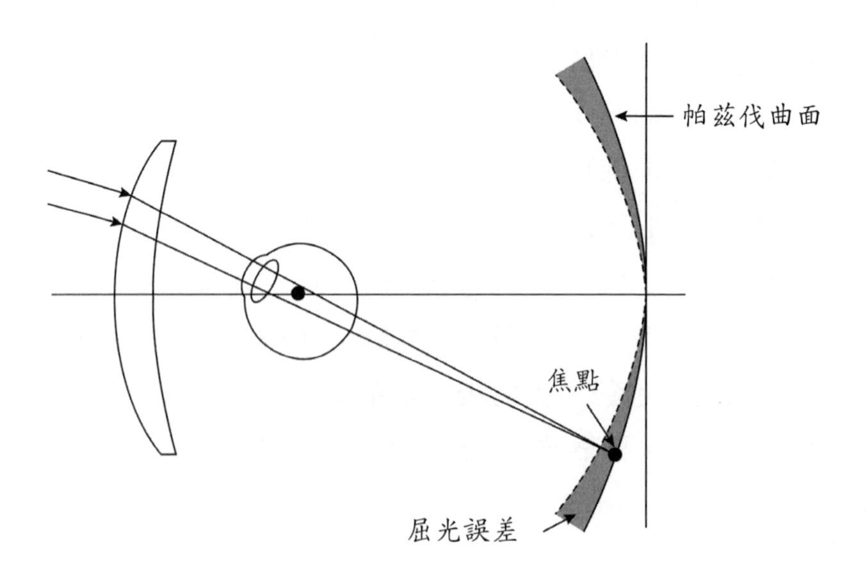

珀茲伐曲面與眼球的遠點球面之間所產生的像差（兩曲面屈光度的誤差）稱爲屈光誤差。

對於場曲及色散，可以使用消色差鏡片組來消除。

但通常人眼會自動適應場曲，因此場曲對人眼的影響並不大。

5. 畸變（失眞）

畸變不影響成像的品質，只是因爲放大率的關係，影響成像的大小及幾何形狀，形成影像的放大（枕狀畸變）或縮小（桶狀畸變）。

不像斜向散光及場曲等像差，是因爲焦點的誤差造成影像模糊。

畸變是實際像點與理想像點間的差異，也是不同視場成像的橫向放大率（垂軸放大率）差異，畸變的程度會受基弧及屈光度影響（特別是高度數鏡片）。

負鏡片呈現桶狀畸變（負畸變），正鏡片呈現枕狀畸變（正畸變），如下圖：

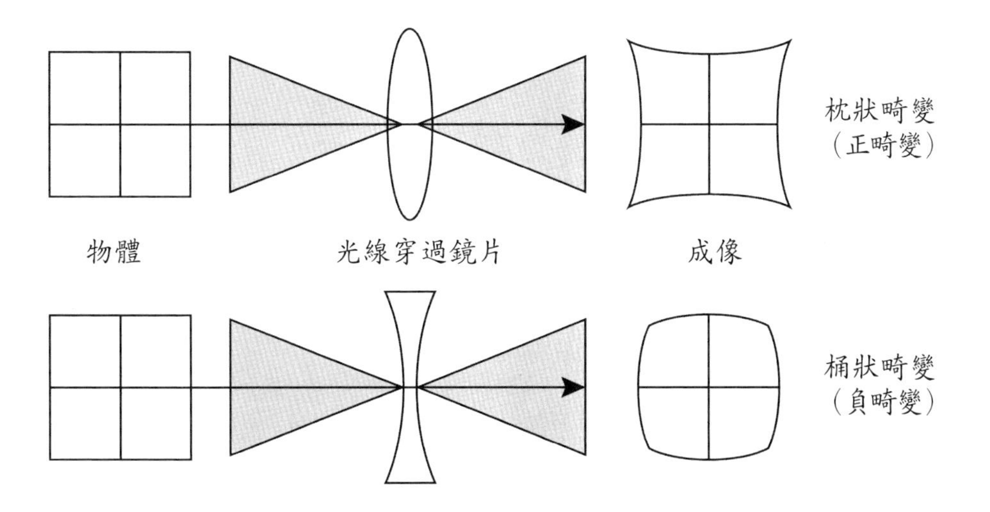

無畸變鏡片常常應用在要求精準成像的鏡片上，如關節鏡等。

雖然畸變不容易透過常規的鏡片來消除，但人類大腦因爲遺傳基因的記憶，也會針對影像自動修正，因此畸變（失眞）也非眼用鏡片要消除的主要像差。

二、複色光像差（色差；色像差；色散像差）

色像差是折射時，各種波長的光線，折射率不同所造成，因此複合光線產生的像差，會有色散（色暈）現象。

色像差主要與鏡片的材質有關，也與稜鏡產生的單色光（分光）有關。

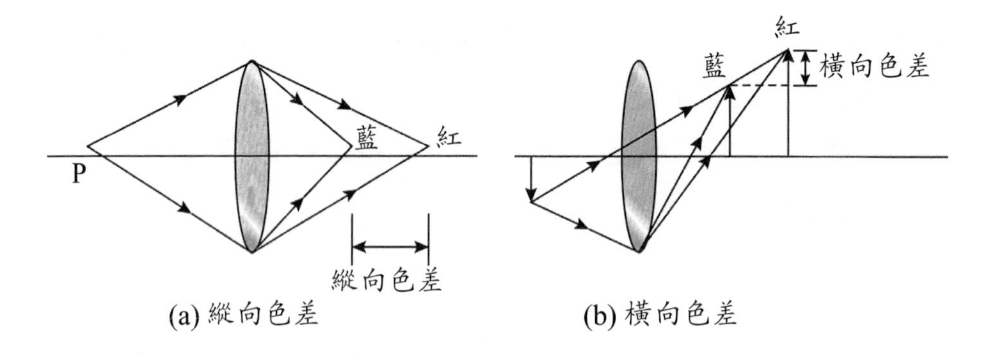

(a) 縱向色差　　(b) 橫向色差

1. 縱向色差（軸上色差；位置色差）

平行及軸上入射鏡片的光線，因藍紫單色光（短波長）的折射率較高，故焦距比紅黃單色光（長波長）較短。

複色光（白光）對軸上物點成像位置差異的像差，稱爲縱向色像差。

阿貝數越大，縱向色像差越小。眼球雖然也有色像差，但平常感覺不到，是因爲眼球對黃光感受度較強，藍光、紅光感受度較弱。

爲了測量位置色差，而選擇兩種單色光來計算色差值，所謂消色差光譜。

校正色差使兩單色像點重合時，稱此光學系統對這兩種單色光消色差。

消色差系統，是指對兩種選定的單色光消位置色差的系統。

一般以長波長單色光的像點位置爲基準來計算色差。

可見光光譜邊緣的兩種單色光色差最大（紅光：C 和藍光：F），而人眼最敏感的單色光爲黃綠單色光。

因此光學儀器會校正紅光和藍光的複色光像差，校正黃綠光的單色光像差。

2. 橫向色差（垂軸色差；倍率色差）

當光學系統校正了位置色差以後，軸上點發出的兩種單色光通過光學系統後將匯合於光軸上同一點。

但對軸外點而言，白光中兩種單色光的橫向放大率不一定相等，故軸外點不同單色光有不同的像高，換句話說，軸外的物點因各單色光之屈折力不等，形成成像的大小在光軸的垂直方向產生像差。

不同單色光成像的大小（倍率）不同，就是橫向色像差。

阿貝數越大，橫向色像差也越小。

倍率色差隨視場增大而更厲害，嚴重時，成像有彩色的邊緣。

故視場大的光學系統必須嚴格校正倍率色差。

倍率色差的校正是使兩種單色光在某視場的倍率色差爲零。

倍率色差 < 0 爲校正不足，倍率色差 > 0 爲校正過度。

倍率色差會受光欄位置影響，

若光欄置於鏡片前，倍率色差爲負，

若光欄置於鏡片後，倍率色差爲正。

色像差的計算

1. 縱向色像差可由藍光（F_F）和紅光（F_C）測得的鏡片屈光度差值表示。

   公式爲：

$$\text{縱向色像差（D）} = F_F - F_c = (n_F - n_c)\,R = \omega \cdot F = \frac{F}{\nu}$$

F = 鏡片屈光度（汜指黃光）

R = 鏡片曲率（$R = R_1 - R_2$，R_1 = 鏡片前表面曲率，R_2 = 鏡片後表面曲率）

F_F = 鏡片屈光度（藍光）

F_c = 鏡片屈光度（紅光）

n_F = 鏡片藍光折射率，n_c = 鏡片紅光折射率，n_D = 鏡片黃光折射率

ω（色散力 $= \dfrac{n_F - n_c}{n_D - 1}$）= ν 值的倒數，ω 的倒數以希臘字母 ν（唸 nu）表示

ν 的名稱，分別是 ν 值、倒色散係數、阿貝值或阿貝數。

阿貝數是常用於鏡片色像差的數值。

阿貝數越高，鏡片的色像差越小。

阿貝數越低，透過鏡片視物時，越可能出現彩色條紋，

尤其高度數鏡片會使周邊視力下降。

2. 橫向色像差可用影像放大倍率差（屈光度差）或稜鏡效應差來表示。

兩個極端（紅藍）波長的單色光產生的屈光度差稱爲放大倍率差。

兩個極端（紅藍）波長的單色光產生的稜鏡差稱爲稜鏡效應差。

公式爲：

$$橫向色像差（\Delta）= \Delta\ 藍光 - \Delta\ 紅光$$
$$= C\ (F_F - F_c)$$
$$= \frac{\Delta}{\nu}$$

ν = 阿貝數

C = 某點與光學中心的距離（cm）

F_F = 鏡片屈光度（藍光）

F_c = 鏡片屈光度（紅光）

Δ = 鏡片稜鏡度

Δ 藍光 = C F_F，Δ 紅光 = C F_c

當橫向色像差是指稜鏡效應差時，也稱爲色稜鏡度。

色稜鏡度的涵義，是隨著稜鏡效應增加，色像差將更明顯，對視力的負面影響越大。若配戴者的視軸通過光學中心，不產生稜鏡效應，則沒有色稜鏡度。

當配戴者向左右看時，鏡片的稜鏡效應及色稜鏡度就會增加。

色稜鏡度（橫向色像差）越高，影像將變得越模糊。

因爲高度數鏡片周邊區域的稜鏡效應較高，其周邊視力下降較多。

故阿貝數越低，色像差越高，周邊視力也越差。

低阿貝數鏡片的配鏡重點

1. 使用單眼瞳距。
2. 測量主要參考點時，要考量前傾角。
3. 選擇較短的頂點距離。
4. 前傾角要足夠，但高度數鏡片的前傾角不應超過 10°。
5. 注意鏡片邊緣的厚度差（如鏡片的光學中心與幾何中心距離，距離越遠鏡片邊緣的厚度差越大）。

減少像差的考慮

1. 增加入射視場角

對於不嚴重的像差，可考慮入射視場角的增加。

2. 特殊鏡片設計

利用彎月形鏡片減少場曲、對稱形鏡片減少畸變、非球面鏡片減少球差。

3. 鏡片組合

利用鏡片組合增加視場，只要傾斜角度不大，也有不錯的成像品質。

4. 膠合鏡片

不同材料做成的凸、凹鏡片膠合，適當地分配兩鏡片的焦距減少像差。

眼球像差的容許值

1. 縱向球差不超過約 0.23 mm。
2. 縱向色差不超過約 0.23 mm。
3. 橫向色差不超過約 23 μm。（1 mm = 1000 μm）
4. 分辨率（解析度）光學模量傳遞函數（MTF）超過 30%。
5. 週邊光亮度需大於 70%。
6. 畸變最好不超過 2%，且以負值（桶狀畸變）爲佳。

第二節　鏡片設計

設計良好的鏡片，不論是鏡片中心或周邊區域都有優良的光學品質，而且鏡片美觀容易配戴。

鏡片設計的目的，是爲減少甚至消除像差，所造成的成像缺陷。

形式因素

鏡片的形式會影響鏡架裝配的穩定度，除了鏡片容易脫落外，亦會造成鏡架或是鏡片變形。

通常比較平的鏡片裝配比較容易，現代鏡片爲追求輕薄，也常選擇較平的形式設計，不但可以減輕鏡片的重量，整體型式也更美觀。

鏡片基弧會影響矢深（矢高），也影響鏡片厚度。

較彎的基弧（較凸的表面），會有較大的矢深，基弧越彎，鏡片就越厚。

製造鏡片時，矢高小表示可以減少半成品毛胚的厚度。

較平的基弧設計，眼鏡放大率較小，比較不會有失眞變形，而且較平的後表面貼近眼球，也較美觀。

鏡片基弧會影響

1. 鏡片的厚度與重量。
2. 眼鏡放大率（美觀、視網膜的成像）。
3. 眼鏡的外觀。
4. 眼鏡裝配的穩定度（特別是遠視鏡片）。
5. 基弧每增加 1 D，頂點距離便增加約 0.6 mm。

光學因素

通過光軸的理想光線，可以完美的在視網膜上成像，但光線偏離光軸的程度越大時，鏡片的像差就會增大，較平的鏡片形式雖有許多優點，但是較平的基弧，也會造成鏡片的離軸像差增大，造成視力模糊。

光心附近的近軸光線，仍有視網膜上的清晰成像，但是邊緣的離軸光線，會令鏡片像差越來越大（尤其是平凸鏡片），使視力模糊。

鏡片屈光度越高的話，鏡片的像差也會越大。

最佳片型的設計

理想的片型設計，是追求鏡片的周邊也有良好的成像品質。

沃拉斯頓（W. Wollaston）首先提出藉由前後兩表面中和像散

的設計，藉此消除像差。

奧斯華德（F. Ostwalt）接著提出曲率較平的設計，來消除斜向散光。

馬呂斯車爾寧（Marius Tscherning）最後提出斜橢圓方程式，以選擇鏡片前基弧與屈光度作爲片型的最佳組合，是爲著名的車爾寧橢圓。

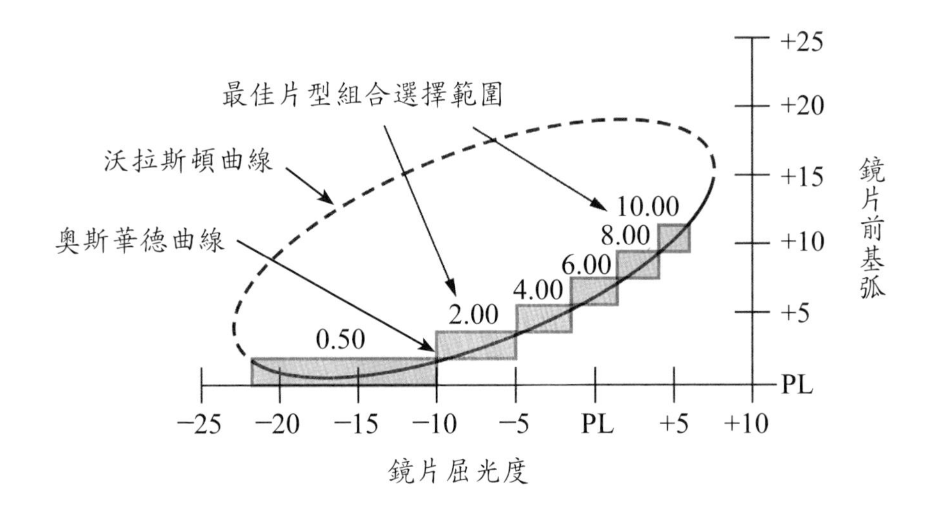

車爾寧橢圓：橫軸爲欲製造的鏡片屈光度，縱軸爲鏡片的前基弧。

車爾寧橢圓上半部，稱爲沃拉斯頓曲線，因爲基弧太陡又不美觀，少被採用。

車爾寧橢圓下半部，稱爲奧斯華德曲線，已成爲現代鏡片設計片型的基礎。

例如：近視 −2.00D 的鏡片，對應圖中奧斯華德曲線的最佳選擇約爲 +5.00D 的鏡片前基弧。由薄透鏡屈光力公式 $F = F_1 + F_2$，$-2 = +5 + F_2$，得鏡片後表面 F_2 爲 −7.00D。

車爾寧橢圓圖上，每一度數對應一個最佳前基弧。製造鏡片需要的模具及半成品毛胚極多，爲求降低製造成本，通常採取某一度數範圍內，共用一個前基弧模具。

例如：當需要屈光力 +5.00D 度數的鏡片時，可以選擇 +10.00D 基弧的半成品毛胚製作。需要 −5.00D 到 −10.00D 度數的鏡片的時候，可以選擇 +2.00D 基弧的半成品毛胚製作。

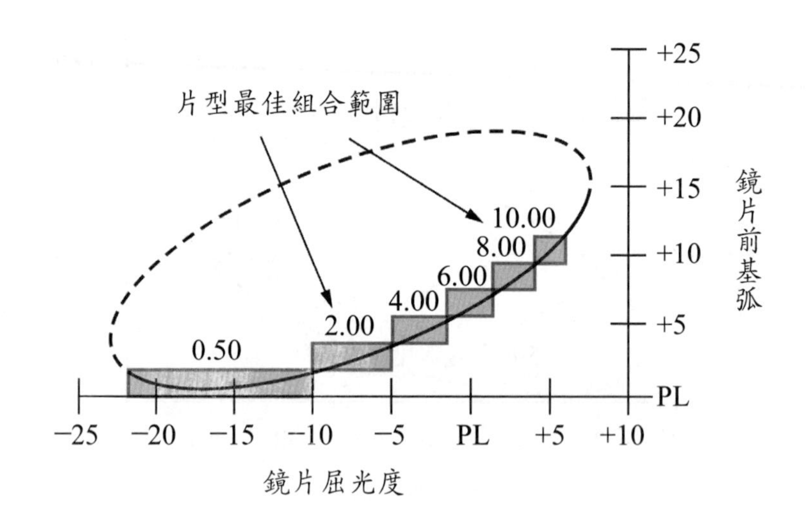

負鏡片，鏡片的屈光力越大，選擇的基弧越平。

正鏡片，鏡片的屈光力越大，選擇的基弧越陡。

選擇前基弧的計算，可運用沃格爾原則（Vogel's rule）。

$$\text{近視鏡片：前基弧} = \frac{\text{等價球面}}{2} + 6.00\ \text{D}$$

$$\text{遠視鏡片：前基弧} = \text{等價球面} + 6.00\ \text{D}$$

例題：

屈光度 − 4.00D，折射率 1.5 的 CR−39 樹脂鏡片，假設頂點距離（VD）=12mm，請問鏡片的最佳形式爲何？

解答：由沃格爾公式得知近視鏡片選擇：

$$前基弧 = \frac{-4.00}{2} + 6.00\ D = +\ 4.00\ D$$

故此鏡片的最佳形式是前基弧 + 4.00 D 的彎月形半成品毛胚。

車爾寧橢圓的最佳選擇，因條件不同而改變，因素有：

1. 注視目標的距離：因遠用或近用的不同，通常，注視距離越近，最佳的前基弧要選擇較平的形式。
2. 頂點距離：頂點距離越近，最佳的前基弧選擇較陡的形式。
3. 鏡片折射率：折射率越高，最佳的前基弧也選擇較陡的形式。

一般而言，鏡片設計通常考量的範圍是視場 30° 角度內應有優良的成像品質。

以單光鏡片來說，離軸的斜向像散是成像品質優劣的主因。

雖然車爾寧橢圓提供一個解決像差的辦法，但仍有所限制，比較能夠消除像差的度數範圍在 +7.00D～−22.00D，最好不要超出這個範圍。眞不得已才採用非球面設計，雖非最佳的型式選擇，卻仍能提供較平、較輕、較薄且良好的視覺品質。

因爲比較彎的球面鏡片可以維持優良的光學品質，比較平的非球面鏡片有著較美觀與輕薄的優點。

非球面設計可使鏡片更輕薄美觀，有兩點主因：

(1) 非球面通常採用比較平的基弧（矢深小），因此降低了中心與邊緣的厚度差。

(2) 非球面設計的曲率還能再減少一點厚度，有些非球面設計，甚至只求鏡片更薄，不求光學品質提高。

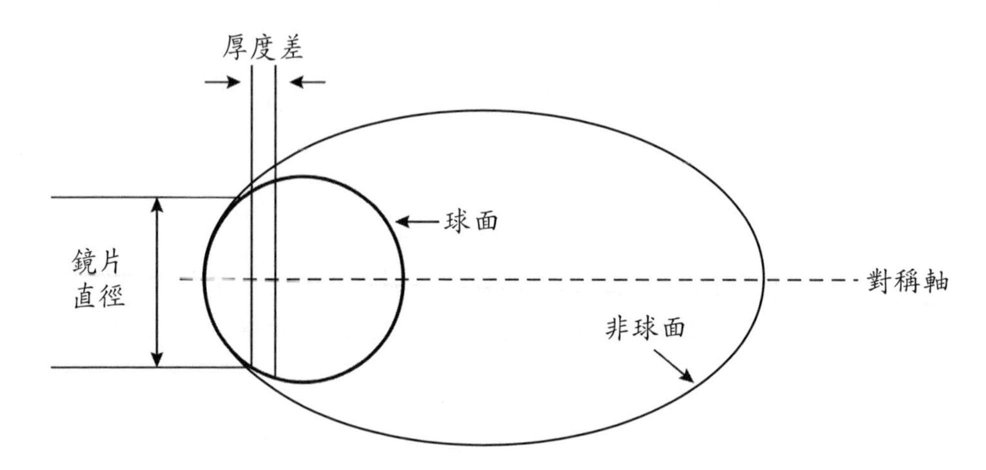

實際上，使用過多的非球面來製造更薄的鏡片，會使像差增加而降低光學品質，因此非球面的設計，取決於設計者的目的及使用者的需求。

非球面鏡片的特性如下：

（＋）鏡片：如非球面在前表面（外非），則偏離光心的曲率會變得較平（越來越平），如非球面在後表面（內非），則偏離光心的曲率將會變得較陡（越來越陡）。

（－）鏡片：如非球面在前表面（外非），則偏離光心的曲率會變得較陡（越來越陡），如非球面在後表面（內非），則偏離光心的曲率將會變得較平（越來越平）。

非球面鏡片的裝配原則：

1. 對準單眼瞳距與眼位高裝配，因爲視軸若未對準光軸，則可能產生更大的像差，影響視力。
2. 鏡架傾斜角最好小於 10°，以減少斜向散光。

3. 多焦點鏡片（PALs）裝配，傾斜角最好在 10°～12° 之間。
4. 處方有稜鏡時，最好使用內建式稜鏡，而非使用移中心方式。

非球面設計的自由度較高，其優化過程便是依照選定的基弧減少像差（最小的斜向散光）或讓鏡片變得更薄。但非球面的基弧（關乎放大率），不得與其球弧相同。

通常會選擇較平的形式以維持輕薄及美觀。而且較平的前基弧，能讓配戴者的臉部輪廓比較不失真變形。

非球面設計的特性

1. 表面帶散光的非球面，可減少離軸的斜向散光像差。
2. 有製品輕薄及光學品質兩項優點。
3. 目的並非提供比最佳形式更好的光學品質，而是選擇輕薄的效果下，仍可維持良好的光學性能。
4. 比較不受基弧的限制，自由度較高。

題庫練習

( ) 1. 眼用鏡片的單色光像差，形成光軸上位置不同的是哪一種像差？
(A) 球差 (B) 彗差 (C) 像散 (D) 畸變

( ) 2. 人類眼睛比較能適應的是哪一類單色光像差？
(A) 球差與彗差 (B) 場曲與畸變 (C) 像散與場曲 (D) 彗差與畸變

( ) 3. 白光入射一眼用鏡片，不同波長單色光之折射率各不相同，將發生哪種像差？
(A) 彗差 (B) 場曲 (C) 斜向散光 (D) 縱向色像差

( ) 4. 下列何者爲減少球差的好辦法？
(A) 隱形眼鏡 (B) 偏光鏡片 (C) 小框眼鏡 (D) 推高眼鏡看

( ) 5. 下列何者是減少色像差的方法？
(A) 提高鏡片的阿貝數 (B) 將配鏡十字至於下眼瞼 4cm 處 (C) 增加頂點距離 (D) 鍍單層抗反射膜

( ) 6. 車爾寧（Tscherning）橢圓是由鏡片前表面基弧與哪項參數所繪製？
(A) 前頂點焦距 (B) 鏡片屈光度 (C) 後頂點焦距 (D) 鏡片模具

( ) 7. 何謂鏡片常稱的賽德像差（Seidel）？
(A) 第2階 (B) 第3階 (C) 第5階 (D) 第7階 像差。

( ) 8. 下列對像差的描述何者爲眞？

(A) 低階像差可用鏡片設計來完全矯正
(B) 高階像差對人眼的影響通常極大
(C) 澤爾尼克（Zernike）多項式，可評估各項波前像差對人眼的影響
(D) 消色差鏡片組可以應付斜向散光

(　) 9. 平行光軸的光線，入射大尺寸鏡片時，最可能會發生何種像差？
(A) 畸變　(B) 場曲　(C) 彗差　(D) 球差

(　)10. 光軸外的光線，斜射穿透鏡片後，因放大率不同，會發生何種像差？
(A) 像散　(B) 場曲　(C) 彗差　(D) 球差

(　)11. 當一束光斜向照射一鏡片時，會產生兩條焦線，是何種像差？
(A) 色像差　(B) 畸變　(C) 場曲　(D) 斜向散光

(　)12. 一片完美無缺的眼用鏡片，仍可能有哪種像差？
(A) 畸變　(B) 彗差　(C) 球差　(D) 像場彎曲

(　)13. 哪一類賽德像差，並不影響成像的品質？
(A) 畸變　(B) 像散　(C) 球差　(D) 像場彎曲

(　)14. 哪一類賽德像差，因爲鏡片周邊與光學中心的距離不同，而產生不同的放大率？
(A) 畸變　(B) 像散　(C) 球差　(D) 像場彎曲

(　)15. 下列何者並非減少鏡片斜向散光的方法？
(A) 減少鏡片厚度　(B) 傾斜角最好在 10°～12°　(C) 低折射率鏡片　(D) 縮短頂點距離

(　)16. 當選定鏡片的折射率後，不涉及鏡片設計最佳化的因素

爲何？

(A) 厚度　(B) 基弧　(C) 頂點距離　(D) 非球面

(　)17. 鏡片縱向色像差，一般以哪兩種單色光測得的鏡片屈光度差值表示？

(A) 紅光與綠光　(B) 紅光與藍光　(C) 藍光與黃光　(D) 藍光與紫光

(　)18. 鏡片縱向色像差，也可以用哪種單色光測得的鏡片屈光度除以阿貝數表示？

(A) 紅光　(B) 黃光　(C) 綠光　(D) 藍光

(　)19. 鏡片橫向色像差，可以採哪兩種單色光的稜鏡效應差值表示？

(A) 藍光與紫光　(B) 藍光與黃光　(C) 紅光與藍光　(D) 紅光與綠光

(　)20. 試問阿貝數 30 之 PC 鏡片，製成 +3.00D 鏡片的縱向色像差？

(A) 0.10 D　(B) 0.20 D　(C) 0.30 D　(D) 0.60 D

(　)21. 試問阿貝數 40 之皇冠玻璃，製成 −4.00 D 鏡片的縱向色像差？

(A) 0.10 D　(B) 0.20 D　(C) 0.30 D　(D) 0.60 D

(　)22. 試問阿貝數 40，聚碳酸脂製成 +3.00 D 鏡片，距離光學中心 4mm 的位置，產生的橫向色像差？

(A) 0.03 Δ　(B) 0.12 Δ　(C) 0.18 Δ　(D) 0.20 Δ

(　)23. 試問阿貝數 30，冕牌玻璃製成 −4.00 D 鏡片，距離光學中心 6mm 的位置，產生的橫向色像差？

(A) 0.06 Δ　(B) 0.08 Δ　(C) 0.10 Δ　(D) 0.12 Δ

(　　)24. 眼用鏡片矯正屈光時，必須符合：

(A) 第一焦點與眼屈光近點　(B) 第一焦點與眼屈光遠點　(C) 第二焦點與眼屈光近點　(D) 第二焦點與眼屈光遠點重疊。

(　　)25. 眼睛的遠點與何者互為共軛？

(A) 角膜　(B) 水晶體　(C) 玻璃體　(D) 黃斑中心窩

(　　)26. 沒有稜鏡效應的矯正鏡片，其光學中心應與眼睛的何者重疊？

(A) 焦點　(B) 節點　(C) 視軸　(D) 遠點

(　　)27. 眼用鏡片的設計上，主要像差來自：

(A) 斜向散光和彗差　(B) 斜向散光和畸變　(C) 斜向散光和球差　(D) 斜向散光和場曲

(　　)28. 眼用鏡片的設計上，可選何種辦法來消除斜向散光？

(A) 顏色　(B) 膜層　(C) 弧度　(D) 折射率

(　　)29. 下列阿貝數的敘訴何者為眞？

(A) 阿貝數越低，鏡片的色像差越小　(B) 阿貝數是倒色散係數　(C) 阿貝數越高，鏡片越可能出現色彩　(D) 阿貝數不是色散係數的倒數

(　　)30. 某屈光度 −4.00 − 2.00×90，折射率 1.5 的皇冠鏡片，如頂點距離為 10 mm，請問該鏡片的最佳前基弧形式為何？

(A) +2.00 D　(B) +3.00 D　(C) +3.50 D　(D) +4.00 D

題庫解答

（A）1. 解：單色光像差中唯有球差在軸上，其餘彗差、像散、場曲、畸變四種皆是軸外像差。

（B）2. 解：通常人眼會自動適應場曲，是因為視網膜有曲面，而大腦遺傳基因的記憶，也會針對畸變影像自動修正。

（D）3. 解：平行及軸上入射鏡片的光線，因藍紫單色光（短波）波長的折射率高，故焦距比紅黃色單色光（長波）波長短。複色光對軸上物點成像位置差異的像差，稱為縱向色像差。

（C）4. 解：隱形眼鏡表面曲率非常大，因此球差也大。偏光鏡片只論眩光問題，與球差無關。推高眼鏡看時，反增光線離軸效果，無解球差。減少球差的辦法是縮小配鏡直徑（小框眼鏡）或使用非球面鏡片。

（A）5. 解：阿貝數越大，縱向色像差越小。減少色像差的方法應由鏡片材質設計改變才是，改變 (B)(C)(D) 等方式是無效的。

（B）6. 解：車爾寧橢圓圖，由鏡片前基弧與鏡片屈光度構成。

（B）7. 解：賽德像差通常指第 3 階像差（初階像差），第 3 階以上像差稱為高階像差。

（C）8. 解：0～2 階稱為低階像差，低階像差可用眼鏡鏡片稍加減少而無法完全矯正。

表示像差最常見的方法為澤爾尼克（Zernike）多項式，可評估各項波前像差對光學系統（人眼）的影響。

一般而言像差會受到光圈直徑（瞳孔）的影響，由於瞳孔直徑通常不大，且因為眼鏡鏡片的表面曲率半徑皆遠大於瞳孔的直徑，因此高階像差對人眼的影響通常較小。對於場曲及色散，可以使用消色差鏡片組方式。

（D） 9. 解：透過鏡片的光線，光心與邊緣的光線無法聚焦成單一像點的現象，稱為球差。

球面像差與鏡片直徑的四次方成正比，與焦距的三次方成反比，即鏡片直徑越大、焦距越短，則球差越明顯。

（C）10. 解：鏡片邊緣的斜射光線無法完美的聚焦在同一點時，因放大率不同，成像看來像彗星狀一般拖著尾巴，就是彗差。

因為距離光軸愈遠的位置，偏離實際焦點的位置就會愈遠。

（D）11. 解：斜向散光是光線通過鏡片的切向和矢向兩方向的光線無法聚焦在同一點的現象，又被稱為像散。但像散並非俗稱之散光。

（D）12. 解：當光線通過鏡片後，因鏡片之弧度，使垂直於主光軸的物平面上發出的光經過鏡片折射後，最清晰的成像不在平面而在曲面所形成的像差，稱為像場彎曲（場曲）或珀茲伐曲面（Petzval surface）。

（A）13. 解：畸變並不影響成像的品質，只影響成像的大小及幾何形狀，形成影像的放大或縮小。

（A）14. 解：畸變因為放大率的關係，形成枕狀畸變（正畸變）或桶狀畸變（負畸變）。

（B）15. 解：減少鏡片斜向散光的方法：

1. 減少鏡片後頂點與眼睛迴旋點。（算是縮短頂點距離）
2. 減少鏡片厚度。
3. 配戴折射率低的鏡片。
4. 鏡架傾斜角最好小於 10°。

（D）16. 解：非球面目的並非提供比最佳形式更好的光學品質，而是在輕薄美觀的情況下，維持良好的光學性能。

（B）17. 解：縱向色像差由藍光（F_F）和紅光（F_C）測得的鏡片屈光度差值表示。

（B）18. 解：如果沒有藍光（F_F）和紅光（F_C）測得的鏡片屈光度，採用單一黃光測得的鏡片屈光度除以阿貝數，也能求得鏡片縱向色像差。

（C）19. 解：兩個極端（紅藍）波長的單色光產生的稜鏡差稱為稜鏡效應差。

（A）20. 解：縱向色像差 $= \frac{F}{\nu} = \frac{3}{30} = 0.1\text{ D}$。

（A）21. 解：縱向色像差 $= \frac{F}{\nu} = \frac{4}{40} = 0.1\text{ D}$。

（B）22. 解：橫向色像差 $= \frac{\Delta}{\nu} = \frac{C \cdot D}{\nu} = \frac{0.4 \times 3}{40} = 0.03\,\Delta$。

（B）23. 解：橫向色像差 $= \frac{\Delta}{\nu} = \frac{C \cdot D}{\nu} = \frac{0.6 \times 4}{30} = 0.08\Delta$。

（D）24. 解：第二焦點在鏡片後方，才能與眼屈光遠點（鏡片後方）重疊。

（D）25. 解：眼睛的遠點與視網膜黃斑中心窩互為共軛，當眼用鏡片矯正眼屈光遠點後，視網膜黃斑中心窩才有清晰的成像。答案如無黃斑中心窩選項時，亦可選擇視網膜。

（C）26. 解：矯正鏡片的光軸應與眼睛的視軸重疊，才無稜鏡效應。

（D）27. 解：眼用鏡片的設計上，主要像差來自斜向散光（像散）和場曲，其中又以斜向散光（像散）為重。

（C）28. 解：改變鏡片前後表面弧度，才能減少斜向散光。

（B）29. 解：色散係數的倒數是阿貝數（倒色散係數）。

阿貝數是常用於鏡片色像差的數值。

阿貝數越高，鏡片的色像差越小。

阿貝數越低，透過鏡片視物時，越可能出現彩色條紋。

（C）30. 解：沃格爾公式得知近視鏡片選擇：

$$\text{因等價球面} = -4.00\text{D} + \frac{-2.00\text{D}}{2} = -5.00\ \text{D}$$

$$\text{前基弧} = \frac{\text{等價球面}}{2} + 6.00\text{D} = \frac{-5.00\text{D}}{2} + 6.00\text{D} = +3.50\ \text{D}$$

故此鏡片的最佳形式是前基弧 +3.50 D 的彎月形半成品毛胚。

參考資料

1. The Principles of Ophthalmic Lenses , Mo Jalie SMSA FBDO(Hons) Hyperion Books; 4th edition, 1988 ISBN: 9780900099205
2. Clinical Optics, Troy E. Fannin, O.D. & Theodore Grosvenor, O.D., Ph.D.,Butterworths; 1987 ISBN: 0409900605
3. Clinical Optics, Neal H. Atebara (Author, Editor), MD (Author, Editor) American Academy of Ophthalmology; 2010 (1e), ISBN:13: 978-1615251315
4. The Ophthalmic Assistant: A Text for Allied and Associated Ophthalmic Personnel, Harold A. Stein (Author) & Raymond M. Stein (Author) Mosby; 2006 (8e) ISBN:13: 978-0323033305
5. Ophthalmic Lenses & Dispensing, Mo Jalie Butterworth-Heinemann, 2008 (3e), ISBN: 9780750688949
6. Optics and vision, Leno S. Pedrotti, Frank L. Pedrotti., Pearson; 1997 (1e), ISBN-13: 978-0132422239
7. 配鏡學總論——鏡片應用篇。Clifford W. Brooks, Irvin M. Borish 著，黃敬堯、劉祥瑞、路建華、劉環慧審閱，李則平、張家輔、吳鴻來、陸維濃譯。台灣愛思唯爾有限公司，ISBN: 9789869266741
8. 眼鏡光學。陳揚捷編著，新文京開發出版股份有限公司，2014，ISBN：9789862368541
9. 眼鏡光學與視覺光學。路建華、丁挺洲著。台灣愛思唯爾有限公司，2017，ISBN:：9789869475853

10. 眼鏡光學。葉上民、劉祥瑞、路建華、林榮吉、吳昭漢、林世宏、黃宣瑜著。摩登出版社有限公司，2017，ISBN：9789868462564
11. 鏡片光學 (Lens Optics)。王滿堂著。藝軒圖書文具有限公司，2002，ISBN：9576166764
12. 眼鏡材料技術。高雅萍主編，顏敬才編修。新文京開發出版股份有限公司，2017。ISBN：9789864302314
13. 配鏡學。王滿堂著。藝軒圖書文具有限公司，2004，ISBN：9576167043
14. 眼鏡學。王滿堂著。藝軒圖書文具有限公司，2003，ISBN：9576166942
15. 視覺光學。林世宏、劉祥瑞、路建華、林榮吉、吳昭漢、孫涵瑛、葉上民、黃宣瑜編著。新文京開發出版股份有限公司，2016，ISBN：9789864302130

附錄1　補充——三角函數

弧度角

一、平面角表示法

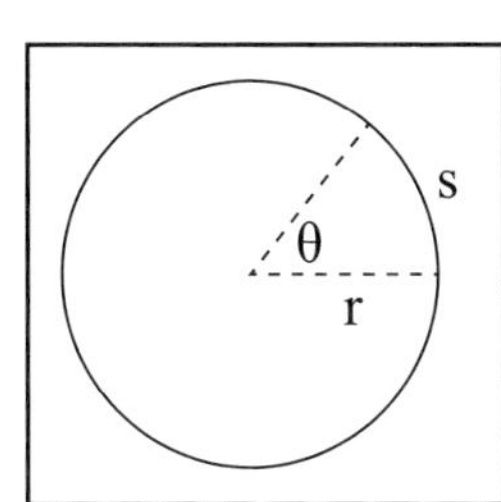	1. 巴比倫制：將完整的圓周對圓心的張角定為 360 度。即 1 度 = 1/360 圓
	2. 弧度制（弳）：$\theta=\dfrac{s}{r}$，即 1 弳 = $\dfrac{\text{和半徑等長之弧}}{\text{半徑}}$

二、弧度角之換算

1. 從弧度的定義可知，弧度之量值即為該圓心角所張開之弧長為半徑的若干倍，所以弧度雖然用弳或 rad 表示，但其實為零因次單位。
2. $1^\circ=\dfrac{\pi}{180}\text{ (rad)}$　　$1\text{ rad}=\dfrac{180^\circ}{\pi}\approx 57.3^\circ$
3. 若已知半徑和圓心角，可以反推弧長，即 $s=r\theta$。

三角函數的定義

一、銳角三角函數

由直角三角形斜邊長，以及某一銳角的對邊和鄰邊，可定義出六種比例如下表：

（直角三角形：頂點 A、B、C；邊 a、b、c）	$\sin A=\frac{對邊}{斜邊}=\frac{a}{c}$	$\cos A=\frac{鄰邊}{斜邊}=\frac{b}{c}$	$\tan A=\frac{對邊}{鄰邊}=\frac{a}{b}$
	$\csc A=\frac{斜邊}{對邊}=\frac{c}{a}$	$\sec A=\frac{斜邊}{鄰邊}=\frac{c}{b}$	$\cot A=\frac{鄰邊}{對邊}=\frac{b}{a}$

二、常用特殊角之三角函數數值表

角度 / 函數	0° 0	15° $\frac{\pi}{12}$	30° $\frac{\pi}{6}$	37°	45° $\frac{\pi}{4}$	53°	60° $\frac{\pi}{3}$	75° $\frac{5\pi}{12}$	90° $\frac{\pi}{2}$	180° π	270° $\frac{3\pi}{2}$
sin	0	$\frac{\sqrt{6}-\sqrt{2}}{4}$	$\frac{1}{2}$	$\frac{3}{5}$	$\frac{\sqrt{2}}{2}$	$\frac{4}{5}$	$\frac{\sqrt{3}}{2}$	$\frac{\sqrt{6}+\sqrt{2}}{4}$	1	0	-1
cos	1	$\frac{\sqrt{6}+\sqrt{2}}{4}$	$\frac{\sqrt{3}}{2}$	$\frac{4}{5}$	$\frac{\sqrt{2}}{2}$	$\frac{3}{5}$	$\frac{1}{2}$	$\frac{\sqrt{6}-\sqrt{2}}{4}$	0	-1	0
tan	0	$2-\sqrt{3}$	$\frac{\sqrt{3}}{3}$	$\frac{3}{4}$	1	$\frac{4}{3}$	$\sqrt{3}$	$2+\sqrt{3}$		0	

附錄 2 希臘數學符號

大寫字體	小寫字體	中文名稱	英文名稱
Α	α	阿爾法	Alpha
Β	β	貝答	Beta
Γ	γ	伽馬	Gamma
Δ	δ	喀爾答	Delte
Ε	ε	艾普西龍	Epsilon
Ζ	ζ	捷答	Zeta
Ζ	η	依答	Eta
Θ	θ	希答	Theta
Ι	ι	耶憂答	Iota
Κ	κ	卡帕	Kappa
Λ	λ	姉達	Lambda
Μ	μ	繆	Mu
Ν	ν	紐	Nu
Ξ	ξ	克西	Xi
Ο	o	奧密克戎	Omicron
Π	π	派	Pi
Ρ	ρ	肉	Rho
Σ	σ	西格瑪	Sigma
Τ	τ	套	Tau

大寫字體	小寫字體	中文名稱	英文名稱
Υ	υ	宇普西龍	Upsilon
Φ	φ	壞	Phi
Χ	χ	器	Chi
Ψ	ψ	普西	Psi
Ω	ω	歐米伽	Omega

家圖書館出版品預行編目資料

眼鏡光學／黃泰郎著. ——初版. ——臺北市：五南, 2018.04
面； 公分
ISBN 978-957-11-9681-7（平裝）

1.光學 2.眼鏡 3.驗光

416.767 107004836

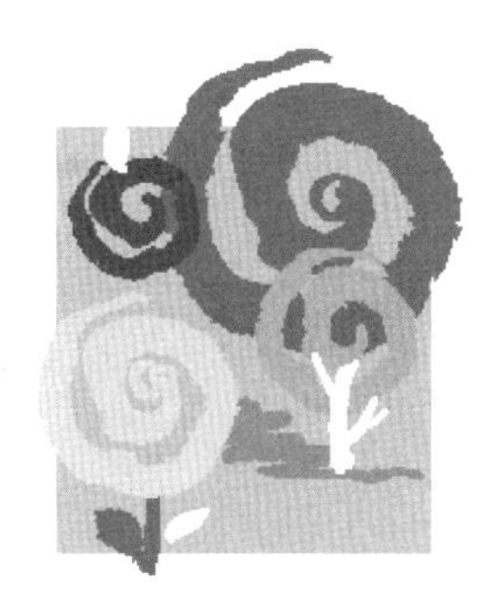

5J82

眼鏡光學（含配鏡學）

作　　者 — 黃泰郎（291.5）
發 行 人 — 楊榮川
總 經 理 — 楊士清
副總編輯 — 王俐文
責任編輯 — 金明芬
封面設計 — 謝瑩君
出 版 者 — 五南圖書出版股份有限公司
地　　址：106台北市大安區和平東路二段339號4樓
電　　話：(02)2705-5066　　傳　　真：(02)2706-6100
網　　址：http://www.wunan.com.tw
電子郵件：wunan@wunan.com.tw
劃撥帳號：01068953
戶　　名：五南圖書出版股份有限公司

法律顧問　林勝安律師事務所　林勝安律師

出版日期　2018年4月初版一刷
定　　價　新臺幣600元

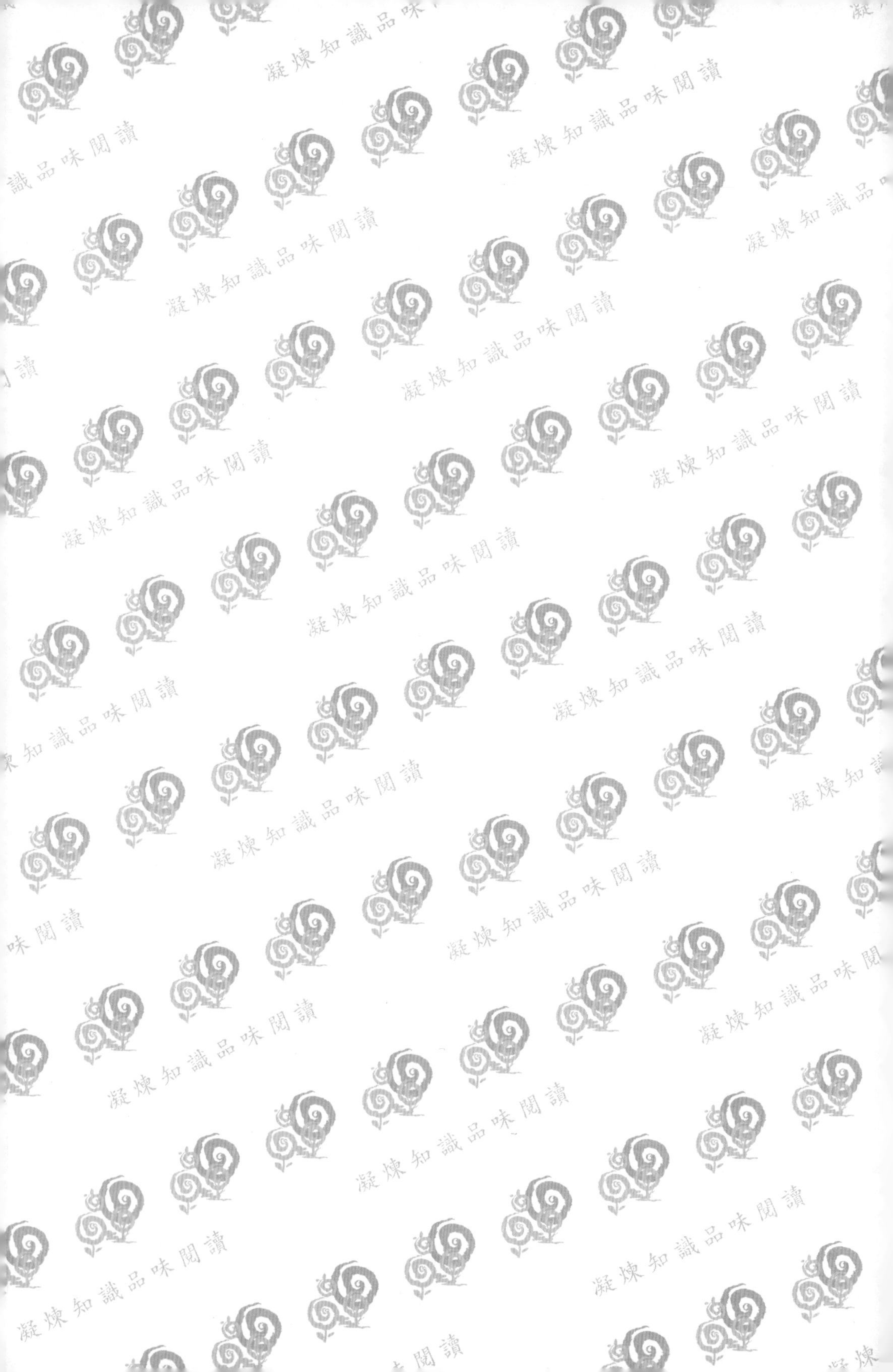

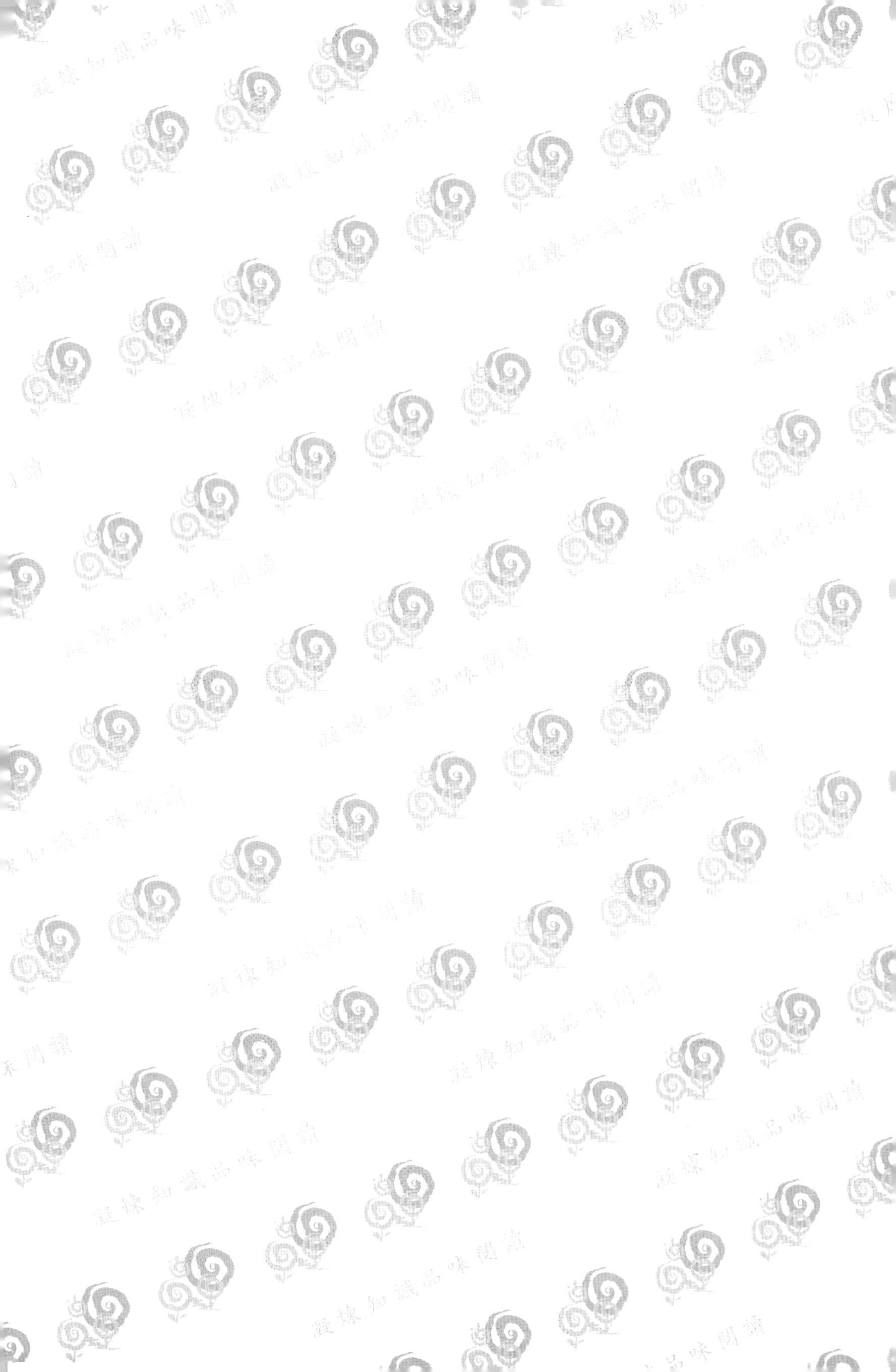